血液病诊治手册

Handbook of Clinical Haematology

主　审　王建祥
主　编　孙自敏　李建勇
副主编　郑昌成　施文瑜

中国科学技术大学出版社

内容简介

本书是血液学常见病诊治的工具书,梳理了最新血液病诊疗进展,详细介绍血液学常见病诊治流程及治疗方案,包括急性白血病、慢性白血病、淋巴瘤、骨髓瘤、出凝血疾病、骨髓增殖性肿瘤、骨髓衰竭性疾病等的规范化诊疗措施等。从最基础的诊断、鉴别诊断和治疗方案入手,融合国内外最新的诊治指南、治疗技术及治疗效果,用表格、流程图清晰地展现出血液病的诊疗过程,简洁明了,易懂易记。

本书适用于内科,特别是血液内科的医生和护士使用。

图书在版编目(CIP)数据

血液病诊治手册 / 孙自敏,李建勇主编. -- 合肥:中国科学技术大学出版社, 2025.2. -- ISBN 978-7-312-06134-9

Ⅰ. R552-62

中国国家版本馆CIP数据核字第2024BK5620号

血液病诊治手册
XUEYEBING ZHENZHI SHOUCE

出版	中国科学技术大学出版社
	安徽省合肥市金寨路96号,230026
	http://press.ustc.edu.cn
	https://zgkxjsdxcbs.tmall.com
印刷	合肥华苑印刷包装有限公司
发行	中国科学技术大学出版社
开本	787 mm×1092 mm 1/32
印张	11.5
字数	298 千
版次	2025年2月第1版
印次	2025年2月第1次印刷
定价	58.00元

编 委 会

主　审　王建祥　中国医学科学院血液病医院(中国医学科学院血液学研究所)

主　编　孙自敏　中国科学技术大学附属第一医院(安徽省立医院)
　　　　李建勇　南京医科大学第一附属医院(江苏省人民医院)

副主编　郑昌成　中国科学技术大学附属第一医院(安徽省立医院)
　　　　施文瑜　南通大学附属医院

编　委(按姓氏拼音排序)
　　　　程　青　中国科学技术大学附属第一医院(安徽省立医院)
　　　　党庆秀　常州市第一人民医院
　　　　丁凯阳　中国科学技术大学附属第一医院(安徽省立医院)
　　　　高　玲　江苏省人民医院宿迁医院
　　　　顾伟英　常州市第一人民医院
　　　　何　川　苏州大学附属第二医院
　　　　何广胜　南京医科大学第一附属医院(江苏省人民医院)
　　　　黄来全　皖南医学院第一附属医院
　　　　黄　璐　中国科学技术大学附属第一医院(安徽省立医院)
　　　　冷加燕　镇江市第一人民医院
　　　　李炳宗　苏州大学附属第二医院
　　　　刘会兰　中国科学技术大学附属第一医院(安徽省立医院)
　　　　刘　欣　中国科学技术大学附属第一医院(安徽省立医院)
　　　　陆　洛　常州市第一人民医院

陆庭勋	江南大学附属医院
缪 祎	南京医科大学第一附属医院(江苏省人民医院)
史玉叶	淮安市第一人民医院
王春玲	淮安市第一人民医院
王馨辰	中国科学技术大学附属第一医院(安徽省立医院)
王兴兵	中国科学技术大学附属第一医院(安徽省立医院)
吴 云	中国科学技术大学附属第一医院(安徽省立医院)
夏 奕	南京医科大学第一附属医院(江苏省人民医院)
杨明珍	安徽医科大学第一附属医院
杨艳丽	蚌埠医科大学第一附属医院
曾庆曙	安徽医科大学第一附属医院
张 凤	蚌埠医科大学第一附属医院
张 捷	南通大学附属医院
张亚平	南通大学附属医院
朱华渊	南京医科大学第一附属医院(江苏省人民医院)

序

在临床学科中,血液系统疾病的诊断、分型非常复杂,治疗抉择困难。尤其是近20年来,血液病的诊断、分型与治疗药物、技术发展迅速,改善了临床效果,产生了一批循证医学依据,助推多种新药上市,国内外多个血液病的诊疗指南得到更新。对于每位血液病学工作者而言,熟悉并掌握这些进展和指南的内容,及时准确地运用于临床实践中存在较多困难,也影响到血液病诊疗水平的提升。为了解决这个难题,适应临床需求,安徽省血液内科质量控制中心组织安徽、江苏两省共33位专家编写了《血液病诊治手册》,令人欣喜。该手册收集梳理了最新血液病诊疗进展,用表格、流程图清晰地展现出血液病的诊疗过程,简明易懂,便于实时查询,实用性强,是一部高质量的工作手册。感谢编者的辛勤付出!期待该手册不断更新,使血液病学工作者能及时掌握最新诊疗规范,患者及时获益。

中国医学科学院血液病医院首席临床专家
国家血液系统疾病临床医学研究中心主任
国家血液内科质量控制中心(筹)主任

王建祥
2024年1月22日于天津

前 言

随着科学技术的迅猛发展,血液病学作为基础研究桥接临床应用最为便捷快速的学科,血液病的诊治日新月异,为了方便从事血液病诊治的医务工作者掌握血液病标准化、规范化的诊断流程、治疗方案、疗效评估及疾病管理等,安徽省血液内科质量控制中心组织安徽省与江苏省共33位专家编写了《血液病诊治手册》。

全书以国内外最新的诊治标准,用表格、流程图的形式展现给读者,更有助于读者阅读及记忆。在编写过程中,各位参编人员竭尽所能,态度严谨,力求准确。借此衷心地感谢各位编委为本书的编写付出的辛勤劳动和杰出智慧,感谢王建祥教授对本书的审阅,感谢刘丽娜秘书的辛苦工作,感谢中国科学技术大学出版社的领导和编辑为本书付出的辛勤劳动。

限于编者水平,书中内容虽经过反复斟酌,仍难以尽善尽美,不足之处难免,敬请各位专家和读者批评指正。

中国科学技术大学附属第一医院
安徽省血液内科质量控制中心第一届主任
孙自敏
南京医科大学第一附属医院
李建勇
2024年1月15日

目　　录

序 ·· i
前言 ·· iii
第一章　急性淋巴细胞白血病 ································ 001
第二章　淋巴母细胞淋巴瘤 ································· 015
第三章　伯基特淋巴瘤 ······································ 020
第四章　弥漫性大B细胞淋巴瘤 ···························· 025
第五章　慢性淋巴细胞白血病/小淋巴细胞淋巴瘤 ········ 037
第六章　淋巴浆细胞淋巴瘤/华氏巨球蛋白血症 ·········· 052
第七章　滤泡淋巴瘤 ··· 061
第八章　套细胞淋巴瘤 ······································ 066
第九章　边缘区淋巴瘤 ······································ 075
第十章　毛细胞白血病 ······································ 080
第十一章　外周T细胞淋巴瘤 ······························· 087
第十二章　NK/T细胞淋巴瘤 ································ 095
第十三章　大颗粒淋巴细胞白血病 ························· 105
第十四章　T幼稚淋巴细胞白血病 ·························· 112
第十五章　皮肤T细胞淋巴瘤 ······························· 118
第十六章　原发中枢神经系统淋巴瘤 ······················ 135
第十七章　霍奇金淋巴瘤 ··································· 146
第十八章　噬血细胞综合征 ································ 161

第十九章	慢性活动性EB病毒感染	170
第二十章	Castleman病	184
第二十一章	朗格汉斯组织细胞增生症	192
第二十二章	多发性骨髓瘤	199
第二十三章	浆细胞白血病	213
第二十四章	系统性轻链型淀粉样变性	221
第二十五章	急性髓系白血病	230
第二十六章	急性早幼粒细胞白血病	241
第二十七章	慢性髓性白血病	247
第二十八章	骨髓增殖性肿瘤	263
第二十九章	骨髓增生异常综合征	285
第三十章	营养不良性贫血	294
第三十一章	再生障碍性贫血	298
第三十二章	溶血性贫血	308
第三十三章	血友病	315
第三十四章	免疫性血小板减少症	317
第三十五章	弥散性血管内凝血	321
第三十六章	常用抗凝药物	325
第三十七章	抗凝剂在妊娠和手术中的使用	329
第三十八章	血液肿瘤的嵌合抗原受体T细胞治疗	332
第三十九章	静脉输注化疗药物的护理	351

第一章 急性淋巴细胞白血病

急性淋巴细胞白血病(acute lymphoblastic leukemia,ALL)是成人十分常见的急性白血病之一,占成人急性白血病的20%~30%,完全缓解(CR)率可达70%~90%,3~5年无病生存(DFS)率达30%~60%。

一、诊断

(一)诊断标准

骨髓中原始/幼稚淋巴细胞比例≥20%。

(二)免疫分型

ALL的免疫学分型(EGIL,1995)见表1.1。

表1.1 ALL的免疫学分型(EGIL,1995)

亚 型	免疫学标准
B系ALL	CD19、CD79a、CD22至少两个阳性
早期前B-ALL(B-Ⅰ)	无其他B细胞分化抗原表达
普通型ALL(B-Ⅱ)	CD10$^+$
前B-ALL(B-Ⅲ)	胞质IgM$^+$
成熟B-ALL(B-Ⅳ)	胞质或膜κ$^+$或λ$^+$

续表

亚　　型	免疫学标准
T系ALL	胞质/膜CD3$^+$
早期前T-ALL(T-Ⅰ)	CD7$^+$
前T-ALL(T-Ⅱ)	CD2$^+$和(或)CD5$^+$和(或)CD8$^+$
皮质T-ALL(T-Ⅲ)	CD1a$^+$
成熟T-ALL(T-Ⅳ)	膜CD3$^+$,CD1a$^-$
α/β$^+$ T-ALL(A组)	抗TCRα/β$^+$
γ/δ$^+$ T-ALL(B组)	抗TCRγ/δ$^+$
伴髓系抗原表达的ALL	表达1个或2个髓系标志,但又不满足混合表型急性白血病的诊断标准

（三）危险度分层

1. 细胞遗传学和分子生物学预后分组

成人急性B淋巴细胞白血病的细胞遗传学和分子生物学预后分组见表1.2。

表1.2　成人急性B淋巴细胞白血病的细胞遗传学和分子生物学预后分组

危险度分组	细胞遗传学和分子学改变
标危组	高超二倍体(51～65条染色体;4、10、17三体预后最好) t(12;21)(p13;q22)/*ETV6::RUNX1* t(1;19)(q23;p13.3)/*TCF3::PBX1* *DUX4*重排 PAX5 P80R t(9;22)(q34;q11.2)/*BCR::ABL1*不伴*IKZF1 plus*且无慢性髓性白血病(CML)病史
预后不良组	低二倍体(<44条染色体) *TP53*突变 *KMT2A*重排:t(4;11)或其他 *IgH*重排

续表

危险度分组	细胞遗传学和分子学改变
	*HLF*重排
	*ZNF384*重排
	*MEF2D*重排
	*MYC*重排
	*BCR::ABL1*样(Ph样)ALL
	复杂染色体异常(≥5种染色体异常)
	*BCR::ABL1*样(Ph样)ALL
	·JAK-STAT(*CRLF2*、*EPOR*、*JAK1/2/3*、*TYK2*重排;*SH2B3*、*IL7R*、*JAK1/2/3*突变)
	·*ABL*同源激酶重排(如*ABL1*、*ABL2*、*PDGFRA*、*PDGFRB*、*FGFR1*)
	·其他(*NTRK3*、*FLT3*、*LYN*、*PTK2B*重排)
	*PAX5*改变
	t(9;22)(q34;q11.2):*BCR::ABL1*伴*IKZF1 plus*和(或)CML病史
	21号染色体内部扩增(*iAMP21-ALL*)
	*IKZF1*改变
	复杂染色体异常(携带5种及5种以上染色体异常,不伴有上述常见染色体易位/融合基因、分子异常和倍体异常)

2. 临床预后危险分层

成人ALL临床预后危险分层见表1.3。

表1.3 成人ALL临床预后危险分层

因　素	高　危	
	B-ALL	T-ALL
年龄	>35岁	>35岁
WBC	>30×10^9/L	>100×10^9/L
免疫表型	N/A	ETP-ALL
细胞遗传学/分子生物学危险度	见表1.2	*RAS/PTEN*突变和(或)*NOTCH1/FBXW7*野生型
CR后MRD	阳性/≥10^{-4}	阳性/≥10^{-4}

(四) BCR::ABL1 样 ALL 的筛查

BCR::ABL1 样 ALL 的筛查流程图如图 1.1 所示。

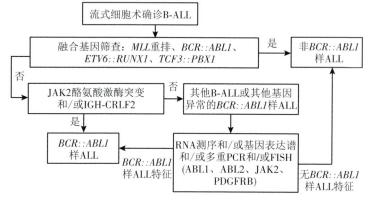

图 1.1　*BCR::ABL1* 样 ALL 的筛查流程图

二、治疗

成人 ALL 的分层治疗策略如图 1.2 所示。

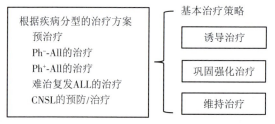

图 1.2　成人 ALL 的分层治疗策略

(一) Ph^--ALL 的治疗

Ph^--ALL 的治疗如图 1.3 所示。
Ph^--ALL 的治疗方案如图 1.4 所示。

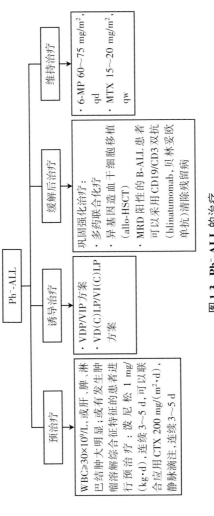

图1.3 Ph−ALL的治疗

第一章 | 急性淋巴细胞白血病

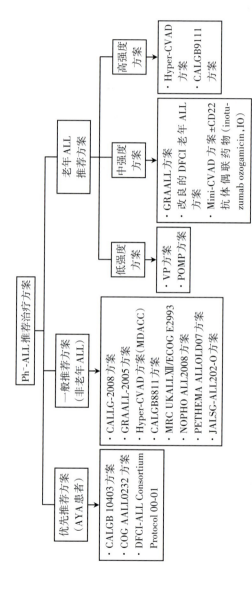

图1.4 Ph⁻-ALL的治疗方案

(二) Ph⁺-ALL 的治疗

Ph⁺-ALL 的治疗如图1.5所示。

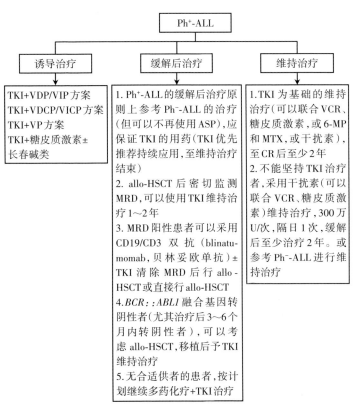

图1.5 Ph⁺-ALL 的治疗

Ph⁺-ALL 的推荐治疗方案如图1.6所示。

(三)常用治疗方案

急性淋巴细胞白血病的常用治疗方案见表1.4。

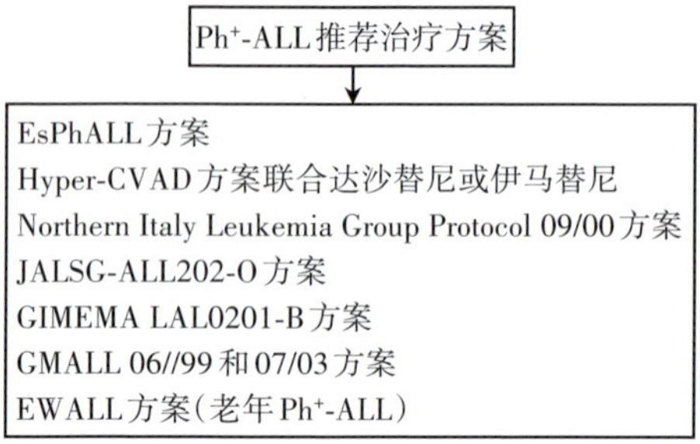

```
                    ┌─────────────────────┐
                    │ Ph⁺-ALL推荐治疗方案 │
                    └──────────┬──────────┘
                               │
    ┌──────────────────────────▼──────────────────────────┐
    │ EsPhALL方案                                         │
    │ Hyper-CVAD方案联合达沙替尼或伊马替尼                │
    │ Northern Italy Leukemia Group Protocol 09/00 方案   │
    │ JALSG-ALL202-O 方案                                 │
    │ GIMEMA LAL0201-B 方案                               │
    │ GMALL 06//99 和 07/03 方案                          │
    │ EWALL方案（老年Ph⁺-ALL）                            │
    └─────────────────────────────────────────────────────┘
```

图 1.6 Ph⁺-ALL 的推荐治疗方案

表 1.4 常用治疗方案

方案名称	用法
VDCLP/ VICLP	长春新碱(VCR)：2 mg，iv，d1、8、15、22（1.4 mg/m²，每次不超过 2 mg；或采用长春地辛，每次 4 mg）
	柔红霉素(DNR)：30~45 mg/(m²·d)或去甲氧柔红霉素(IDA)：6~10 mg/(m²·d)，iv，可以连续应用（连续 2~3 d，第 1、3 周；或仅第 1 周用药）；也可以 qw（每周的第 1 天）
	环磷酰胺(CTX)：750 mg/m²，iv，d1、15（美斯钠解救）
	左旋门冬酰胺酶(L-Asp)：6000 IU/m²，iv，d11、14、17、20、23、26
	泼尼松(Pred)：1 mg/(kg·d)，po，连用 14 d，d15~28 可减量 1/3
VDP/VIP	VCR：剂量用法同上
	DNR/IDA：剂量用法同上
	Pred：剂量用法同上
CAM(T)	CTX：750 mg/m²，iv，d1、8（美斯钠解救）
	阿糖胞苷(Ara-C)：100 mg/(m²·d)，iv，d1~3、8~10
	巯基嘌呤(6-MP)或硫鸟嘌呤(6-TG)：60 mg/(m²·d)，po，d1~7

续表

方案名称	用法
MTX + L-Asp	甲氨蝶呤(MTX):3 g/m²(T-ALL可加量至5 g/m²),d1持续 iv 24 h 鞘注MTX 10 mg + 地塞米松5 mg,d1 L-Asp 6000 IU/m²,iv,d3、4
MA	米托蒽醌:8 mg/(m²·d)或6 mg/(m²·d),iv,d1~3 Ara-C 0.75 g/m²,q12h,iv,d1~3
COATD	CTX:750 mg/m²,iv,d1(美斯钠解救) VCR:2 mg,iv,d1(1.4 mg/m²,每次不超过2 mg;或采用长春地辛,每次4 mg) Ara-C:100 mg/(m²·d),iv,d1~7 替尼泊甙(Vm26):100 mg/(m²·d),iv,d1~4 地塞米松:6 mg/(m²·d),po或iv,连用7 d 头颅和脊髓照射的患者,Ara-C和Vm26均减1 d
TA	Vm26:100 mg/(m²·d),iv,d1~4 Ara-C:100 mg/(m²·d),iv,d1~7
Hyper-CVAD A(Hyper-CVAD)	CTX:300 mg/m²,q12h,iv(持续2~3 h以上),d1~3;美司钠:600 mg/(m²·d),持续iv,从CTX开始用药时应用至最后一次剂量后12 h结束 VCR:1.4 mg/m²,最大2 mg,iv,d4、d11 多柔比星:50 mg/m²,iv 2 h以上,d4 地塞米松:40 mg/d,d1~4、d11~14
Hyper-CVAD B(HD-MTX-Ara-C)	MTX:1 g/m²,iv 24 h以上,d1(亚叶酸钙解救) Ara-C:3 g/m²,q12h,iv 2 h以上,d2~3 甲泼尼龙:50 mg,iv,bid,d1~3

（四）中枢神经系统白血病(CNSL)的诊断、预防和治疗

1. CNSL 状态分类

CNS-1：白细胞分类无原始淋巴细胞（不考虑脑脊液白细胞计数）。

CNS-2：脑脊液白细胞计数<5个/mL，可见原始淋巴细胞。

CNS-3：脑脊液白细胞计数≥5个/mL，可见原始淋巴细胞。

2. CNSL 诊断标准

脑脊液白细胞计数>0.005×10^9/L（5个/mL），离心标本证明细胞为原始细胞。流式细胞术检测脑脊液在 CNSL 中的诊断意义尚无一致意见，但出现阳性应按 CNSL 对待。

3. CNSL 的预防

任何类型的成人 ALL 均应强调 CNSL 的早期预防。预防措施：① 鞘内化疗；② 放射治疗；③ 大剂量全身化疗。

（1）鞘内化疗：常用剂量为 MTX 10～15 mg/次、Ara-C 30～50 mg/次、地塞米松 5～10 mg/次，三联（或两联）用药。鞘注次数一般应达6次以上，高危组患者可达12次以上），鞘注频率一般不超过2次/周。

（2）预防性头颅放疗：18岁以上的高危组患者或40岁以上（不考虑造血干细胞移植）的患者可考虑预防性头颅放疗，放疗一般在缓解后的巩固化疗期或维持治疗时进行。预防性照射部位一般为单纯头颅，总剂量1800～2000 cGy，分次完成。

4. CNSL 的治疗

确诊 CNSL 的 ALL 患者，建议先行腰穿、鞘注化疗，每周2次，直至脑脊液正常；以后每周1次×4～6周。也可以在鞘注化疗药物至脑脊液白细胞计数正常、症状体征好转后再行放疗（头颅+脊髓放疗）。建议头颅放疗剂量20～24 Gy、脊髓放疗剂

量18～20 Gy,分次完成。进行过预防性头颅放疗的患者原则上不进行二次放疗。

（五）难治复发ALL的治疗

难治复发ALL的治疗如图1.7所示。

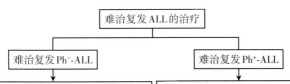

难治复发Ph⁻-ALL
1. 临床试验
2. CAR-T细胞治疗
3. CD19/CD3双抗、CD22抗体偶联药物（IO）为基础的挽救治疗
4. CD20阳性B-ALL患者可以联合CD20单克隆抗体（利妥昔单抗）治疗（如MopAD方案）
5. 强化的Hyper-CVAD方案
6. 中大剂量Ara-C为主的联合化疗方案（如氟达拉滨联合Ara-C方案）
7. 其他联合化疗方案（如Vp16、异环磷酰胺、米托蒽醌方案）
8. T-ALL可以采用奈拉滨（nelarabine）单药或奈拉滨为基础的治疗
9. allo-HSCT

难治复发Ph⁺-ALL
1. 临床试验
2. 规范应用TKI为基础的治疗中复发、难治的患者：以ABL1激酶区突变结果、前期用药情况为依据，选择合适的TKI药物。可以继续联合化疗（参考初诊患者的诱导治疗方案）
3. CD19/CD3双抗、CD22抗体偶联药物为基础的挽救治疗
4. 无敏感TKI选择的患者可以采用复发难治Ph⁻-ALL的治疗方案
5. allo-HSCT

图1.7 难治复发ALL的治疗

三、ALL治疗反应的评估

ALL治疗反应的评估如图1.8所示。

```
                    ┌─────────────────┐
                    │ ALL治疗反应的定义 │
                    └─────────────────┘
```

骨髓和外周血疗效标准

1. CR：① 外周血无原始细胞，无髓外白血病；② 骨髓三系造血恢复，原始细胞<5%；③ 中性粒细胞绝对计数（ANC）>1.0×10⁹/L；④ PLT>100×10⁹/L；⑤ 4周内无复发
2. CRi：PLT≤100×10⁹/L 和（或）ANC≤1.0×10⁹/L。其他应满足 CR 的标准
   总反应率（ORR）= CR+CRi
3. 难治性疾病：诱导治疗结束（一般指4周方案或Hyper-CVAD方案）未能取得CR/CRi
4. 疾病进展（PD）：外周血或骨髓原始细胞绝对数增加25%，或出现髓外疾病
5. 疾病复发：已取得CR的患者外周血或骨髓又出现原始细胞（比例>5%），或出现髓外疾病

CNSL的治疗反应

1. CNSL缓解：CNS-2或CNS-3患者取得CNS-1状态
2. CNSL复发：发生CNS-3状态或出现CNSL的临床症状（如面神经麻痹、脑/眼受累，或下丘脑综合征的表现）

纵隔疾病的治疗反应

1. CR：CT检查纵隔肿块完全消失，或PET阴性
2. PR：肿大的纵隔最大垂直直径的乘积（SPD）缩小50%以上
3. PD：SPD增加25%以上
4. NR：不满足PR或PD
5. 复发：取得CR的患者又出现纵隔肿大

图1.8 ALL治疗反应的评估

四、MRD的监测和随访

MRD的监测和随访如图1.9所示。

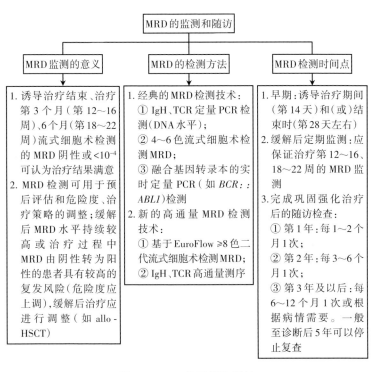

图1.9 MRD的监测和随访

（刘欣）

参考文献

[1] Herold T, Gökbuget N. Philadelphia-like acute lymphoblastic leukemia in adults[J].Curr. Oncol. Rep., 2017, 19(5): 31.

［2］ 中华医学会血液学分会,中国抗癌协会血液肿瘤专业委员会.中国成人急性淋巴细胞白血病诊断与治疗专家共识[J].中华血液学杂志,2012,33(9):789-792.

［3］ 中国抗癌协会血液肿瘤专业委员会,中华医学会血液学分会白血病淋巴瘤学组.中国成人急性淋巴细胞白血病诊断与治疗指南(2024年版)[J].中华血液学杂志,2024,45(5):417-429.

［4］ Kantarjian H, Thomas D, O'Brien S, et al.Long-term follow-up results of hyperfractionated cyclophosphamide, vincristine, doxorubicin, and dexamethasone (Hyper-CVAD), a dose-intensive regimen, in adult acute lymphocytic leukemia[J]. Cancer,2004,101(12):2788-2801.

第二章 淋巴母细胞淋巴瘤

一、临床特点

淋巴母细胞淋巴瘤属于前驱淋巴肿瘤,包括B淋巴母细胞白血病/淋巴瘤(B-ALL/LBL)和T淋巴母细胞白血病/淋巴瘤(T-ALL/LBL),主要发生在儿童。淋巴母细胞累及骨髓和外周血,且骨髓中淋巴母细胞数≥20%时,定义为T/B-ALL。仅有肿块性病变,没有或有最低限度的淋巴母细胞累及骨髓和外周血证据时,定义为T/B-LBL。

B-ALL主要表现为血小板减少、贫血、中性粒细胞减少,淋巴结、肝脾大常见,骨痛亦为常见表现。当B-LBL不伴白血病时,表现为淋巴结或结外部位受累,以头颈部多见。T-ALL通常表现为白细胞计数升高、纵隔大包块或其他部位肿块,淋巴结和肝脾大常见。T-LBL主要表现为迅速增大的纵隔包块,伴胸腔积液,有时以呼吸窘迫为首发症状。

二、诊断

ALL/LBL的诊断见表2.1。

表 2.1　ALL/LBL 的诊断

	T-ALL/LBL	B-ALL/LBL
形态学特点	由小至中等大小的淋巴母细胞组成,胞质少,染色质密度中等至稀疏,核仁不明显	
免疫表型	CD45、TdT、CD99、CD1a$^{+/-}$、全 T 细胞标记(CD2、CD3、CD4、CD7、CD8)$^{+/-}$、CD45RO、CD10、CD79、CD34、CD117	CD45、TdT、CD99、全 B 细胞标记(CD19、CD20、CD22)、CD79a、PAX5、CD10、CD24、CD34、sIg、cIg
遗传学和基因	TCR 重排;IgH 重链或轻链基因重排检测染色体±FISH;MYC、t(9;22)、t(8;14)及其变异型或 BCR::ABL1	

三、治疗前评估

ALL/LBL 的治疗前评估见表 2.2。

表 2.2　ALL/LBL 的治疗前评估

	基 本 项 目	可选项目
病史、体格检查	详细病史(包括有无 B 症状) 体检:淋巴结引流区域、肝脾、韦氏环 体能状态评分	
实验室检查	血常规、全套生化检查、LDH、脑脊液流式细胞学、免疫组合(异常项须进一步完善病毒载量检测);育龄期妇女须完善妊娠试验	$β_2$-MG
影像学检查	全身增强 CT 心电图、超声心动图、左心功能测定	头颅 MRI PET-CT
骨髓检查	骨髓穿刺+活检:细胞形态学、免疫学、细胞遗传学、基因检测	

注:B 症状:① 不明原因发热>38 ℃,连续 3 天以上,排除感染;② 夜间盗汗(可浸透衣物);③ 体重于诊断前半年内下降>10%。

四、分期及预后

所有患者完成治疗前相关检查后,参照2014版Lugano分期标准(表2.3)及IPI评分(表2.4)进行预后评估。

表2.3 2014版Lugano分期标准

Ⅰ期	单一淋巴结区域受累(Ⅰ);或单一结外器官不伴有淋巴结受累(ⅠE)
Ⅱ期	膈肌同侧受累淋巴结区≥2个(Ⅱ),可伴有同侧淋巴结引流区域局限性结外器官受累(ⅡE)
Ⅱ期大包块	Ⅱ期伴有大包块者*
Ⅲ期	膈肌两侧均有淋巴结区受累(Ⅲ);或侵及膈上淋巴结+脾受累(ⅢS)
Ⅳ期	侵及淋巴结引流区域之外的结外器官(Ⅳ)

注:*Ⅱ期伴有大包块者只需明确记载最大病灶的最大径即可。

表2.4 IPI评分预后评估

预后模型	危险因素	分值(分)	危险分层
IPI	年龄>60岁	1	低危组:0~1 低中危组:2 高中危组:3 高危组:4~5
	晚期疾病(Ⅲ~Ⅳ期)	1	
	结外侵犯>1个部位	1	
	乳酸脱氢酶水平>正常值	1	
	ECOG PS≥2分	1	

五、治疗

本病为高度侵袭性淋巴瘤,以化疗为主,放疗仅用于姑息性减轻局部症状。采用类似急性淋巴细胞白血病的化疗方案。若存在细胞遗传学t(9;22)/*BCR::ABL1*阳性的患者,自确诊之日起可加用酪氨酸激酶抑制剂(TKIs)联合治疗(图2.1)。

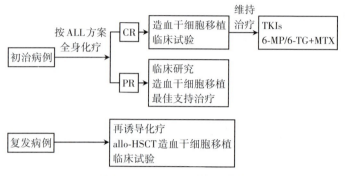

图2.1 ALL/LBL治疗流程

ALL/LBL的常用化疗方案见表2.5。

表2.5 ALL/LBL的常用化疗方案

Hyper-CVAD/MTX-Ara-C±利妥昔单抗*：第1、3、5、7疗程		
利妥昔单抗	375 mg/m², iv.gtt, qd	d0
环磷酰胺	300 mg/m², iv.gtt, 2 h, q12h	d1～3
美司钠	600 mg/m², iv.gtt, 24 h, qd	d1～3
长春新碱	1.4 mg/m²(最大剂量≤2 mg), iv.gtt, qd	d4, d11
多柔比星	50 mg/m², iv.gtt, 24 h, qd	d4
地塞米松	40 mg, iv.gtt, qd	d1～4, d11～d4
Hyper-CVAD/MTX-Ara-C±利妥昔单抗*：第2、4、6、8疗程		
利妥昔单抗	375 mg/m², iv.gtt, qd	d0
甲氨蝶呤和亚叶酸钙解救	1.0 g/m², iv.gtt, 24 h, qd	d1
阿糖胞苷	3.0 g/m², iv.gtt, 2 h, q12h	d2～3
VDLP		
长春新碱	2 mg, iv.gtt, qd	d1、8、15、22
柔红霉素	30～45 mg/m², qd 或去甲氧柔红霉素 6～10 mg/m² 或米托蒽醌 6～10 mg/m², qd	d1、8、15、22
培门冬酶	2500 IU/m²(最大剂量 3750 IU), im, qd	d2、16

续表

泼尼松	60 mg/m², po, qd	d1~28
CNS预防	共16次	
甲氨蝶呤	12 mg,鞘内注射	每疗程d2
地塞米松	5 mg,鞘内注射	
阿糖胞苷	100 mg,鞘内注射	每疗程d7
CNS治疗	同CNS预防方案,每周鞘内注射2次,直至脑脊液恢复正常,之后每周1次,持续4周	

注:*CD20阳性的B淋巴母细胞淋巴瘤可联合应用利妥昔单抗。

(王馨辰　丁凯阳)

参考文献

[1] NCCN clinical practice guidelines in oncology-B-cell lymphomas (2023 version 5)[DB/OL]. http://www.nccn.org.

[2] Alaggio R, Amador C, Anagnostopoulos I, et al. The 5th edition of the World Health Organization classification of haematolymphoid tumours: lymphoid neoplasms[J]. Leukemia, 2022, 36(7): 1720-1748.

[3] NCCN clinical practice guidelines in oncology-acute lymphoblastic leukemia (2024 version 2)[DB/OL]. http://www.nccn.org.

[4] 国家卫生健康委. 淋巴瘤诊疗指南(2022年版)[DB/OL]. http://www.nhc.gov.cn/yzygj.

[5] 中国抗癌协会血液肿瘤专业委员会,中华医学会血液学分会,中国抗癌协会血液肿瘤专业委员会T细胞淋巴瘤工作组. 成人T淋巴母细胞淋巴瘤诊断与治疗中国专家共识(2023年版)[J]. 中华血液学杂志, 2023, 44(5): 353-358.

[6] Intermesoli T, Weber A, Leoncin M, et al. Lymphoblastic lymphoma: a Concise Review[J]. Curr. Oncol. Rep., 2022, 24(1): 1-12.

[7] Dabaja B S, Specht L, Yahalom J. Lymphoblastic lymphoma: guidelines from the International Lymphoma Radiation Oncology Group (ILROG)[J]. Int. J. Radiat. Oncol. Biol. Phys., 2018, 102(3): 508-514.

第三章 伯基特淋巴瘤

伯基特淋巴瘤(Burkitt lymphoma,BL)属于高度侵袭性非霍奇金淋巴瘤(NHL),可分为地方流行型、散发型和免疫缺陷相关型3个变异型。地方流行型BL几乎均与EBV感染有关,最常出现下颌骨病灶,可以累及远端回肠、肾、乳腺和长骨等结外组织和器官。散发型成人BL以腹腔大肿块,特别是回盲部肿块最为常见,而面部特别是下颌骨受累较为罕见。免疫缺陷相关型BL最常见于感染人类免疫缺陷病毒(HIV)的患者。BL是细胞倍增周期时间最短的肿瘤,生长迅速。BL结外受侵常见,头颈、腹部、骨髓和中枢神经系统等是常见的受累部位。

一、诊断

BL确诊须结合临床特点、活检病理、细胞形态学、免疫表型和遗传学特点综合判断。经典型BL形态学表现为较均一的、中等大小肿瘤性B细胞弥漫增生,核分裂象及凋亡很明显,常见"星空现象"。BL的诊断见表3.1。

二、治疗前评估

BL的治疗前评估见表3.2。

表 3.1 BL 的诊断

		Ⅰ级推荐	Ⅱ级推荐
免疫表型	IHC抗原谱	sIgM、CD45、CD20、CD10、Bcl-6、Bcl-2、Ki-67、IRF4/MUM1、MYC、TP53	TdT
	流式细胞术		κ/λ、CD45、CD3、CD5、CD19、CD10、CD20、TdT
基因		FISH检测 *MYC* 重排 t(8;14)、t(2;8)和t(8;22)	*Bcl-2*、*Bcl-6* 基因重排、11q异常、EBER-ISH检测

表 3.2 BL 的治疗前评估

	基本项目	可选项目
病史、体格检查	详细病史(包括有无B症状) 体检:全身浅表淋巴结、肝脾、局部包块 体能状态评分	
实验室检查	血常规、全套生化检查、LDH、β_2-MG、HIV、HBV等病毒检测、育龄期妇女须完善妊娠试验	脑脊液检查
影像学检查	PET-CT、全身增强CT 心电图、超声	中枢神经系统受累时行增强MRI
骨髓检查	骨髓穿刺+活检+免疫组化	

三、分期及预后

所有患者完成治疗前相关检查后,参照2014版Lugano分期标准及BL-IPI进行预后评估。BL预后指数见表3.3。

四、治疗

BL的分层及治疗方案见表3.4。

表3.3 BL预后指数(BL-IPI)

危险因素	危险分层
年龄≥40岁 体能状态评分≥2分 LDH水平>3×ULN CNS受累	低风险组:0个危险因素 中风险组:1个危险因素 高风险组:≥2个危险因素

表3.4 BL的分层及治疗方案

分 层	治 疗 方 案
低危: LDH正常或Ⅰ期及腹部病灶完全切除或单个腹外病灶<10 cm	临床试验 ・CODOX-M±利妥昔单抗(3周期) ・剂量调整的EPOCH+利妥昔单抗(至少3周期,评估达CR后序贯1周期,包含鞘注MTX) ・Hyper-CVAD/MA方案+利妥昔单抗(包含鞘注)
高危: Ⅰ期伴有腹部大肿块,或单个腹外病灶>10 cm或Ⅱ~Ⅳ期	临床试验 ・出现症状性CNS疾病的患者应从含有CNS穿透药物开始全身治疗 ・CODOX-M与IVAC交替±利妥昔单抗 ・Hyper-CVAD/MA方案+利妥昔单抗(包含鞘注)
复发难治患者: 疾病复发>6~18个月	临床试验 ・二线方案:R-ICE、R-GDP、R-IVAC、高剂量阿糖胞苷+利妥昔单抗 ・二线治疗后评估达CR:考虑AST±ISRT或allo-HSCT±ISRT ・二线治疗后评估达PR:继续二线治疗或考虑AST±ISRT、allo-HSCT±ISRT ・二线治疗后评估SD或PD:临床试验或包括姑息性ISRT在内的最佳支持治疗
复发难治患者: 疾病复发<6个月	临床试验 ・最佳支持治疗

五、常用化疗方案

BL的常用化疗方案见表3.5。

表3.5 BL的常用化疗方案

CODOX-M/IVAC±利妥昔单抗：第1、3、5、7疗程		
利妥昔单抗	375 mg/m², iv.gtt, qd	d0
环磷酰胺	800 mg/m², iv.gtt, qd	d1
环磷酰胺	200 mg/m², iv.gtt, qd	d2~5
多柔比星	40 mg/m², iv.gtt, qd	d1
长春新碱	1.4 mg/m²(最大剂量≤2 mg), iv.gtt, qd	d1、8
甲氨蝶呤和亚叶酸钙解救	300 mg/m², iv.gtt, 维持1 h, 续以2.7 g/m²维持23 h, qd	d10
CNS预防		
甲氨蝶呤	12 mg, 鞘内注射	d15
地塞米松	5 mg, 鞘内注射	
阿糖胞苷	70 mg/m², 鞘内注射	每疗程d1、3
CODOX-M/IVAC±利妥昔单抗：第2、4、6、8疗程		
异环磷酰胺	1.5 g/m², iv.gtt, 1 h, qd	d1~5
美司钠	1.5 g/m²异环磷酰胺同步1 h, 4 h后500 mg iv.gtt	
依托泊苷	60 mg/m², iv.gtt, qd	d1~5
阿糖胞苷	2.0 g/m², iv.gtt, 2 h, q12h	d1~2
CNS预防		
甲氨蝶呤	12 mg, 鞘内注射	d15
DA-EPOCH±利妥昔单抗		
利妥昔单抗	375 mg/m², iv.gtt, qd	d0
依托泊苷	50 mg/m², iv.gtt, qd	d1~4
多柔比星	10 mg/m², iv.gtt, qd	(避光24 h持续静滴)
长春新碱	0.4 mg/m², iv.gtt, qd	
环磷酰胺	750 mg/m², iv.gtt, qd	d5
泼尼松	60 mg/m², po, bid	d1~5

（王馨辰　丁凯阳）

参考文献

[1] NCCN clinical practice guidelines in oncology-B-cell lymphomas (2023 version 5)[DB/OL].http://www.nccn.org.

[2] Alaggio R, Amador C, Anagnostopoulos I, et al.The 5th edition of the World Health Organization classification of haematolymphoid tumours: lymphoid neoplasms[J].Leukemia, 2022, 36(7):1720-1748.

[3] Roschewski M, Staudt L M, Wilson W H. Burkitt's lymphoma[J]. N. Engl. J. Med., 2022,387(12):1111-1122.

[4] Evens A M, Carson K R, Kolesar J, et al. A multicenter phase Ⅱ study incorporating high-dose rituximab and liposomal doxorubicin into the CODOX-M/IVAC regimen for untreated Burkitt's lymphoma [J]. Ann. Oncol., 2013,24(12):3076-3081.

[5] Olszewski A J, Jakobsen L H, Collins G P, et al. Burkitt lymphoma international prognostic index [J]. J. Clin. Oncol., 2021, 39 (10): 1129-1138.

第四章　弥漫性大B细胞淋巴瘤

弥漫性大B细胞淋巴瘤(diffuse large B-cell lymphoma,DLBCL)主要表现为无痛性进行性淋巴结肿大,也可发生于淋巴结以外的器官或组织,包括胃肠道、肝、脾、中枢神经系统、睾丸、皮肤等。肿瘤浸润、压迫周围组织而出现相应临床表现,例如:脾受累严重者可导致脾功能亢进,全血细胞减少。部分患者伴有发热、盗汗、体重减轻、乏力等全身症状。

一、诊断

进行性、无痛性淋巴结肿大需要考虑本病,组织病理学和免疫组化分析是诊断该病的决定性依据。病理形态学特征为淋巴结正常结构完全或部分破坏,部分累及滤泡间区,较少累及淋巴窦,内见大淋巴细胞呈弥漫性增生,胞质量中等,核大,核仁突出,可有一个以上的核仁。DLBCL的诊断见表4.1。

二、治疗前评估

DLBCL的治疗前评估见表4.2。

表4.1 DLBCL的诊断

项目		Ⅰ级推荐	Ⅱ级推荐
免疫表型	IHC抗原谱	CD20、CD3、CD5、CD10、CD19、CD45、Bcl-2、Bcl-6、Ki-67、IRF4/MUM1、MYC	Cyclin D1、κ/λ、CD30、CD23、CD138、PAX5、ALK、HHV-8、SOX11、TP53
	流式细胞术	κ/λ、CD45、CD3、CD5、CD19、CD10、CD20	
基因		FISH技术检测 *MYC*、*Bcl-2*、*Bcl-6* 重排、EBER-ISH	PCR技术检测Ig重排 基因表达谱鉴别DLBCL的COO分型

注：κ/λ：kappa/lambda；EBER-ISH：EB病毒原位杂交；COO：细胞起源。

表4.2 DLBCL的治疗前评估

	基 本 项 目	可 选 项 目
病史、体格检查	详细病史(包括有无B症状) 体检：全身浅表淋巴结、肝脾、有无胸骨压痛、乳腺、睾丸等部位 体能状态评分	
实验室检查	血常规、全套生化检查、LDH、$β_2$-MG、免疫组合(异常项目须进一步完善病毒载量检测) 育龄期妇女须完善妊娠试验	高危患者应行诊断性腰椎穿刺术检查
影像学检查	PET-CT、全身增强CT、心电图、超声心动图	中枢神经系统受累时行增强MRI 胃肠道受累时行内镜检查
骨髓检查	骨髓穿刺涂片+活检+免疫组化	流式细胞术检测

三、分期及预后

所有患者完成治疗前相关检查后，参照2014版Lugano分期标准(表4.3)，依照IPI、aaIPI或NCCN-IPI评分进行预后评估(表4.4)。

表4.3 2014版Lugano分期标准

Ⅰ期	单一淋巴结区域受累（Ⅰ）；或单一结外器官不伴有淋巴结受累（ⅠE）
Ⅱ期	膈肌同侧受累淋巴结区≥2个（Ⅱ），可伴有同侧淋巴结引流区域局限性结外器官受累（ⅡE）
Ⅱ期大包块	Ⅱ期伴有大包块者*
Ⅲ期	膈肌两侧均有淋巴结区受累（Ⅲ）；或侵及膈上淋巴结+脾受累（ⅢS）
Ⅳ期	侵及淋巴结引流区域之外的结外器官（Ⅳ）

注：*Ⅱ期伴有大包块者只需明确记载最大病灶的最大径即可。

表4.4 DLBCL预后评估标准

预后模型	危险因素		分值（分）	危险分层
IPI	年龄>60岁		1	低危组：0~1
	晚期疾病（Ⅲ~Ⅳ期）		1	低中危组：2
	结外侵犯>1个部位		1	高中危组：3
	乳酸脱氢酶水平>正常值		1	高危组：4~5
	ECOG PS≥2分		1	
aa-IPI（适用于年龄≤60岁）	晚期疾病（Ⅲ~Ⅳ期）		1	低危组：0
	乳酸脱氢酶水平>正常值		1	低中危组：1
	ECOG PS≥2分		1	高中危组：2
				高危组：3
NCCN-IPI	·年龄	>40岁且≤60岁	1	
		>60岁且≤75岁	2	
		>75岁	3	低危组：0~1
	·LDH	>正常值1倍且≤正常值3倍	1	低中危组：2~3
		>正常值3倍	2	高中危组：4~5
	·晚期疾病（Ⅲ~Ⅳ期）		1	高危组：≥6
	·结外受累*		1	
	·ECOG PS≥2分		1	

注：IPI：国际预后指数；aaIPI：年龄调整的国际预后指数；NCCN-IPI：美国国立综合癌症网络国际预后指数；ECOG：美国东部肿瘤协作组；PS：体能状态。
*结外受累部位包括骨髓、中枢神经系统、肝脏、胃肠道或肺。

四、治疗

首先应当根据患者临床表现、病理形态学及免疫表型等明确诊断,然后根据临床亚型分期、IPI、aaIPI、NCCN-IPI、分子生物学检查、患者全身状况、各脏器功能及伴随疾病等来制定治疗方案。此外,需要进行CNS受累风险评估,见表4.5。

表4.5 中枢神经系统受累危险因素

危险因素	得分	危险分层
年龄>60岁	1	低危:0~1 中危:2~3 高危:4~6
血清LDH>正常	1	
PS评分>1	1	
Ⅲ或Ⅳ期	1	
结外器官受累>1处	1	
肾或肾上腺受累	1	

对于肿瘤负荷较高的患者,建议采取预防措施,如在正式治疗开始前给予泼尼松±长春新碱作为前期治疗,以避免发生肿瘤溶解综合征,尚可改善患者一般状态。乙型肝炎病毒感染者应密切监测外周血乙型肝炎病毒DNA含量,并给予抗乙型肝炎病毒治疗。DLBCL的分期及治疗方案见表4.6。

来那度胺联合R-CHOP可改善IPI中高危患者的生存,≥60岁的老年患者经一线方案治疗后达到CR或PR可采用来那度胺维持治疗,BTK抑制剂联合R-CHOP可能改善MCD、N1、non-GCB和双重表达淋巴瘤患者的生存。

原发睾丸DLBCL患者,即使分期为Ⅰ期,CNS和对侧睾丸复发风险也同样较高,因此,对于原发睾丸DLBCL患者,在完成一线治疗后,推荐使用甲氨蝶呤以及对侧睾丸放疗(25~30 Gy)分别预防CNS和对侧睾丸复发。

表4.6 DLBCL的分期及治疗方案

年 龄	分 期	一 线 方 案
≤60岁	局限期 Ann Arbor Ⅰ期和Ⅱ期且无大肿块(<7.5 cm)	3R-CHOP+受累部位放疗 4R-CHOP+2R(aaIPI=0分) 6R-CHOP±受累部位放疗
	Ann Arbor Ⅰ期和Ⅱ期且伴大肿块(≥7.5 cm)	6R-CHOP+受累部位放疗 6Pola-R-CHP+2R(aaIPI=1分)
	晚期 Ann Arbor Ⅱ期(伴广泛肠系膜疾病)或Ⅲ~Ⅳ期	临床试验;8R+6~8CHOP±受累部位放疗; 6Pola-R-CHP+2R;6R-DA-EPOCH
60~80岁	左心功能减退(所有分期阶段)	R-DA-EPOCH;多柔比星替换为脂质体多柔比星、依托泊苷、吉西他滨
	不伴左心功能减退	8R+6~8CHOP±受累部位放疗 6Pola-R-CHP+2R;6R-DA-EPOCH
>80岁伴合并症及非常虚弱的患者	所有分期阶段	R-CDOP;R-mini-CHOP;R-GemOx R-GCVP;R-CEPP

原发纵隔大B细胞淋巴瘤(primary mediastinal large B-cell lymphoma, PMBL)的最佳一线治疗尚存在争议,可选择的治疗方案包括DA-EPOCH-R方案、R-CHOP方案±ISRT或R-CHOP方案续贯R-ICE方案±ISRT等。治疗后残余纵隔肿块常见,推荐化疗结束时采用PET-CT进行评估。PD-1抑制剂联合维布妥昔单抗对复发难治PMBL患者有一定疗效。

伴*MYC*、*Bcl-2*和(或)*Bcl-6*重排的高级别B细胞淋巴瘤常伴有不良预后指标,如LDH增高、骨髓受侵、CNS受侵和高IPI评分等。高级别B细胞淋巴瘤无推荐的标准一线治疗方案,首选推荐参加合适的临床试验,也可采用强化治疗方案,如DA-EP-

OCH-R方案、R-Hyper-CVAD方案和R-CODOX-M/R-IVAC方案，但需要考虑药物不良反应，评估患者的体能评分和合并症。

DLBCL的诊疗流程如图4.1所示。原发CNS的DLBCL患者诊治详见第16章。

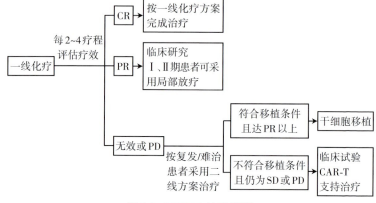

图4.1 DLBCL诊疗流程

五、疗效评估

参照2014版Lugano会议修订的疗效评估标准见表4.7。

表4.7 2014版Lugano会议修订的疗效评估标准

	病 灶 部 位	代谢缓解（PET-CT评估）
CR	淋巴结和结外受累部位	5PS评分1、2、3分，伴或不伴残留病灶
	不可测量病灶	不适用
	器官肿大	不适用
	新发病灶	无
	骨髓	骨髓FDG摄取证据

续表

病灶部位		代谢缓解（PET-CT评估）
PR	淋巴结和结外受累部位	5PS评分4、5分，摄取较基线水平减低；中期评估提示治疗有效；终末期评估提示尚有残留病灶
	不可测量病灶	不适用
	器官肿大	不适用
	新发病灶	无
	骨髓	正常骨髓组织≤残留摄取≤基线摄取 若骨髓持续存在局部异常改变，需要活检或随访
SD	靶病灶：淋巴结或结节性病灶，结外病灶	5PS评分4、5分，较基线期摄取水平无明显改变
	不可测量病灶	不适用
	器官肿大	不适用
	新发病灶	无
	骨髓	与基线相仿
PD	靶病灶：淋巴结或结节性病灶，结外病灶	5PS评分4、5分伴有摄取较基线期升高，和/或出现新发摄取增高的病灶
	不可测量病灶	不适用
	新发病灶	排除感染、炎症等病因后，明确为新发摄取增高的病灶，需行活检或随访
	骨髓	新发或复发的骨髓病灶

Deauville的PET-CT评效5分法（5PS评分）：

1分：无高于本底摄取。

2分：摄取≤纵隔血池。

3分：纵隔血池＜摄取≤肝脏血池。

4分：摄取轻度＞肝脏血池。

5分：摄取显著＞肝脏血池（SUVmax＞2倍肝脏血池）和/或出

现新发病灶。

X分:新发摄取,考虑与淋巴瘤无关。

六、复发/难治DLBCL

复发/难治性DLBCL的分层及治疗方案见表4.8。

表4.8 复发/难治性DLBCL的分层及治疗方案

	分　层	治　疗　方　案
疾病复发或难治性疾病>12个月	适合移植	DHAP±R、GDP±R、ICE±R、ESHAP±R、GemOx±R、MINE±R*
	不适合移植	·临床试验 ·二线治疗:GemOx±R、Pola±BR、Tafasitamab+来那度胺、CEOP±R、DA-EPOCH±R、GDP±R、R、维布妥昔单抗、伊布替尼、来那度胺+利妥昔单抗、抗CD19 CAR-T细胞治疗 ·姑息性ISRT ·最佳支持治疗
疾病复发<12个月或原发难治性患者	适合CAR-T细胞治疗	阿基仑赛联合桥接治疗
	不适合CAR-T细胞治疗	临床试验;二线治疗:方案可参考上述 姑息性ISRT;最佳支持治疗

注:*若达CR,可选择AST±ISRT或参加合适的临床试验,如果患者有接受异基因造血干细胞移植(allo-HSCT)的适应证,可行allo-HSCT;若为PR,则可选择抗CD-19 CAR-T治疗,或AST±ISRT,或参加临床试验,如果患者有接受allo-HSCT的适应证,可行allo-HSCT。若为SD或PD,则可选择抗CD-19 CAR-T治疗,或参加合适的临床试验,或选择替代的其他治疗方案,或姑息性ISRT,或最佳支持治疗。

七、常用化疗方案

DLBCL常用化疗方案见表4.9和表4.10。

表4.9 DLBCL常用一线方案

R-CHOP（每21 d重复）

利妥昔单抗	375 mg/m², iv.gtt, qd	d0
环磷酰胺	750 mg/m², iv.gtt, qd	d1
多柔比星	50 mg/m²或表柔比星70 mg/m², iv.gtt, qd	d1
长春新碱	1.4 mg/m², iv, qd	d1
泼尼松	100 mg/d或1 mg/(kg·d), po	d1~5

R-miniCHOP（化疗剂量减为标准剂量的1/3～1/2，每21 d重复）

R-CHOPE（每21 d重复）

利妥昔单抗	375 mg/m²; iv.gtt, qd	d0
环磷酰胺	750 mg/m²; iv.gtt, qd	d2
多柔比星	50 mg/m²或表柔比星70 mg/m², iv.gtt, qd	d2
长春新碱	1.4 mg/m², iv, qd	d2
依托泊苷	100 mg/m², iv.gtt, qd	d1~3
泼尼松	100 mg/d或1 mg/(kg·d), po	d1~5

R-DA-EPOCH（每21天重复）

利妥昔单抗	375 mg/m², iv.gtt, qd	d0
依托泊苷	50 mg/m², iv.gtt, qd	d1~4
多柔比星	10 mg/m², iv.gtt, qd	（避光24 h持续静滴）
长春新碱	0.4 mg/m², iv.gtt, qd	
环磷酰胺	750 mg/m², iv.gtt, qd	d5
泼尼松	60 mg/m², po, bid	d1~5

Pola-R-CHP（每21 d重复）

利妥昔单抗	375 mg/m², iv.gtt, qd	d1
维泊妥珠单抗	1.8 mg/kg, iv.gtt, qd	d1
环磷酰胺	750 mg/m², iv.gtt, qd	d1
多柔比星	50 mg/m²或表柔比星70 mg/m², iv.gtt, qd	d1
泼尼松	100 mg/d或1 mg/(kg·d), po	d1~5

表4.10 DLBCL常用二线方案

R-DHAP(每21 d重复)

利妥昔单抗	375 mg/m², iv.gtt, qd	d0
地塞米松	40 mg/d	d1~4
顺铂	100 mg/m², iv.gtt, 24 h, qd	d1
阿糖胞苷	2.0 g/m², iv.gtt, q12h	d2

R-GDP(每21 d重复)

利妥昔单抗	375 mg/m², iv.gtt, qd	d0
吉西他滨	1.0 g/m², iv.gtt, qd	d1、8
地塞米松	40 mg/d	d1~4
顺铂	75 mg/m², iv.gtt, qd	d1

R-GemOx(每14 d重复)

利妥昔单抗	375 mg/m², iv.gtt, qd	d0
吉西他滨	1.0 g/m², iv.gtt, qd	d1
奥沙利铂	100 g/m², iv.gtt, qd	d1

R^2(每28 d重复)

利妥昔单抗	375 mg/m², iv.gtt, qd	d0
来那度胺	20~25 mg, po, qd	d1~21

iR^2(每28 d重复)

伊布替尼	560 mg, po, qd	d1~21
R^2剂量用法同上		

Pola-BR(每21 d重复)

利妥昔单抗	375 mg/m², iv.gtt, qd	d1
维泊妥珠单抗	1.8 mg/kg, iv.gtt, qd	d1
苯达莫司汀	90 mg/m², iv.gtt, qd	d1~2

R-ICE(每21 d重复)

利妥昔单抗	375 mg/m², iv.gtt, qd	d0
异环磷酰胺	5.0 g/m², iv.gtt, qd(美司钠解救)	d2
卡铂	ABC(最大剂量800 mg), iv.gtt, qd	d2
依托泊苷	100 mg/m², iv.gtt, qd	d1~3

续表

R-ESHAP（每21 d重复）		
利妥昔单抗	375 mg/m², iv.gtt, qd	d0
依托泊苷	60 mg/m², iv.gtt, qd	d1~4
甲泼尼龙	500 mg, iv.gtt, qd	d1~4
顺铂	25 mg/m², iv.gtt, q6h	d1~4
阿糖胞苷	2.0 g/m², iv.gtt, qd	d5
R-MINE（每21 d重复）		
利妥昔单抗	375 mg/m², iv.gtt, qd	d0
异环磷酰胺	1.33 g/m², iv.gtt, qd（美司钠解救）	d1~3
米托蒽醌	8 mg/m², iv.gtt, qd	d1
依托泊苷	65 mg/m², iv.gtt, qd	d1~3
Tafasitamab+来那度胺（每28 d重复）		
Tafasitamab	12 mg/kg	
	第1周期：	d1、4、8、15、22
	第2、3周期：	d1、8、15、22
	第4和后续每个周期：	d1、15
来那度胺	25 mg, po, qd	d1~21
Loncastuximab（每21 d重复）		
	第1~2周期：0.15 mg/kg	d1
	第3及后续每个周期：0.075 mg/kg	d1

（王馨辰　丁凯阳）

参考文献

［1］江苏淋巴瘤协作组,江苏省老年医学学会淋巴瘤分会,朱华渊,等. 老年弥漫大B细胞淋巴瘤(初治)临床路径(2023版)[J].实用老年医学, 2024,38(2):210-216.

［2］Alaggio R, Amador C, Anagnostopoulos I, et al. The 5th edition of the World Health Organization classification of haematolymphoid tumours: lymphoid neoplasms[J]. Leukemia, 2022, 36(7):1720-1748.

[3] NCCN clinical practice guidelines in oncology-B-cell lymphomas (2023 version 5)[DB/OL].http://www.nccn.org.

[4] 国家卫生健康委.弥漫性大B细胞淋巴瘤诊疗指南(2022年版)[DB/OL].http://www.nhc.gov.cn/yzygj.

[5] Tilly H, Morschhauser F, Sehn L H, et al. Polatuzumab vedotin in previously untreated diffuse large B-cell lymphoma[J]. N. Engl. J. Med., 2022,386(4):351-363.

[6] Zinzani P L, Santoro A, Gritti G, et al. Nivolumab combined with brentuximab vedotin for relapsed/refractory primary mediastinal large B-cell lymphoma: efficacy and safety from the phase Ⅱ checkMate 436 study[J]. J. Clin. Oncol. 2019,37(33):3081-3089.

[7] Wilson W H, Young R M, Schmitz R, et al.Targeting B cell receptor signaling with ibrutinib in diffuse large B cell lymphoma [J]. Nat. Med., 2015,21(8):922-966.

[8] Thieblemont C, Tilly H, Gomes da Silva M, et al. Lenalidomide maintenance compared with placebo in responding elderly patients with diffuse large B-cell lymphoma treated with first-line rituximab plus cyclophosphamide, doxorubicin, vincristine, and prednisone[J]. J. Clin. Oncol., 2017,35(22):2473-2481.

[9] Dunleavy K, Fanale M A, Abramson J S, et al. Dose-adjusted EPOCH-R (etoposide, prednisone, vincristine, cyclophosphamide, doxorubicin, and rituximab) in untreated aggressive diffuse large B-cell lymphoma with MYC rearrangement: a prospective, multicentre, single-arm phase 2 study[J]. Lancet Haematol., 2018,5(12):e609-e617.

[10] Salles G, Duell J, González Barca E, et al. Tafasitamab plus lenalidomide in relapsed or refractory diffuse large B-cell lymphoma (L-MIND): a multicentre, prospective, single-arm, phase 2 study[J]. Lancet Oncol.,2020,21(7):978-988.

[11] Neelapu S S, Jacobson C A, Ghobadi A, et al. Five-year follow-up of ZUMA-1 supports the curative potential of axicabtagene ciloleucel in refractory large B-cell lymphoma[J]. Blood,2023,141(19):2307-2315.

第五章　慢性淋巴细胞白血病/小淋巴细胞淋巴瘤

慢性淋巴细胞白血病(chronic lymphocytic leukemia,CLL)/小淋巴细胞淋巴瘤(small lymphocytic lymphoma,SLL)是主要发生在中老年人群的一种具有特定免疫表型特征的成熟B淋巴细胞克隆增殖性肿瘤,以淋巴细胞在外周血、骨髓、脾脏和淋巴结聚集为特征。

一、诊断

CLL确诊需结合临床特点、细胞形态学、免疫表型和遗传学特点等综合判断。CLL的诊断见表5.1。

表5.1　CLL的诊断

外周血单克隆B淋巴细胞计数	外周血单克隆B淋巴细胞计数≥5×10⁹/L,且持续≥3个月(如具有典型的CLL免疫表型、形态学等特征,时间长短对CLL的诊断意义不大);或<5×10⁹/L,存在骨髓侵犯引起的血细胞减少
外周血细胞形态学	外周血涂片特征性地表现为小的、形态成熟的淋巴细胞显著增多,其细胞质少、核致密、核仁不明显、染色质部分聚集,并易见涂抹细胞;外周血淋巴细胞中不典型淋巴细胞及幼稚淋巴细胞≤55%
免疫表型	外周血典型的流式细胞术免疫表型:$CD19^+$、$CD5^+$、$CD23^+$、$CD200^+$、$CD10^-$、$FMC7^-$、$CD43^+$;表面免疫球蛋白(sIg)、CD20、CD22及CD79b的表达水平低于正常B细胞(dim)。流式细胞术确认B细胞的克隆性,即B细胞表面限制性表达κ或λ轻链(κ:λ>3:1或<0.3:1)或>25%的B细胞sIg不表达

CLL通过特定的免疫表型积分系统与其他B淋巴细胞增殖性疾病进行鉴别,见表5.2。

表5.2 CLL免疫表型积分系统

免 疫 表 型	积 分	总积分*	疾病判断
CD5⁺、CD23⁺、FMC7⁻、sIg^{弱表达}、CD22/CD79b$^{弱表达/阴性}$	各积1分	4～5	CLL
CD5⁻、CD23⁻、FMC7⁺、sIg$^{中等/强表达}$、CD22/CD79b$^{中等/强表达}$	各积0分	0～2	其他B淋巴细胞增殖性疾病

注:*积分3分:需结合淋巴结、脾脏、骨髓组织细胞学及遗传学检查等进行鉴别。

CLL尚须与小淋巴细胞淋巴瘤(SLL)、单克隆B细胞淋巴细胞增多症(MBL)进行鉴别,见图5.1。

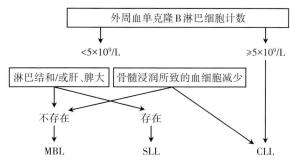

图5.1 CLL、SLL和MBL的鉴别诊断

二、治疗前评估

CLL的治疗前评估见表5.3。

表 5.3 CLL 治疗前评估（包括复发患者治疗前）

评估项目	评 估 内 容
病史和体格检查	特别是淋巴结（包括咽淋巴环和肝脾大小）
体能状态	ECOG 体能状态和（或）CIRS 评分
B 症状	盗汗、发热、体重减轻、乏力
血常规	包括白细胞计数及分类、血小板计数、血红蛋白浓度等
生化指标	包括肝肾功能、电解质、LDH 等
血清标志物	β_2-MG
骨髓检查	骨髓涂片、骨髓活检+免疫组化*
核型分析	需要进行 CpG 寡核苷酸+白细胞介素-2 刺激的染色体核型分析
FISH	FISH 检测 del(13q)、+12、del(11q)、del(17p)
基因突变	检测 *TP53* 和 *IGHV* 等基因突变**
感染筛查	HBV、HCV、HIV、EBV 等检测
特殊情况下检测	免疫球蛋白定量及免疫固定电泳；网织红计数和直接抗人球蛋白试验（怀疑溶血时必做）；心电图、超声心动图检查（拟蒽环类或蒽醌类药物治疗时）；妊娠筛查（育龄期妇女，拟放化疗时）；颈、胸、腹、盆腔增强 CT 检查；PET-CT 检查（怀疑 Richter 转化时）等

注：CIRS：cumulative illness rating scale，疾病累积评分表。

*治疗前、疗效评估及鉴别血细胞减少原因时进行，典型病例诊断、常规随访无须骨髓检查。** *TP53* 等基因的亚克隆突变可能有预后意义，故有条件单位，建议二代测序检测基因突变。

三、疾病分期

所有患者完成治疗前相关检查后，依据检查结果进行分期及预后评估，见表 5.4。

表5.4 CLL的临床分期系统

分　　期	定　　义
Binet分期	
Binet A期	MBC≥5×10⁹/L，Hb≥100 g/L，PLT≥100×10⁹/L，<3个淋巴区域受累*
Binet B期	MBC≥5×10⁹/L，Hb≥100 g/L，PLT≥100×10⁹/L，≥3个淋巴区域受累
Binet C期	Hb<100 g/L和/或PLT<100×10⁹/L
Rai分期	
Rai 0期	MBC≥5×10⁹/L
Rai Ⅰ期	MBC≥5×10⁹/L+淋巴结肿大
Rai Ⅱ期	MBC≥5×10⁹/L+肝大和/或脾大±淋巴结肿大
Rai Ⅲ期	Hb<110 g/L±淋巴结肿大/肝大/脾大
Rai Ⅳ期	PLT<100×10⁹/L±淋巴结肿大/肝大/脾大

注：*5个淋巴区域包括颈、腋下、腹股沟（单侧或双侧均计为1个区域）、肝和脾；均仅依赖体检和血常规检查，无须超声、CT或MRI等检查。免疫性血细胞减少不作为分期标准。

Hb：血红蛋白；MBC：单克隆B淋巴细胞计数；PLT：血小板。

四、预后标志

根据CLL疾病状态的差异，可应用不同评分系统进行预后评估，常用预后标志及其相应预后价值见表5.5。

早期无症状的CLL患者可应用国际预后评分指数（IPS-E）进行评估，见表5.6。

具备治疗指征的初诊患者可应用CLL国际预后指数（CLL-IPI）进行评估，见表5.7。

表5.5 CLL常用预后标志物及预后价值

检测方法	检测项目	预后分层
FISH	del(17p)	差
	del(11q)	差
	+12	中等
	del(13q)(单独出现)	好
DNA测序	TP53基因突变	野生型:好;突变型:差
	IGHV突变状态*	>2%突变:好;≤2%突变:差
CpG寡核苷酸+白细胞介素-2刺激的染色体核型分析	复杂核型(超过1个细胞上出现≥3种克隆性的染色体异常)	差

注:*同型模式2亚群(subset 2)的使用IGHV3-21片段的患者,无论IGHV突变状态,预后均较差。

表5.6 早期无症状CLL患者IPS-E

	得分	风险分组	5年内启动治疗风险(%)
IGHV无突变	1	低风险0分	8.4
ALC≥15×10⁹/L	1	中等风险1分	28.4
可触及的淋巴结	1	高风险2~3分	61.2

注:ALC:绝对淋巴细胞计数。

表5.7 CLL-IPI

参数	不良预后因素	积分	危险分层	5年OS率(%)
TP53基因异常	缺失或突变	4		
IGHV突变状态	无突变	2	低危0~1分	93.2
β_2-MG	>3.5 mg/L	2	中危2~3分	79.4
临床分期	Rai Ⅰ~Ⅳ或Binet B~C	1	高危4~6分	63.6
年龄	>65岁	1	极高危7~10分	23.3

难治/复发的CLL患者的预后积分系统,见表5.8。

表5.8 难治复发CLL预后积分

参　数	不良预后因素	积分	危险分层	2年OS率(%)
β_2-MG	≥5 mg/dL	1		
LDH	>正常范围上界	1	低危0~1分	87.5
Hb	女性<110 g/L,男性<120 g/L	1	中危2~3分 高危4分	63.5 44.4
距前一周期治疗开始时间	<24个月	1		

应用伊布替尼治疗的CLL患者的预后积分系统,见表5.9。

表5.9 伊布替尼治疗CLL患者预后积分

参　数	不良预后因素	积分	危险分层	3年OS率(%)
*TP53*基因异常	缺失和/或突变	1		
是否曾接受治疗	是	1	低危0~1分	93
β_2-MG	≥5 mg/dL	1	中危2分	83
LDH	>250 U/L	1	高危3~4分	63

五、治疗

CLL患者确诊后需进行治疗指征评估,治疗前按照表5.10进行评估,无治疗指征的患者可观察等待。

初治CLL患者的治疗选择见图5.2。

复发/难治CLL患者的治疗选择见图5.3。

表5.10 CLL的治疗指征

1. 进行性骨髓衰竭的证据:表现为Hb<100 g/L和/或PLT<100×10⁹/L进行性减少
2. 巨脾(如左肋缘下>6 cm)或进行性或有症状的淋巴结肿大
3. 巨块型淋巴结肿大(如最长直径>10 cm)或进行性或有症状的淋巴结肿大
4. 进行性淋巴细胞增多,如2个月内淋巴细胞增多>50%,或LDT<6个月。如初始淋巴细胞<30×10⁹/L,不能单凭LDT作为治疗指征
5. AIHA和/或ITP对皮质类固醇治疗反应不佳
6. 至少存在下列一种疾病相关症状:① 在前6个月内无明显原因的体重下降≥10%;② 严重疲乏ECOG体能状态≥2;不能进行常规活动;③ 无感染证据,体温>38.0℃,≥2周;④ 无感染证据,夜间盗汗>1个月
7. 终末器官受累
8. 临床试验:符合所参加临床试验的入组条件

注:LDT:lymphocyte doubling time,淋巴细胞倍增时间;ITP:immune thrombocytopenia,免疫性血小板减少症;AIHA:autoimmune hemolytic anemia,自身免疫性溶血性贫血;ECOG:Eastern United States Cancer Collaborative Group,美国东部肿瘤协作组。

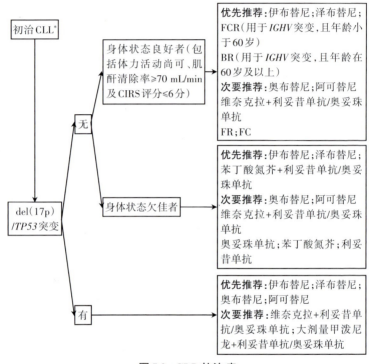

图 5.2 CLL 的治疗

*应用 BTK 抑制剂单药治疗原则上需要持续治疗。如果患者因不能耐受、经济或其他原因需要停止治疗,建议在停药前桥接免疫化疗或 Bcl-2 抑制剂±利妥昔单抗/奥妥珠单抗,以防疾病反弹。

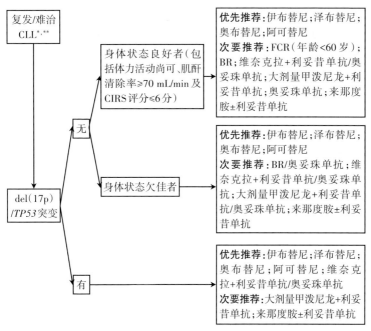

图 5.3　复发/难治 CLL 的治疗

*复发:患者达到 CR 或 PR,≥6 个月后 PD;难治:治疗失败(未获 PR)或最后 1 次化疗后<6 个月 PD;复发、难治患者的治疗指征、治疗前检查同一线治疗。**应用 BTK 抑制剂单药治疗原则上需要持续治疗。如果患者因不能耐受、经济或其他原因需要停止治疗,建议在停药前桥接免疫化疗或 Bcl-2 抑制剂±利妥昔单抗/奥妥珠单抗,以防疾病反弹。

初治CLL患者推荐的治疗方案及有效性和安全性评价见表5.11和表5.12。

表5.11 初治CLL患者免疫化疗方案的有效性及安全性

治疗方案	剂量用法	适用人群	ORR	生存	3~4级毒性
FCR	氟达拉滨 25 mg/m², d1~3 环磷酰胺: 250 mg/m², d1~3 利妥昔单抗: 第1周期: 375 mg/m², d0; 第2~6周期: 500 mg/m², d1 28 d 1个周期, 共6个周期	CIRS≤6分, 排除del(17p)	95%; CR: 40%	中位PFS: 55.2个月; 3年OS: 91%	中性粒细胞减少85%, 血小板减少21%, 感染40%, 第二肿瘤6%
BR	苯达莫司汀: c1~6: 90 mg/m², d1~2 利妥昔单抗: 第1周期: 375 mg/m², d0; 第2~6周期: 500 mg/m², d1 28 d 1个周期, 共6个周期	CIRS≤6分, 排除del(17p)	96%; CR: 31%	中位PFS: 41.7个月; 3年OS: 92%	中性粒细胞减少59%, 血小板减少14%, 感染26%, 第二肿瘤4%
苯丁酸氮芥+利妥昔单抗	苯丁酸氮芥: 0.5 mg/kg, d1、15 利妥昔单抗: 第1周期: 375 mg/m², d1; 第2~6周期: 500 mg/m², d1; 28 d 1个周期, 共6个周期	CIRS≥6分	65.1%; CR: 7.0%	中位PFS: 15.2个月	中性粒细胞减少28%, 血小板减少3%, 贫血4%, 感染14%

续表

治疗方案	剂量用法	适用人群	ORR	生存	3～4级毒性
苯丁酸氮芥+奥妥珠单抗	苯丁酸氮芥：0.5 mg/kg，d1、15；奥妥珠单抗：第1周期：100 mg d1，900 mg d2，1000 mg d8、15；第2～6周期：1000 mg，d1，共6个周期	CIRS≥6分	78.4%；CR：20.7%	中位PFS：26.7个月	中性粒细胞减少33%，血小板减少10%，贫血4%，感染12%

表5.12 初治CLL患者靶向及联合治疗的有效性及安全性

治疗方案	剂量用法	ORR	生存	3～4级毒性
伊布替尼	伊布替尼：420 mg，qd	92%；CR：34%	7年PFS：59%；7年OS：78%	中性粒细胞减少10%，贫血6%，血小板减少2%，高血压4%，肺炎4%
阿可替尼	100 mg，bid	89.9%；CR：11.2%	48个月PFS：78%；48个月OS：87.6%	中性粒细胞减少11.2%，心房颤动1.1%，高血压2.8%，出血2.8%，感染16.2%
泽布替尼	160 mg，bid	97.5%；CR：7%	24个月PFS：85.5%；24个月OS：94.3%	中性粒细胞减少12%，高血压6%，血小板减少<2%，出血3%，肺部感染2%

续表

治疗方案	剂量用法	ORR	生存	3～4级毒性
维奈克拉+奥妥珠单抗	维奈克拉：从第1周期d22开始5周的爬坡，后400 mg qd服用至c12结束 奥妥珠单抗：第1周期：100 mg d1，900 mg d2，1000 mg d8、15；第2～6周期：1000 mg d1	84.7%；CR：49.5%	6年PFS：62.6%	中性粒细胞减少53%，血小板减少14%，发热性中性粒细胞减少5%，肺部感染4%

复发/难治CLL患者推荐的治疗方案及有效性和安全性评价见表5.13。

表5.13 复发难治CLL治疗方案的有效性及安全性

治疗方案	剂量用法	ORR	生存	3～4级毒性
伊布替尼	420 mg，qd	91%；CR：11%	60个月PFS：40%；中位OS：67.7个月	中性粒细胞减少25%，血小板减少10%，肺炎21%，高血压9%，心房颤动6%
泽布替尼	160 mg，bid	86.2%	24个月PFS：78.4%	中性粒细胞减少16%，血小板减少2.8%，肺炎5.9%，高血压14.8%，心房颤动1.9%
阿可替尼	100 mg，bid	81%	中位PFS：38.4个月；中位OS未达到	中性粒细胞减少19.5%，血小板减少9.8%，肺炎10.5%，高血压4.1%，心房颤动4.5%

续表

治疗方案	剂量用法	ORR	生存	3~4级毒性
奥布替尼	150 mg,qd	92.5%；CR:21.3%	30个月PFS:70.9%；30个月OS:81.3%	中性粒细胞减少32.5%,血小板减少13.8%,肺炎17.5%,高血压1.3%
维奈克拉+利妥昔单抗	维奈克拉经历5周爬坡至400 mg qd,开始联合利妥昔单抗:第1周期:375 mg/m² d1;第2~6周期:500 mg/m² d1;维奈克拉持续应用2年	92.3%；CR:26.8%	中位PFS:53.6个月；5年OS:82.1%	中性粒细胞减少57.7%,感染17.5%,贫血10.8%,血小板减少5.7%,肺炎5.2%,肿瘤溶解综合征3.1%

CLL治疗后疗效评价标注见表5.14。

表5.14 CLL的疗效标准

参数	CR	PR	PR-L	PD
A组:评价肿瘤负荷				
淋巴结肿大	无>1.5 cm	缩小≥50%		增大≥50%
肝大	无	缩小≥50%		增大≥50%
脾大	无	缩小≥50%		增大≥50%
骨髓	增生正常,淋巴细胞比例<30%,无B细胞性淋巴小结;骨髓增生低下则为CR伴骨髓造血不完全恢复	骨髓浸润较基线降低≥50%,或出现B细胞性淋巴小结	骨髓浸润较基线降低≥50%,或出现B细胞性淋巴小结	
ALC	<4×10⁹/L	较基线降低≥50%	淋巴细胞升高或较基线降低≥50%	较基线升高≥50%

续表

参数	CR	PR	PR-L	PD
B组:评价骨髓造血功能				
PLT(不使用生长因子)	>100×10⁹/L	>100×10⁹/L或较基线升高≥50%		由于CLL本病下降≥50%
Hb(无输血、不使用生长因子)	>110 g/L	>110 g/L或较基线升高≥50%		由于CLL本病下降>20%
ANC(不使用生长因子)	>1.5×10⁹/L	>1.5×10⁹/L或较基线升高≥50%		

注:ANC:外周血中性粒细胞绝对值。

对临床疑有转化者,为避免假阴性或假阳性,尽可能行淋巴结切除活检以确诊,无法切检时,可用粗针穿刺,行免疫组化、流式细胞学等确诊,可用PET-CT指导活检部位。确诊Richter转化后的治疗选择如图5.4所示。

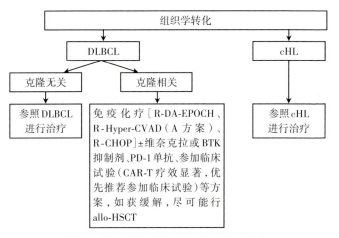

图5.4 确诊转化后的CLL患者治疗选择

CLL患者治疗完成后需定期随访,具体见表5.15。

表5.15 CLL患者的随访

治疗情况	推荐随访项目
不符合治疗指征	每2～6个月随访临床症状及体征,肝、脾、淋巴结肿大情况和血常规
完成诱导治疗(一般6个疗程)达CR或PR	每3个月随访临床症状及体征,血常规及肝、脾、淋巴结触诊检查
BTK抑制剂治疗期间	每1～3个月随访临床症状及体征,血常规,肝、脾、淋巴结触诊检查及BTK抑制剂相关不良反应监测

(夏奕 李建勇)

参考文献

[1] 中国抗癌协会血液肿瘤专业委员会,中华医学会血液学分会,中国慢性淋巴细胞白血病工作组.中国慢性淋巴细胞白血病/小淋巴细胞淋巴瘤的诊断与治疗指南(2022年版)[J].中华血液学杂志,2022,43(5):353-358.

[2] Hallek M, Cheson B D, Catovsky D, et al. iwCLL guidelines for diagnosis, indications for treatment, response assessment, and supportive management of CLL[J]. Blood, 2018, 131(25): 2745-2760.

[3] Shadman M. Diagnosis and treatment of chronic lymphocytic leukemia: a review[J]. JAMA, 2023, 329(11): 918-932.

[4] NCCN clinical practice guidelines in oncology: chronic lymphocytic leukemia/small lymphocytic lymphoma (2023 version 3)[DB/OL]. http://www.nccn.org.

第六章 淋巴浆细胞淋巴瘤/华氏巨球蛋白血症

淋巴浆细胞淋巴瘤/华氏巨球蛋白血症（lymphoplasmacytic lymphoma/Waldenström macroglobulinemia，LPL/WM）是一种罕见的成熟B细胞淋巴瘤。LPL侵犯骨髓同时伴有血清单克隆IgM丙种球蛋白时诊断为WM。90%～95%的LPL为WM，仅小部分LPL患者分泌单克隆性IgA、IgG成分或不分泌单克隆性免疫球蛋白，诊断为非WM型LPL。

一、诊断及评估

（一）LPL/WM诊断标准

LPL/WM诊断标准见表6.1。

（二）LPL/WM分类

LPL/WM分类见表6.2。

（三）WM预后评分系统

WM预后评分系统见表6.3，修订版WM预后积分系统见表6.4。

表6.1 LPL/WM诊断标准

LPL
小B淋巴细胞、浆细胞样淋巴细胞和浆细胞肿瘤(通常累及骨髓,也可累及淋巴结和脾脏)
免疫表型:表达CD19、CD20,通常不表达CD5、CD10、CD23
不符合其他任何具有浆细胞样分化的小B细胞淋巴瘤

WM(伴有骨髓受累的LPL和血清中IgM型单克隆丙种球蛋白病)
血清中检测到单克隆IgM
骨髓中浆细胞样或浆细胞分化的小淋巴细胞呈小梁间隙侵犯
免疫表型:表达sIgM、CD19、CD20,通常不表达CD5、CD10、CD23
除外其他已知类型的淋巴瘤

注:90%以上LPL/WM发生 *MYD88 L265P* 突变,但该突变不是WM特异性突变。

表6.2 LPL/WM分类

IgM型LPL/WM	
非WM型LPL	IgG或IgA型LPL
	不分泌型LPL
	不伴骨髓累及的IgM型LPL

表6.3 WM国际预后评分系统(IPSSWM)

因　　素	分值	危险度	评　　分	中位总生存时间(月)	5年总生存率(%)
年龄>65岁	1	低危	0或1分且年龄≤65岁	142.5	87
血红蛋白≤115 g/L	1				
血小板≤100×10^9/L	1	中危	2分或年龄>65岁	98.6	68
β_2-MG>3 mg/L	1	高危	>2分	43.5	36
血清IgM水平>70 g/L	1				

表 6.4 修订版 WM 预后积分系统（rIPSSWM）

因素	分值	危险度分组	3年死亡率(%)	5年总生存率(%)	10年总生存率(%)
年龄<65 岁	0	极低危组:0 分	0	95	84
年龄 66~75 岁	1	低危组:1	10	86	59
年龄>75 岁	2	中危组:2	14	78	37
β_2-MG>4 mg/L	1	高危组:3	38	47	19
乳酸脱氢酶>250 IU/L	1	极高危组:4~5	48	36	9
白蛋白<35 g/L	1				

（四）LPL/WM 治疗前评估

LPL/WM 治疗前评估见表 6.5。

表 6.5 LPL/WM 治疗前评估

基本项目

病史和体格检查

体能状态评分

老年患者虚弱评分

B 症状	发热、盗汗、体重减轻
实验室检查	血常规、外周血涂片、生化检测、电解质、乳酸脱氢酶、β_2-MG、免疫球蛋白定量、血清蛋白电泳、血免疫固定电泳、血清游离轻链、肝炎等病毒检测、24 h 尿蛋白定量、尿蛋白电泳、尿免疫固定电泳
病理检查	骨髓涂片+活检+流式细胞术分析+免疫组化 淋巴结/其他组织病理+免疫组化（若可取） 骨髓液或组织 *MYD88 L265P* 基因突变/二代测序（NGS）检测至少包括 *MYD88*、*CXCR4*、*TP53*
影像学检查	颈、胸、腹、盆腔增强 CT 或 PET-CT

续表

必要时需完善的项目
眼底检查
直接抗人球蛋白试验
冷球蛋白检测
冷凝集素检测
腹壁脂肪、骨髓和/或组织刚果红染色(必要时进行质谱分型)
抗髓鞘相关糖蛋白(MAG)抗体/抗GM1-4抗体
神经传导和肌电图
中枢神经系统评估(若有症状)

二、LPL/WM的治疗流程

LPL/WM的治疗流程如图6.1所示。
LPL/WM的治疗方案见表6.6。

三、LPL/WM的疗效评估及随访

LPL/WM的疗效评估及随访见表6.7。

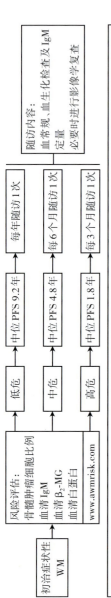
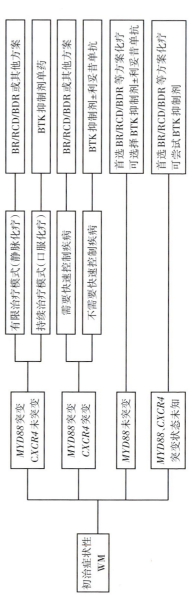

图 6.1 LPL/WM 治疗流程

表6.6 LPL/WM 的治疗方案

方案	用法	选择时机	副反应及注意事项
BR	苯达莫司汀:90 mg/m², d1~2 利妥昔单抗:375 mg/m², d1 28 d 1个疗程,共6个疗程	初治及复发难治时优选	IgM反跳、骨髓抑制、感染(预防PJP、乙肝)、红斑性皮肤反应
BDR	硼替佐米:1.3 mg/m², d1、4、8、11 地塞米松:40 mg, d1、4、8、11 利妥昔单抗:375 mg/m², d11 21 d 1个疗程,共4个疗程,3个月后重复4个疗程	初治及复发难治时优选	IgM反跳、骨髓抑制、周围神经病变、感染(预防带状疱疹、乙肝)
伊布替尼±R	伊布替尼:420 mg, qd ±利妥昔单抗:375 mg/m², d1(第1~4周,第17~20周)	初治及复发难治时优选	房颤、出血事件、感染(预防乙肝)、血细胞减少
RCD	利妥昔单抗:375 mg/m², d1 环磷酰胺:100 mg/m², bid, d1~5 地塞米松:20 mg, d1 21 d 1个疗程,共6个疗程	初治及复发难治时优选	IgM反跳、骨髓抑制、感染(预防乙肝)
泽布替尼	泽布替尼:160 mg, bid 至疾病进展或不能耐受	初治及复发难治时优选	血细胞减少、感染、出血事件
克拉屈滨+R	克拉屈滨:0.1 mg/kg, d1~5 利妥昔单抗:375 mg/m², d1 28 d 1个疗程,共4个疗程	初治时可考虑使用	IgM反跳、骨髓抑制、感染(预防乙肝)
氟达拉滨+R	氟达拉滨:25 mg/m², d1~5 (28 d 1个疗程,共6个疗程) 利妥昔单抗:375 mg/m², qw×8次	初治时可考虑使用	IgM反跳、骨髓抑制、感染(预防带状疱疹、乙肝)
FCR	氟达拉滨:25 mg/m², d2~4 环磷酰胺:250 mg/m², d2~4 利妥昔单抗:375 mg/m², d1 28 d 1个疗程,共6个疗程	初治时可考虑使用	IgM反跳、骨髓抑制、感染(预防PJP、带状疱疹、乙肝)

续表

方案	用　　法	选择时机	副反应及注意事项
CaRD	卡非佐米:20 mg/m^2,d1、8(第1周期) 卡非佐米:36 mg/m^2,d1、8(第2～6周期) 利妥昔单抗:375 mg/m^2,d2、9 地塞米松:20 mg,d1、8 21 d 1个疗程 维持阶段(每2个月1次,共8次) 卡非佐米:36 mg/m^2,d1 地塞米松:20 mg,d1 利妥昔单抗:375 mg/m^2,d2	初治时可考虑使用	高血糖、心肺毒性、感染(预防带状疱疹、乙肝)
IRD	第1～2周期:伊沙佐米:4 mg,d1、8、15 地塞米松:20 mg,d1、8、15 第3～6周期:伊沙佐米:4 mg,d1、8、15 地塞米松:20 mg,d1、8、15 利妥昔单抗:375 mg/m^2,d1 28 d 1个疗程,共6个疗程 维持阶段:每2个月重复1次IRD,共6次	初治时可考虑使用	感染(预防带状疱疹、乙肝)

注:① 症状性高黏滞血症或IgM>40 g/L时使用利妥昔单抗、奥妥珠单抗前建议先行血浆置换。

② 主要症状为免疫相关血细胞减少或器官肿大者,首选含利妥昔单抗为基础的方案可较快降低肿瘤负荷。

③ 伴有周围神经病变的患者尽量避免使用有潜在神经毒性的药物。

④ 对于难治复发患者:常规化疗复发的患者需要再评估治疗指征,有指征患者首选临床试验,无指征患者选择观察随访。BTK抑制剂治疗后复发进展的患者,在接受其他挽救治疗前应持续应用BTK抑制。再次治疗方案的选择原则,选择既往治疗非交叉耐药的方案。对于一线治疗3年后复发的患者,可继续应用原一线方案,而3年内复发的患者,应选择其他治疗方案。Bcl-2抑制剂(venetoclax)是BTK抑制剂治疗失败患者的重要选择。自体造血干细胞移植(AST)是WM挽救治疗选择之一,对化疗仍敏感的复发患者,选择进行AST,特别是规范治疗后首次缓解时间小于2年或难治性患者,且BTK抑制剂充分治疗后进展或无效,推荐尽早进行AST(≤2次复发)。发生疾病转化的患者,应在大剂量化疗缓解后进行AST。allo-HSCT建议在年轻、多次复发、原发难治/耐药,且全身状况较好有合适供者的患者中进行。其他可选择方案如阿可替尼、奥妥珠单抗、依维莫司及联合化疗等。

表6.7 LPL/WM疗效评估

疗效	标准
CR	血清IgM正常范围,IFE示M蛋白消失(需两次检测),无骨髓累及的组织学依据,器官肿大、淋巴结肿大消失,无WM的其他症状
VGPR	血清单克隆IgM下降≥90%,查体或者CT检查淋巴结肿大、脏器肿大好转,无新发的WM的其他症状
PR	血清单克隆IgM下降≥50%~90%,查体或者CT检查淋巴结肿大、脏器肿大缩小≥50%,无新发的WM的其他症状
MR	血清单克隆IgM下降≥25%~50%,无新发的WM的其他症状
SD	血清单克隆IgM下降或增长<25%,淋巴结/脏器肿大、血细胞减少或临床无明显的WM相关的症状和体征无进展
PD	血清单克隆IgM增长≥25%(需第二次复查证实)或WM疾病相关的临床发现(如贫血、血小板减少、白细胞减少或巨大淋巴结/脏器肿大)或明显的WM相关的表现(B症状,高黏滞血症,神经病变,有症状的冷球蛋白血症)出现进展

注:VGPR:非常好的部分缓解;MR:微小缓解。

非WM型LPL疗效评估参照WM,若M蛋白不可评估或无M蛋白,则参照其他NHL评估标准。

随访:完成制定方案治疗或达疾病平台期后进入定期随访,前2年每3个月随访1次,随后3年每4~6个月随访1次,以后每年随访1次。

(何川 李炳宗)

参考文献

[1] 中国抗癌协会血液肿瘤专业委员会,中华医学会血液学分会,中国华氏巨球蛋白血症工作组,等.淋巴浆细胞淋巴瘤/华氏巨球蛋白血症诊断与治疗中国指南(2022年版)[J].中华医学杂志,2022,43(8):624-630.

[2] NCCN clinical practice guidelines in oncology: Waldenström macroglob-

ulinemia/lymphoplasmacytic lymphoma (2023 version 1) [DB/OL]. http://www.nccn.org.
[3] Morel P, Duhamel A, Gobbi P, et al. International prognostic scoring system for Waldenstrom macroglobulinemia[J]. Blood, 2009, 113(18): 4163-4170.
[4] Kastritis E, Morel P, Duhamel A, et al. A revised international prognostic score system for Waldenstrm's macroglobulinemia [J]. Leukemia, 2019, 33(11):2654-2661.
[5] NCCN clinical practice guidelines in oncology: older adult oncology (2023 version 1) [DB/OL]. http://www.nccn.org.

第七章 滤泡淋巴瘤

一、临床特点

滤泡淋巴瘤(follicular lymphoma, FL)是一类起源于滤泡中心B细胞的非霍奇金淋巴瘤(NHL),可有全身淋巴结肿大、骨髓受累和脾大等临床特征。中国FL的发病率占B细胞NHL的8%~23%,诊断时中位年龄约53岁,女性的发病率略高于男性。5年无进展生存(PFS)及总生存(OS)分别为61%和89%。

二、诊断

FL的诊断须结合临床特点、免疫表型和遗传学特点综合判断。FL典型的免疫表型为:$CD20^+$、$CD23^{+/-}$、$CD10^+$、$CD43^-$、$Bcl-2^+$、$Bcl-6^+$、$CD5^-$、$Cyclin\ D1^-$,部分病例可以出现$Bcl-2^-$或$CD10^-$。同时应该检测Ki-67指数。85%的FL患者出现染色体t(14;18)的改变。

推荐免疫组化抗体可选择:CD20、CD3、CD5、CD10、Bcl-2、CD21、CD23、Cyclin D1、Bcl-6、MUM1、Ki-67。FCM免疫标记:CD19、CD20、CD5、CD23、CD10和κ/λ。基因检测:Ig基因重排、*Bcl-2*重排、*IRF4/MUM1*重排、t(14;18)、1p36、*EZH2*突变、*TNFRSF14*突变和*STAT6*突变。

三、分期及预后

FL分期参照2014年Lugano分期标准。目前广泛使用的预后评估系统(Follicular Lymphoma International Prognosis Index, FLIPI)是利妥昔单抗前时代的预后指数,回顾性研究得出的结论,通常更适用于判断OS;FLIPI-2是利妥昔单抗时代的预后指数,前瞻性研究获得,但使用时间比较短,病例数较少,还需要进一步临床验证,更适用于PFS分析。FL的预后评估见表7.1,FL诊疗流程图如图7.1所示。

表7.1 FL的预后评估

参数	FLIPI评分	FLIPI2	分值
年龄	>60岁	>60岁	1
受累淋巴结区域	>4	最大直径>6 cm	1
血红蛋白水平	<120 g/L	<120 g/L	1
血清学	LDH>ULN	β_2-MG>ULN	1
分期	Ann Arbor分期Ⅲ~Ⅳ期	骨髓受累	1
风险级别及积分	低危:0~1;中危:2;高危:3~5		

注:ULN:正常值上限。

四、FL的治疗

常用FL的化疗方案见表7.2。

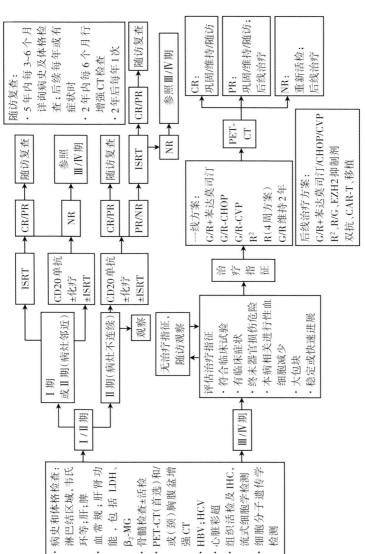

图 7.1 FL 诊疗流程图

表 7.2 常用 FL 的化疗方案

化疗方案	剂量	用药时间	时间及周期
R-CHOP	剂量、用法和周期（详见表4.9）		
G-CHOP	奥妥珠单抗：1000 mg/次	第1周期的d1、8、15给药，第2~6周期每周期的d1给药	21 d 为 1 个周期
	环磷酰胺：750 mg/m²	d2	
	多柔比星：50 mg/m²	d2	
	长春新碱：1.4 mg/m²（最大 2 mg）	d2	
	泼尼松：100 mg	d2~6	
R-CVP	利妥昔单抗：375 mg/m²	d0	21 d 为 1 个周期
	环磷酰胺：750 mg/m²	d1	
	长春新碱：1.4 mg/m²（最大 2 mg）	d1	
	泼尼松：100 mg	d1~5	
G-CVP	奥妥珠单抗：1000 mg/次	同上	21 d 为 1 个周期
	环磷酰胺：750 mg/m²	d2	
	长春新碱：1.4 mg/m²（最大 2 mg）	d2	
	泼尼松：40 mg	d2~6	
BR	利妥昔单抗：375 mg/m²	d0	28 d 为 1 个周期
	苯达莫司汀：90 mg/m²	d1~2	
BG	奥妥珠单抗：1000 mg/次	同上	28 d 为 1 个周期
	苯达莫司汀：90 mg/m²	d2~3	
R²	利妥昔单抗：375 mg/m²	d1	28 d 为 1 个周期
	来那度胺：20 mg	d1~21	
R（4周方案）	利妥昔单抗：375 mg/m²	d1	qw，连用4次
R/G 维持	利妥昔单抗：375 mg/m² 或奥妥珠单抗：1000 mg/次	d1	每 2~3 个月 1 次，连续2年

（张亚平　施文瑜）

参考文献

[1] NCCN clinical practice guidelines in oncology-B-cell lymphomas (2024 version 1) [DB/OL]. http://www.nccn.org.

[2] Alaggio R, Amador C, Anagnostopoulos I, et al. The 5th edition of the World Health Organization classification of haematolymphoid tumours: lymphoid neoplasms[J]. Leukemia, 2022, 36(7):1720-1748.

[3] Morschhauser F, Fowler NH, Feugier P, et al. Rituximab plus lenalidomide in advanced untreated follicular lymphoma[J]. New Engl. J. Med., 2018, 379(10):934-947.

[4] Marcus R, Davies A, Ando K, et al. Obinutuzumab for the first-line treatment of follicular lymphoma[J]. New Engl. J. Med., 2017, 377(14):1331-1344.

[5] Federico M, Bellei M, Marcheselli L, et al. Follicular lymphoma international prognostic index 2: a new prognostic index for follicular lymphoma developed by the international follicular lymphoma prognostic factor project[J]. J. Clin. Oncol., 2009, 27(27):4555-4562.

第八章 套细胞淋巴瘤

套细胞淋巴瘤(mantle cell lymphoma,MCL)是一种起源于成熟B细胞的非霍奇金淋巴瘤(non-Hodgkin lymphoma,NHL),占NHL的6%~8%。中位发病年龄约为60岁,男女比例为(2~4):1,常常诊断时80%以上患者处于疾病晚期(Ann Arbor Ⅲ~Ⅳ期),表现为淋巴结肿大、脾大、骨髓或外周血受累,其他常见的结外受累部位为胃肠道和韦氏环。

一、诊断

MCL诊断需要的检测指标见表8.1。

表8.1 MCL的诊断

	必要推荐	其他推荐
IHC抗原谱	CD20、CD3、CD5、Cyclin D1、CD10、CD21、CD23、Bcl-2、Bcl-6、SOX11、Ki-67	LEF1
流式细胞术	κ/λ、CD19、CD20、CD5、CD23、CD10、CD200	—
基因	t(11;14)和Cyclin D1重排,*TP53*突变	Cyclin D2和Cyclin D3重排;*IGHV*突变状态;*CDNK2A*缺失和*MYC*异常

二、分期

经典型 MCL 按照 Lugano 修订的 Ann Arbor 分期系统,见表 8.2。

表 8.2 经典型 MCL 的 Ann Arbor 分期系统

分期	受 累 区 域
Ⅰ期	单个原发病灶;局灶性单个结外器官淋巴结受侵犯
Ⅱ期	两个或多个淋巴结受侵犯
ⅡE期	伴或不伴横膈同侧其他淋巴结区域受侵犯
Ⅲ期	横膈上下淋巴结同时受侵犯,可伴有局灶性相关结外器官受侵犯、脾脏受侵犯或两者皆有
Ⅳ期	弥漫性(多灶性)或弥散性淋巴外器官受累

三、预后评估

相比国际预后指数(IPI),简易 MCL 国际预后评分系统(Mantle Cell Lymphoma International Prognostic Index,MIPI)对 MCL 的预后分层效果更好,目前被广泛应用(表 8.3)。Ki-67 是 MCL 中独立于 MIPI 的重要预后指标,Ki-67>30% 与 MCL 的不良预后有关(表 8.4)。其他不良预后因素还包括 *TP53* 突变和母细胞转化等。

表 8.3 简易 MIPI

评分(分)	年龄(岁)	ECOG 评分(分)	LDH 值/正常值	WBC($\times 10^9$/L)
0	<50	0~1	<0.67	<6.70
1	50~59	—	0.67~0.99	6.70~9.99
3	60~69	2~4	1.00~1.49	10.00~14.99
4	≥70	—	≥1.50	≥15.00

注:MIPI 分组:低危组:0~3 分;中危组:4~5 分;高危组:6~11 分。
ECOG:美国东部肿瘤协作组;LDH:乳酸脱氢酶。

表8.4 结合Ki-67指数的联合MIPI预后评分系统(MIPI-c)

MIPI-c	MIPI分组	Ki-67指数	患者比例(%)	5年总生存率(%)
低危	低危	<30%	32~44	85
低中危	低危	≥30%	5~9	72
	中危	<30%	25~29	
高中危	中危	≥30%	6~10	43
	高危	<30%	10~13	
高危	高危	≥30%	5~11	17

四、治疗

早期初治MCL治疗流程如图8.1所示,晚期初治MCL治疗流程图如图8.2所示。

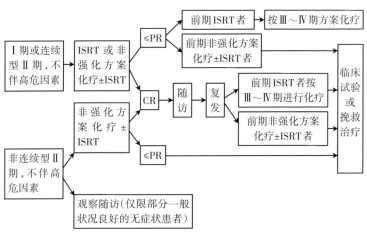

图8.1 早期初治MCL治疗流程
ISRT:受累野放疗。

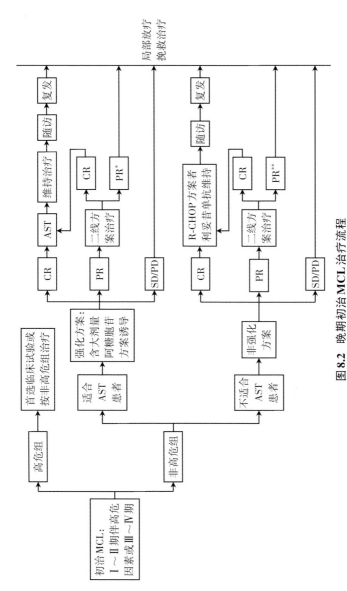

图 8.2 晚期初治 MCL 治疗流程

*视具体方案决定是否需要更换后线治疗，较好的部分缓解患者可进行 AST 巩固。**视具体方案决定是否需要更换后线治疗。

初治MCL常用治疗方案见表8.5,复发/难治MCL挽救性治疗方案见表8.6。

表8.5 初治MCL常用治疗方案

强化疗方案及药物剂量	缓解率(%)	中位PFS	中位OS	不良反应(3~4级)
R-CHOP/R-DHAP 交替+AST R-CHOP剂量、用法详见表4.9 R-DHAP剂量、用法详见表4.10	N=232 ORR:98% CR:63%	9.1个月	11.3年	贫血29%,血小板减少73%,发热性中性粒细胞减少17%
R-maxi-CHOP+R-HD-Ara-C 交替+AST R-Maxi-CHOP: R:375 mg/m^2,d0; C:1200 mg/m^2,d1; 多柔比星:75 mg/m^2,d1; 长春新碱:2 mg/d,d1; 泼尼松:100 mg/d,d1~5; 每21 d重复 R-HD-Ara-C: R:375 mg/m^2,d0; Ara-C:3 g/m^2,q12h,d1~2(年龄>60岁,剂量调整为2 g/m^2)	N=160 CR:81% PR:64%	66%(6年); 40%(15年)	70%(7年)	第二肿瘤9.4%(15例实体肿瘤,5例髓系肿瘤)
BR/RA序贯+AST BR方案剂量、用法见表7.2,共3个疗程 R-A: R:375 mg/m^2,d1; Ara-C:2~3 g/m^2,q12h,d1~2 每21 d重复,共3个疗程	N=87 ORR:97% CR:90%	83%(33个月)	92%(33个月)	淋巴细胞减少88%,血小板减少85%,中性粒细胞减少83%,发热性中性粒细胞减少15%

续表

强化疗方案及药物剂量	缓解率（%）	中位PFS	中位OS	不良反应（3～4级）
TRIANGLE：R-CHOP+共价 BTKi/R-DHAP交替+AST R-CHOP+BTKi：R-CHOP同上 伊布替尼560 mg qd/泽布替尼160 mg bid/奥布替尼150 mg qd/阿可替尼100 mg，qd d1～19，每21 d重复 R-DHAP：同上	N=292 ORR：98% CR：45%	88%（3年）	91%（3年）	白细胞减少15%，中性粒细胞减少49%，粒缺伴发热12%，感染12%，心脏疾病3%
R-Hyper-CVAD/R-MA剂量、用法见表2.5	N=97 ORR：97% CR+CRu：87%	64%（FFS，40个月）	82%（40个月）	中性粒细胞减少40%～50%，血小板减少30%，继MDS/AML 6.2%
BR 剂量、用法见表7.2	N=261 ORR：93% CR：40%	69.5个月	无差异	血液学毒性30%，感染37%，周围神经病变7%，口腔炎6%，皮肤红斑16%
VR-CAP 硼替佐米：1.3 mg/m²，d1、4、8、11； 利妥昔单抗：375 mg/m²，d1； 环磷酰胺：750 mg/m²，d1； 多柔比星：50 mg/m²，d1； 泼尼松：100 mg/m²，d1～5	N=243 ORR：92% CR：53%	25个月	90.7个月	Ki67>30%的患者中，VR-CAP方案组OS更优

续表

强化疗方案及药物剂量	缓解率（%）	中位PFS	中位OS	不良反应（3~4级）
R-CHOP 剂量、用法详见表4.9,此后每2~3个月单用利妥昔单抗1次,共2~3年	N=62 ORR:94% CR:34%	21个月（TTF）		贫血9%,血小板减少8%,粒细胞减少53%,感染6%,恶心呕吐6%,神经毒性2%,腹泻3%
R² 诱导： 来那度胺:20 mg/d,d1~21; 利妥昔单抗:375 mg/m²,d1、8、15、22,每28 d重复,共9次 维持： 来那度胺:15 mg/d,d1~21; 每28 d重复； 利妥昔单抗:375 mg/m²,d0,q8w 至少36个疗程或至不能耐受/疾病进展	N=38 ORR:92% CR:64%	85%（2年）	97%（30个月）	中性粒细胞减少50%,皮疹29%,血小板减少13%,炎症综合征11%,贫血11%,血清病8%,疲劳8%
R-BAC500 利妥昔单抗:375 mg/m²,d0; 苯达莫司汀:70 mg/m²,d1~2; 阿糖胞苷:500 mg/m²,d1~3	N=57 CR:91%	56%（86个月）	63%（86个月）	中性粒细胞减少49%,血小板减少52%

表8.6 复发/难治MCL挽救性治疗方案

方案及药物剂量	中位既往治疗线数	缓解(%)	中位PFS	中位OS
维奈克拉 100 mg d1、200 mg d2、400 mg d3起,剂量爬坡,根据患者病情调整	5; 67%共价BTKi耐药	N=24 ORR:50% CR:21%	10% (2年)	30% (2年)
Pirtobrutinib(LOXO-305)	3	N=134 既往接受过BTKi: ORR:51% CR:25% 既往未接受过BTKi:ORR:82%; CR:18%	18个月 (DOR)	—
BAC 利妥昔单抗:375 mg/m², d0; 苯达莫司汀:70 mg/m², d1～2; 阿糖胞苷:500 mg/m², d1～3	2	N=36 ORR:83% CR:60%	10个月	12.5个月
抗CD19 CAR-T	3	N=68 ORR:91% CR:68%	25个月	NR

(党庆秀 顾伟英)

参考文献

[1] Naresh K N, Medeiros L J. Introduction to the fifth edition of the World Health Organization classification of tumors of hematopoietic and lymphoid tissues [J]. Mod. Pathol., 2023, 36(12):100330.

[2] 中国抗癌协会血液肿瘤专业委员会,中华医学会血液学分会,中国临

床肿瘤学会淋巴瘤专家委员会.套细胞淋巴瘤诊断与治疗中国指南（2022年版）[J].中华血液学杂志,2022,43(7):529-536.

[3] NCCN clinical practice guidelines in B-cell lymphomas(2023 version 5)[DB/OL]. http://www.nccn.org.

[4] Eyre T A, Bishton M J, McCulloch R, et al. Diagnosis and management of mantle cell lymphoma: a British society for haematology guideline[J]. Br. J. Haematol., 2024, 204(1):108-126.

[5] Cheson B D, Fisher R I, Barrington S F, et al. Recommendations for initial evaluation, staging, and response assessment of Hodgkin and non-Hodgkin lymphoma: the Lugano classification[J]. J. Clin. Oncol., 2014, 32(27):3059-3068.

第九章 边缘区淋巴瘤

一、定义

边缘区淋巴瘤(marginal zone lymphoma, MZL)是一种源于滤泡边缘区的B细胞淋巴瘤,可发生于黏膜淋巴组织、淋巴结和脾脏。它是B细胞非霍奇金淋巴瘤(NHL)中的第三大常见类型,仅次于DLBCL和FL,约占所有NHL的7.8%。MZL的发生率随着年龄呈指数增长,男性患者更为普遍,但在涉及唾液腺和甲状腺的结外MZL中,女性患者更为常见。这可能与自身免疫性疾病在女性中更为普遍有关。

二、分型

常见MZL的分型见表9.1。

表9.1 常见MZL的分型

2022年ICC分型	2022年WHO分型(第5版)
SMZL	SMZL
MALT淋巴瘤(EMZL)	MALT淋巴瘤,EMZL
NMZL	NMZL
原发皮肤边缘区淋巴增殖性疾病	原发皮肤边缘区淋巴瘤
儿童结内边缘区淋巴瘤	儿童边缘区淋巴瘤

注:SMZL:脾脏边缘区淋巴瘤;MALT淋巴瘤:结外黏膜相关淋巴组织边缘区淋巴瘤;NMZL:结内边缘区淋巴瘤。

三、诊断

MZL诊断须结合临床特点、免疫表型和遗传学特点综合判断。MZL免疫组化标记可选择:CD20、CD3、CD5、CD10、Bcl-2、kappa/lambda、CD21、CD23、Cyclin D1、Bcl-6和MNDA;脾MZL还包括IgD、CD43、annexin A1和CD103。有条件的单位可以选择FCM检测:CD19、CD20、CD5、CD23、CD10和kappa/lambda。有条件可选检查:Ig基因重排、t(1;14)、t(3;14)、t(11;14)、t(14;18)、del(7q)、*MYD88*突变和*BRAF*突变等。胃MALT淋巴瘤行胃幽门螺杆菌检查,如阳性则检查t(11;18);非胃MZL行HCV检测。

四、分期及预后

胃肠MALT分期系统包括胃肠道淋巴瘤Lugano分期系统、Ann Arbor分期系统的Lugano改良版和胃肠道淋巴瘤的TNM分期(表9.2)。非胃肠MALT及NMZL推荐采用2014版Lugano分期。SMZL通常为脾单发,常通过脾切除进行诊断和分期。MZL的预后评分见表9.3。

五、治疗

MZL的分层及治疗方案见表9.4,常用Ⅲ/Ⅳ期MZL的化疗方案见表9.5。

表 9.2 MZL 的临床分期

胃肠道淋巴瘤 Lugano 分期系统		Ann Arbor 分期系统的 Lugano 改良版	TNM 分期	肿瘤浸润
Ⅰ期	局限于胃肠道			
	I_1 黏膜、黏膜下	IE	$T_1N_0M_0$	黏膜、黏膜下
	I_2 固有肌层、浆膜	IE	$T_2N_0M_0$	固有肌层
		IE	$T_3N_0M_0$	浆膜
Ⅱ期	扩展到腹部			
	$Ⅱ_1$ 区域淋巴结累及	ⅡE	$T_{1-3}N_1M_0$	胃周淋巴结
	$Ⅱ_2$ 远处淋巴结累及	ⅡE	$T_{1-3}N_2M_0$	远处区域淋巴结
ⅡE期	穿透浆膜累及邻近器官和组织	ⅡE	$T_4N_0M_0$	侵犯邻近结构
Ⅳ期	广泛结外累及或累及膈上淋巴结	Ⅳ	$T_{1-4}N_3M_0$ $T_{1-4}N_{0-3}M_1$	淋巴结侵犯横膈两侧/远处转移(骨髓或其他结外部位)

表 9.3 MZL 的预后评分

评分	亚型	参数	分值	分组(危险因素)
MZL-IPI	所有亚型	LDH>正常上限	1	低危组(0):5年PFS率:85%
		淋巴细胞计数<$1×10^9$/L	1	中危组(1~2):5年PFS率:66%
		血红蛋白<120 g/L	1	
		血小板<$100×10^9$/L	1	高危组(3~5):5年PFS率:37%
		NMZL 或播散性 MZL	1	

表9.4 MZL的分层及治疗方案

分期		MALT	NMZL	SMZL
Ⅰ/Ⅱ期	原发胃	抗HP治疗;放疗;利妥昔单抗	放疗 利妥昔单抗	抗HCV治疗 利妥昔单抗 脾切除术
	非原发胃	放疗;利妥昔单抗 手术		
Ⅲ/Ⅳ期	一线方案	BR;R-CHOP;R-CVP;利妥昔单抗+苯丁酸氮芥;利妥昔单抗+来那度胺(R^2);利妥昔单抗		
	二线/后线方案	利妥昔单抗/奥妥珠单抗+苯达莫司汀;R-CHOP R-CVP;R^2;CAR-T;自体移植;临床研究		

表9.5 常用Ⅲ/Ⅳ期MZL的化疗方案

化疗方案	剂量	用药时间	时间及周期
BR	剂量、用法和周期(详见表7.2)		
R-CHOP	剂量、用法和周期(详见表4.9)		
R-CVP	剂量、用法和周期(详见表7.2)		
利妥昔单抗+苯丁酸氮芥	利妥昔单抗375 mg/m²	d1、8、15、22(第1~8周) d1(第9、13、17、21周)	28 d为一个周期
	苯丁酸氮芥6 mg/m²	第1~8周连续服药6周,停药2周 第9~24周服药2周,停药2周	
R^2	剂量、用法和周期(详见表7.2)		
BG	剂量、用法和周期(详见表7.2)		
利妥昔单抗	剂量、用法和周期(详见表7.2)		

(张亚平 张捷 施文瑜)

参考文献

[1] Arcaini L, Bommier C, Alderuccio J P, et al. Marginal zone lymphoma international prognostic index: a unifying prognostic index for marginal zone lymphomas requiring systemic treatment[J]. eClinicalMedicine, 2024, 72:1-11.

[2] NCCN clinical practice guidelines in oncology-b-cell lymphomas (2024 version 1) [DB/OL]. http://www.nccn.org.

[3] Campo E, Jaffe E S, Cook J R, et al. The international consensus classification of mature lymphoid neoplasms: a report from the clinical advisory committee [J]. Blood, 2022, 140 (11):1229-1253.

[4] Alaggio R, Amador C, Anagnostopoulos I, et al. The 5th edition of the World Health Organization classification of haematolymphoid tumours: lymphoid neoplasms [J]. Leukemia, 2022, 36(7):1720-1748.

[5] Cheson B D, Fisher R I, Barrington S F, et al. Recommendations for initial evaluation, staging, and response assessment of Hodgkin and non-Hodgkin lymphoma: the lugano classification [J]. J. Clin. Oncol., 2014, 32(27):3059-3068.

第十章 毛细胞白血病

一、临床特点

毛细胞白血病(hairy cell leukemia,HCL)是一种少见的慢性B淋巴细胞增殖性疾病,占淋巴细胞白血病的2%左右,中位发病年龄为50~55岁,多见于老年男性,以外周血、骨髓及脾脏毛细胞浸润为特征,具有独特的组织形态学、免疫表型及分子学特征。HCL起病隐匿,呈惰性病程,约1/4的患者无症状,典型的临床表现常见脾大、全血细胞减少、乏力等,淋巴结肿大少见。大多数患者有全血细胞减少,几乎所有患者均会出现单核细胞减少,外周血及骨髓可见典型毛细胞浸润,在骨髓穿刺时容易发生"干抽"现象,伴有骨髓纤维化。*BRAF V600E*突变是HCL的特征性突变。

二、诊断

HCL确诊需要结合患者临床表现、细胞形态学、流式细胞术免疫表型、IHC抗原谱、分子生物学等检查。HCL的实验室诊断见表10.1。

表 10.1 毛细胞白血病实验室的诊断

血常规	全血细胞减少(单核细胞计数减少(<100/μL)为特征)
细胞形态学	外周血涂片、骨髓、脾脏可见典型的"毛细胞"浸润,细胞中等大小,细胞核呈卵圆形、圆形或肾形,核仁不明显或缺如,染色质疏松,细胞核边界清晰,细胞质丰富,细胞膜周边具有毛状突起
流式细胞术	高表达 CD19、CD20、CD22 和 CD200 不表达 CD5、CD10、CD23 CD11c、CD25、CD103、CD123 的免疫评分积 3/4 或 4/4
骨髓活检	常伴骨髓纤维化,骨髓活检肿瘤细胞呈特征性"煎蛋"样形态
IHC 抗原谱	Annexin A1+
细胞化学染色	抗酒石酸酸性磷酸酶(TRAP)+
分子遗传学	特征性 *BRAF V600E* 突变

三、治疗指征

无症状 HCL 患者有时可持续数年的观察和等待。当患者出现以下一种或多种症状时,应开始治疗,HCL 的治疗指征见表 10.2。

表 10.2 毛细胞白血病的治疗指征

1. 全身症状(如发热、盗汗、不明原因的体重减轻等)
2. 反复感染
3. 血细胞减少(血红蛋白<110 g/L 或血小板<100×10^9/L 或中性粒细胞绝对值<1×10^9/L)
4. 有症状的脾大或淋巴结肿大

四、疗效评价

对接受克拉屈滨治疗的HCL患者,疗效评估时间建议在治疗结束后4~6个月。HCL的疗效评价标准见表10.3。

表10.3 毛细胞白血病的疗效评价标准

CR	外周血细胞计数:血红蛋白>110 g/L(未输血),血小板>100×10^9/L,中性粒细胞绝对计数>1.5×10^9/L,无脾大,外周血涂片和骨髓检查都未发现HCL形态学证据
CR±MRD	获得CR的患者可以通过骨髓流式细胞术或IHC抗原谱评估MRD情况
PR	外周血细胞计数达到CR标准,器官肿大缩小和骨髓浸润减少≥50%
CRu或PRu	未复查骨髓,其他标准符合CR或PR
SD	治疗后未达到以上缓解标准及PD标准
PD	疾病相关症状加重,肿大器官增大或血细胞计数下降≥25%,排除治疗后骨髓抑制引起的血细胞计数下降
Relapse	血液学复发是指再次出现低于上述CR和PR标准的血细胞减少。形态学复发是指在血液学未复发的情况下,外周血和/或骨髓中再次出现毛细胞

注:CR±MRD:完全缓解伴或不伴微小残留病灶。

五、治疗

HCL的治疗流程如图10.1所示。

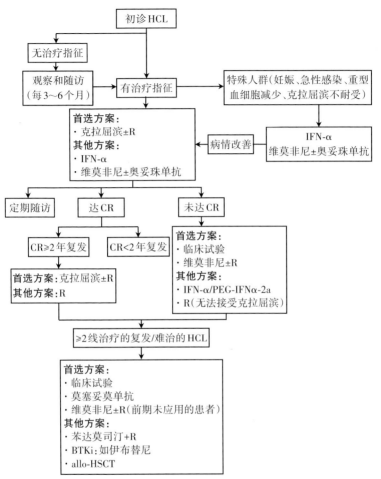

图10.1 毛细胞白血病的治疗流程

R：rituximab 利妥昔单抗；IFN-α：干扰素-α；PEG-IFNα-2a：聚乙二醇干扰素α-2a；BTKi：Bruton's tyrosine kinase inhibitor 布鲁顿激酶抑制剂。

六、常用方案汇总

HCL的一线治疗方案及疗效、安全性见表10.4。

表10.4 HCL的一线治疗方案

治 疗 方 案	反应率及生存	3/4级毒性
克拉屈滨 0.14 mg/(kg·d)×5 d 皮下注射或0.1 mg/(kg·d)×7 d 持续iv,单疗程	ORR 86%~100% CR 72%~77% 5 年 PFS 39%~71% 5年OS 97%	中性粒细胞减少27.8% 发热27.8% 脓毒症16.7% 继发性恶性肿瘤18%~22%
干扰素-α 300万U皮下注射,qd,6个月后改为每周3次,持续6个月	ORR 70%~85% CR 24%~30% PR 49%~56%	流感样症状(所有级别)35% 骨髓抑制6%
克拉屈滨+利妥昔单抗 克拉屈滨:5.6 mg/m² 或0.15 mg/(kg·d)×5 d,iv 利妥昔单抗:375 mg/m²,qw,连续8周	ORR100% CR 100% 5年PFS 95% 6月 MRD 阴性97%	低CD4计数56%;淋巴细胞减少74%;白细胞减少65%;血小板减少59%;中性粒细胞减少35%;发热性中性粒细胞减少38%;贫血35%;输液反应74%;转氨酶升高38%

复发/难治HCL治疗方案及疗效、安全性见表10.5。

表10.5 复发/难治HCL治疗方案

治 疗 方 案	反应率及生存	3/4级毒性
莫塞妥莫单抗 (moxetumomab pasudotox) 40 μg/kg, iv 大于 30 min, d1、3、5 每28 d为1个疗程,共6个疗程	ORR 75% CR 30%~41% CR+MRD34% PR 34% 中位 PFS 41.5月	淋巴细胞计数减少16%,贫血10%,无症状的低磷血症10%,溶血性尿毒症5%,毛细血管渗漏综合征3%,血肌酐增加3%

续表

治 疗 方 案	反应率及生存	3/4级毒性
维莫非尼（vemurafenib）960 mg, po, bid, 共16~18周	CR 35%~42% PR 58%~61% 1年OS 91%	关节炎/关节痛7%，皮疹/红斑7%~19%，光敏性反应8%，衰弱8%，碱性磷酸酶升高8%，继发性恶性肿瘤14%
维莫非尼+利妥昔单抗 ·诱导期： 维莫非尼：剂量用法同上，持续4周 利妥昔单抗：375 mg/m², d1、15 每28 d为一疗程，连续2个疗程 间歇2周 ·巩固期： 维莫非尼：剂量用法同上，持续4周 利妥昔单抗：375 mg/m², d1, 14 d为1个疗程，连续4个疗程	CR 86.7%； MRD阴性65% 37个月PFS 78%	中性粒细胞减少13%，高胆红素血19%，胰酶水平升高29%，低磷酸盐血10%，贫血3%
伊布替尼 420 mg, po, qd	32周ORR 24% 48周ORR 36% 36周OS 85%	贫血5%，血小板减少22%，中性粒细胞减少22%，高血压11%
BR 每28 d为1个疗程，共6个疗程	R: 375 mg/m², d1、15 B: 70 mg/m², d1~2	CR 50% MRD阴性67%	淋巴细胞减少67%，血小板减少67%，白细胞减少67%，中性粒细胞减少17%，ALT升高67%
	R: 375 mg/m², d1、15 B: 90 mg/m², d1~2	CR 67% MRD阴性100%	淋巴细胞减少83%，血小板减少83%，白细胞减少50%，中性粒细胞减少33%，ALT升高50%

续表

治 疗 方 案	反应率及生存	3/4级毒性
allo-HSCT	CR 59% 5年OS 46%	100 d 2～4级急性GVHD发生率15%，2年慢性GVHD发生率47%

（高玲　朱华渊）

参考文献

[1] NCCN clinical practice guidelines in oncology-hairy cell leukemia（2024 version 1）[DB/OL].http://www.nccn.org.

[2] Troussard X, Maître E, Cornet E. Hairy cell leukemia 2022: update on diagnosis, risk-stratification, and treatment[J]. Am. J. Hematol., 2022, 97(2):226-236.

[3] Parry-Jones N, Joshi A, Forconi F, et al. Guideline for diagnosis and management of hairy cell leukaemia (HCL) and hairy cell variant (HCL-V)[J]. Br. J. Haematol., 2020, 191(5): 730-737.

[4] Grever M R, Abdel-Wahab O, Andritsos L A, et al. Consensus guidelines for the diagnosis and management of patients with classic hairy cell leukemia[J]. Blood, 2017, 129(5):553-560.

[5] Benz R, Siciliano R D, Stussi G, et al. Long-term follow-up of interferon-alpha induction and low-dose maintenance therapy in hairy cell leukemia[J]. Eur. J. Haematol., 2009, 82(3):194-200.

第十一章　外周T细胞淋巴瘤

一、临床特点

外周T细胞淋巴瘤(peripheral T-cell lymphoma,PTCL)是一组成熟T淋巴细胞的恶性克隆增殖性疾病。我国PTCL的发病率高于欧美国家,占所有非霍奇金淋巴瘤的20%~30%。PTCL包括多种亚型,常见类型有PTCL-非特指型(PTCL-NOS)、淋巴结T滤泡辅助细胞淋巴瘤,血管免疫母细胞型(nTFHL-AI),即血管免疫母细胞性T细胞淋巴瘤(AITL)、间变性大细胞淋巴瘤(ALCL)等。除了间变性淋巴瘤激酶阳性(ALK⁺)ALCL外,其他PTCL亚型患者对常规CHOP或CHOP样方案的疗效不佳,治疗反应率低,复发率高,5年总生存率低于30%。

二、诊断

PTCL推荐手术活检完整淋巴结标本病理检测,粗针活检次之,单独细针活检结果不能用于诊断。确诊需结合免疫表型和遗传学特点综合判断(表11.1)。

表11.1 PTCL的诊断

项目		Ⅰ级推荐	Ⅱ级推荐
免疫表型	IHC抗原谱	CD20、CD3、CD10、Bcl-6、Ki-67、CD5、CD30、CD2、CD4、CD8、CD7、CD56、CD21、CD23、TCRβ、TCRδ、PD-1/CD279、ALK、TP63	滤泡辅助T细胞标记(CXCL13、ICOS);细胞毒T细胞标记(TIA-1、颗粒酶B、穿孔素)
	流式细胞术	CD45、CD3、CD5、CD19、CD10、CD20、CD30、CD4、CD8、CD7、CD2、TCRαβ、TCRγδ、TRBC1、κ/λ轻链	
基因检测		EBER-ISH	*TCR*基因重排;ALK阴性ALCL行*DUSP22*基因重排;免疫组化*TP63*阳性行*TP63*基因重排;滤泡辅助T细胞淋巴瘤行*IDH2*、*TET2*、*DNMT3A*、*RHOA*基因突变检测
病毒检测			HTLV-1/2,EBV

三、分型

PTCL常见分型见表11.2。

四、治疗前评估

PTCL的治疗前评估见表11.3。

表 11.2　PTCL 常见分型

2022年WHO-5th	2016年WHO-4R	2022年ICC
外周T细胞淋巴瘤,非特指型(PTCL,NOS)	√	√
淋巴结T滤泡辅助细胞淋巴瘤,血管免疫母细胞型(nTFHL-AI)	血管免疫母细胞性T细胞淋巴瘤(AITL)	滤泡辅助T细胞淋巴瘤,血管免疫母细胞型
ALK阳性间变大细胞淋巴瘤(ALK⁺ALCL)	√	√
ALK阴性间变大细胞淋巴瘤(ALK⁻ALCL)	√	√
肠病相关T细胞淋巴瘤(EATL)	√	√
单形性嗜上皮性肠道T细胞淋巴瘤(MEITL)	√	√
淋巴结T滤泡辅助细胞淋巴瘤,NOS型(nTFHL-NOS)	淋巴结外周T细胞淋巴瘤,滤泡辅助T细胞型	滤泡辅助T细胞淋巴瘤,NOS型
淋巴结T滤泡辅助细胞淋巴瘤,滤泡型(nTFHL-F)	滤泡T细胞淋巴瘤	滤泡辅助T细胞淋巴瘤,滤泡型

表 11.3　PTCL 的治疗前评估

	基本项目	可选项目
病史、体格检查	详细病史;体检:全身皮肤检查、全身淋巴结区域,包括韦氏环等、肝脾、鼻咽部;体能状态评分	
实验室检查	血常规、全套生化检查、LDH、β_2-MG	
影像学检查	PET-CT和/或(颈)胸腹盆增强CT、心脏彩超、胃肠道受累行胃肠镜检查	头颅MRI
骨髓检查	骨髓检查+活检	
病毒检测	HBV、HCV、HIV	

五、分期及预后

PTCL预后评分模型见表11.4至表11.6。

表11.4 PTCL预后评分模型一(PIT)

危险因素	分值	危险分层	5年OS率
年龄>60岁	1	Group 1:0个危险因素	62.3%
血清LDH>正常值	1	Group 2:1个危险因素	52.9%
体能状态评分≥2分	1	Group 3:2个危险因素	32.9%
骨髓受累	1	Group 4:3/4个危险因素	18.3%

表11.5 PTCL预后评分模型二(mPIT)

危险因素	分值	危险分层	5年OS率
年龄>60岁	1	Group 1:0/1个危险因素	65%
血清LDH>正常值	1	Group 2:2个危险因素	30%
体能状态评分≥2分	1	Group 3:3/4个危险因素	10%
Ki-67≥80%	1		

表11.6 PTCL预后评分模型三(国际T细胞淋巴瘤项目)

危险因素	分值	危险分层	5年OS率
分期Ⅲ~Ⅳ期	1	低危:0个危险因素	69%
体能状态评分≥2分	1	中危:1/2个危险因素	31%
血清白蛋白<35 g/L	1	高危:3/4个危险因素	8%
中性粒细胞>6.5×10^9/L	1		

六、治疗

PTCL的分层治疗方案见表11.7。

表 11.7 PTCL 的分层治疗方案

分层	分期	Ⅰ级推荐	Ⅱ级推荐
初治患者 ALK 阳性 ALCL	Ⅰ～Ⅱ	BV-CHP/CHOP/CHOEP/DA-EPOCH； 上述方案治疗 6 个疗程±放疗或 3～4 个疗程+放疗	
	Ⅲ～Ⅳ	BV-CHP/CHOP/CHOEP/DA-EPOCH； 上述方案治疗 6 个疗程	高危 ALK$^+$ALCL 患者行 AST 巩固治疗
初治患者 PTCL,NOS ALK 阴性 ALCL； AITL(nTFHL-AI)； EATL；MEITL； nTFHL-F； nTFHL-NOS	Ⅰ～Ⅳ	临床试验 BV-CHP(CD30$^+$)/CHOEP/CHOP/DA-EPOCH/CHOP 序贯 IVE（EATL 中应用）/Hyper-CVAD 6 个疗程±放疗	AST 巩固
复发难治患者		临床试验 西达苯胺；维布妥昔单抗；度维利塞；普拉曲沙 苯达莫司汀；吉西他滨；克唑替尼；阿来替尼；来那度胺；戈利昔替尼；芦可替尼； DHAP；ESHAP；GDP；GemOx；ICE	符合移植条件：allo-HSCT；AST 不符合移植条件者可以姑息治疗、支持治疗

PTCL 诊疗流程图如图 11.1 所示。
PTCL 的常用方案见表 11.8。

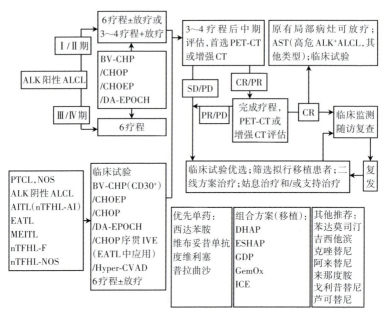

图11.1 PTCL诊疗流程图

表11.8 PTCL的常用方案

维布妥昔单抗+CHP	21 d一疗程（ECHELON-2研究）	
维布妥昔单抗	1.8 mg/kg, iv.gtt	d1
环磷酰胺	750 mg/m², iv.gtt	d1
多柔比星	50 mg/m², iv.gtt	d1
泼尼松	100 mg, po, qd	d1～5
CHO(E)P 21 d一疗程		
环磷酰胺	750 mg/m², iv.gtt	d1
多柔比星	50 mg/m², iv.gtt	d1
长春新碱	1.4 mg/m², iv.gtt（最大剂量2 mg）	d1
（依托泊苷）	100 mg/m², iv.gtt, qd	d1～3
泼尼松	100 mg, po, qd	d1～5

续表

DA-EPOCH 21 d一疗程		
依托泊苷	50 mg/m², iv.gtt, qd	d1~4
多柔比星	10 mg/m², iv.gtt, qd	（避光96 h持续静滴）
长春新碱	0.4 mg/m², iv.gtt, qd	
环磷酰胺	750 mg/m², iv.gtt, qd	d5
泼尼松	60 mg/m², po, bid	d1~5
苯达莫司汀 21 d一疗程		
苯达莫司汀	120 mg/m², iv.gtt, qd	d1~2
GDP 21 d一疗程		
吉西他滨	1 g/m², iv.gtt, qd	d1, 8
顺铂	75 mg/m², iv.gtt, qd	d1
地塞米松	40 mg, iv.gtt, qd	d1~4
GemDOx 21 d一疗程		
吉西他滨	1 g/m², iv.gtt, qd	d1, 5
奥沙利铂	75 mg/m², iv.gtt	d1
地塞米松	40 mg, iv.gtt, qd	d1~4
CPCT		
西达苯胺	30 mg, po, biw	
泼尼松	20 mg, po, qd, 早餐后	
环磷酰胺	50 mg, po, qd, 午餐后	
沙利度胺	100 mg, po, qd, 睡前	阿司匹林抗凝治疗
度维利塞 28 d一疗程		
度维利塞	75 mg, po, bid（2疗程后减量为25 mg）	
普拉曲沙 7周一疗程		
普拉曲沙	30 mg/m², iv.gtt, qw×6	
克唑替尼	250 mg, po, bid	
阿来替尼	300 mg, po, bid	
来那度胺 28 d一疗程		
来那度胺	25 mg, po, qd	d1~21
戈利昔替尼	150 mg, po, qd	
芦可替尼	20 mg, po, bid	

（张亚平　施文瑜）

参考文献

[1] Alaggio R, Amador C, Anagnostopoulos I, et al. The 5th edition of the World Health Organization classification of haematolymphoid tumours: lymphoid neoplasms[J]. Leukemia, 2022, 36(7):1720-1748.

[2] NCCN clinical practice guidelines in oncology-T-cell lymphomas (2024 Version 2) [DB/OL]. http://www.nccn.org.

[3] Horwitz S, O'Connor O A, Pro B, et al. Brentuximab vedotin with chemotherapy for CD30-positive peripheral T-cell lymphoma (ECHELON-2): a global, double-blind, randomised, phase 3 trial[J]. Lancet, 2019, 393(10168):229-240.

[4] Shen Q D, Wang L, Zhu H Y, et al. Gemcitabine, oxaliplatin and dexamethasone (GemDOx) as salvage therapy for relapsed or refractory diffuse large B-cell lymphoma and peripheral T-cell lymphoma[J]. J. Cancer., 2021, 12(1):163-169.

[5] Liang J H, Wang L, Wang X D, et al. Chidamide plus prednisone, cyclophosphamide, and thalidomide for relapsed or refractory peripheral T-cell lymphoma: a multicenter phase Ⅱ trial [J]. Chin. Med. J. (Engl.), 2023, 137(13):1576-1582.

第十二章　NK/T 细胞淋巴瘤

一、临床特点

自然杀伤/T 细胞淋巴瘤(NK/T cell lymphoma, NKTCL)是一种与 EB 病毒(EBV)感染密切相关的非霍奇金淋巴瘤,发病呈一定的区域性及种族易感性,亚洲和南美洲常见,尤其是我国、日本、朝鲜,西方少见。该病中位发病年龄 40~50 岁,男性好发,以结外侵犯为特征,侵袭性强,患者的临床预后通常较差。

二、诊断

NKTCL 的诊断依赖于组织病理学检查和影像学检查,如 IHC 抗原谱、流式细胞术、T 细胞受体(TCR)重排。EBV 原位杂交(EBV-EBER)阳性是确认 NKTCL 诊断的必要条件。NKTCL 的诊断见表 12.1。

三、分期及预后

有研究基于全球多个中心 ENKTCL 患者数据建立了全球首个独立的分期系统,命名为中国南方肿瘤临床研究协会(CSWOG)和亚洲淋巴瘤协作组(ALSG)分期系统,简称 CA 分期。NKTCL 的分期见表 12.2。

表 12.1　NK/T 细胞淋巴瘤的诊断

临床表现及分型	临床上分为鼻型、非鼻型和侵袭性白血病/淋巴瘤亚型 ·鼻型：主要表现为鼻或面中线进行性的破坏性病变，包括鼻腔、韦氏环、腭部和扁桃体；最常见症状包括鼻塞、鼻分泌物增多和鼻出血，疾病进展侵及邻近组织，可致鼻中隔穿孔、硬腭穿孔、咽痛、眼球活动障碍、听力下降等，可伴有其他结外侵犯表现 ·非鼻型：主要累及皮肤、胃肠道、睾丸和唾液腺等部位，可表现为皮肤包块、溃疡、肠穿孔等 ·侵袭性白血病/淋巴瘤：累及骨髓和多器官
血常规	并发噬血细胞综合征的发生率为 7.1%～11.4%，可表现为全血细胞减少
组织病理学和 IHC 抗原谱	以血管为中心浸润和血管破坏的生长模式常见，伴有血管壁纤维素性改变和地形性坏死；瘤细胞多数为中等大细胞或混合性大、小细胞，胞核长而不规则，折叠状，核分裂象易见，染色质呈颗粒状，核仁不明显或有小核仁，胞质量中等，淡染至透亮，易见嗜天青颗粒；以小细胞和混合细胞为主的病例可伴显著的反应性炎性细胞（如小淋巴细胞、浆细胞、组织细胞和嗜酸性粒细胞），与炎症性病变相似；肿瘤细胞 EBV-EBER+、TIA-1+、Granzyme B+
流式细胞术免疫表型	NK 细胞来源：$CD2^+$、$CD3^-$、$CD4^-$、$CD5^-$、$CD7^{-/+}$、$CD8^{-/+}$、$CD43^+$、$CD45RO^+$、$CD56^+$、$TCR\alpha\beta^-$、$TCR\gamma\delta^-$ T 系来源：$CD2^+$、$CD3^+$、CD4/5/7/8 各异，$TCR\alpha\beta^+$ 或 $TCR\gamma\delta^+$
细胞遗传学及分子生物学	最常见的细胞遗传学为 6 号染色体长臂（6q）缺失，分子遗传学重现性体细胞突变包括 RNA 解螺旋基因（*DDX3X* 等）、抑癌基因（*TP53*、*MGA* 等）、JAK-STAT 通路基因、表观遗传修饰基因和 Ras 通路基因；TCR 基因重排见于 1/3 的患者
EBV	血浆 EBV DNA 拷贝数与患者肿瘤负荷相关，治疗前，血浆 EBV DNA 作为 PINK-E 预后模型中的一项评分参数，对预后评估有重要意义。治疗后血浆 EBV DNA 拷贝数阳性与患者早期复发和不良预后相关，治疗中期或治疗结束后血浆 EBV DNA 仍未转阴预示着较差的长期预后，提示需要额外的治疗来改善预后
影像学检查	鼻咽部增强 MRI，全身增强 CT 或 PET-CT（推荐应用，扫描时应包括四肢，有助于发现结外及鼻咽累及，利于分期及疗效评估）

表 12.2 NK/T 细胞淋巴瘤的分期

分期	描 述
Ⅰ期	病灶侵犯鼻腔或鼻咽,不伴肿瘤局部侵犯(皮肤、骨、鼻旁窦)
Ⅱ期	非鼻型病变或病灶侵犯鼻腔或鼻咽,伴有局部侵犯(皮肤、骨、鼻旁窦)
Ⅲ期	病灶伴有区域淋巴结侵犯
Ⅳ期	非区域淋巴结侵犯或横膈上下淋巴结侵犯或广泛播散性病灶

NKTCL 预后模型从门冬酰胺酶治疗之前时代的 IPI、KPI 及列线图,到门冬酰胺酶治疗时代的 PINK/PINK-E 及 NRI,逐渐趋于完善。目前 NCCN 指南推荐 PINK/PINK-E 用于预测 NKTCL 患者的预后。NKTCL 的预后模型见表 12.3 至表 12.6。

表 12.3 NKTCL 的 NRI 预后模型

	危险因素	风险指数	风险分组	5 年 OS
NRI	年龄>60 岁	1	低危:0 分	85.4%
	Ⅱ期	1	中低危:1 分	78.7%
	Ⅲ~Ⅳ期	2	中高危:2 分	68.4%
	ECOG 评分≥2 分	1	高危:3 分	52.5%
	LDH 增高	1	极高危:≥4 分	33.2%
	肿瘤广泛侵犯(PTI)	1		

表 12.4 NKTCL 的早期调整 NRI 预后模型

	危险因素	风险指数	风险分组
早期调整 NRI	年龄>60 岁	1	低危:0 分
	Ⅱ期	1	中低危:1 分
	ECOG 评分≥2 分	1	中高危:2 分
	LDH 增高	1	高危:≥3 分
	PTI	1	

表12.5 NKTCL的PINK预后模型

	危险因素	风险指数	风险分组	3年OS
PINK	年龄>60岁	1	低危:0分	81%
	Ⅲ~Ⅳ期	1	中危:1分	62%
	远处淋巴结受侵	1	高危:≥2分	25%
	非鼻型	1		

表12.6 PINK-E预后模型

	危险因素	风险指数	风险分组	3年OS
PINK-E	年龄>60岁	1	低危:0~1分	81%
	Ⅲ~Ⅳ期	1	中危:2分	55%
	远处淋巴结受侵	1	高危:≥3分	28%
	非鼻型	1		
	血浆EBV-DNA阳性	1		

四、治疗

NKTCL的治疗流程图如图12.1所示。

五、常用方案汇总

NKTCL的常用方案汇总见表12.7和表12.8。

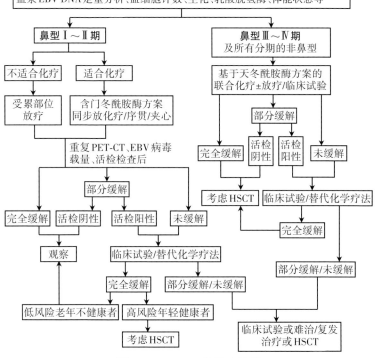

图 12.1 NKTCL 的治疗流程

根据目前指南以及相关研究,在获得高质量的缓解后可以从自体造血干细胞移植中获益,而异基因造血干细胞因其治疗风险,可在有条件或自体移植后复发的患者中尝试使用。

表 12.7 NK/T 细胞淋巴瘤的一线治疗方案

治 疗 方 案	疾病分期	疗 效	注意事项
同步 RT1+2/3DeVIC 受累野照射,根治剂量 50 Gy DeVIC 地塞米松(D):40 mg,d1～3 依托泊苷(E):67 mg/m²,d1～3 异环磷酰胺(I):1 g/m²,d1～3 卡铂:200 mg/m²,d1	Ⅰ/Ⅱ期	CR:70% 5年 OS:70% 5年 PFS:63%	3/4级中性粒细胞减少93% 放疗相关黏膜炎30% 二次恶性肿瘤6%
同步 RT+顺铂序贯 3VIDL 受累野照射,剂量同上+顺铂 30 mg/m²/周 VIDL E:100 mg/m²,d1～3 I:1200 mg/m²,d1～3 D:40 mg,d1～3 左旋门冬酰胺酶(L):4000 IU/m², d8、d10、d12、d14、d16、d18、d20	Ⅰ/Ⅱ期	CR:87% 5年 OS:73% 5年 PFS:60%	黏膜炎16.6% 3/4级白细胞减少80%
改良 SMILE 序贯 RT 甲氨蝶呤(M):2 g/m²,连续输注 6 h,d1 亚叶酸钙:15 mg×4次,d2～4 I:1500 mg/m²,d2～4 美司钠:300 mg/m²×3次,d2～4 D:40 mg/d,d2～4 E:100 mg/m²,d2～4 L: 6000 U/m², d8、d10、d12、d14、d16、d18、d20 每28 d重复 第6 d开始给予粒细胞集落刺激因子直至白细胞>5×10⁹/L	Ⅲ/Ⅳ期	ORR:90% CR:69%	3/4级中性粒细胞减少(60.5%,未使用 G-CSF 支持),不推荐用于低淋巴计数患者

续表

治疗方案	疾病分期	疗效	注意事项
LVP+夹心式放疗 L:6000 U/m², d1~5 长春新碱(V):1.4 mg/m², d1 泼尼松龙(P):100 mg, d1~5	Ⅰ/Ⅱ期	CR:80.8% 5年OS:64% 5年PFS:64%	3级中性粒细胞减少2.7% 放疗相关黏膜炎23.1%
P-GemOx序贯RT 培门冬酶(P):2000~2500 IU/m², d1(建议最大单次剂量不超过3750 IU) 吉西他滨(G):1 g/m², d1、d8 奥沙利铂:130 mg/m², d1 每21 d重复	Ⅰ/Ⅱ期	ORR:94% CR:64%~80%	中性粒细胞减少24.8% 血小板减少15.3% 转氨酶升高65.8% 高胆红素血症33.7% 低纤维蛋白原血症58.4%
DDGP D:15 mg/m², d1~5 顺铂:20 mg/m², d1~4 G:800 mg/m², d1、d8 P:2500 IU/m², d1 每21 d重复	Ⅰ/Ⅱ期	ORR:95% CR:71%	骨髓抑制、胃肠道事件以及肝脏和凝血功能障碍
AspaMetDex L:6000 U/m², d2、d4、d6、d8 M:3 g/m², d1 D:40 mg/d, d1~4 每21 d重复 如果年龄>70岁,M减量至2 g/m², D减量至20 mg	Ⅲ/Ⅳ期	ORR:78% CR:61%	中性粒细胞减少46.2% 3/4级血小板减少30.8% 肝毒性常见,转氨酶和胆红素升高

表12.8 NKTCL的后线治疗方案

免疫治疗	药物	疗效	不良反应
PD-1抑制剂	信迪利单抗	ORR:75% CR:21.4% DCR:85.7%	淋巴细胞计数减少42.9%，25%患者发生SAE，无致死性AE
	帕博利珠单抗	CR:n=5 PR:n=2 ORR:100%	1例异基因HSCT后的患者出现2级急性皮肤移植物抗宿主病
	信迪利单抗联合P-Gemox	ORR:100% CR:87.5%	中性粒细胞减少症3.4%，多见于诱导治疗前两个周期内
	替雷利珠单抗	ORR:31.8% CR:18.2%	发热32.5%、贫血18.2%、关节痛18.2%，可见全血细胞减少
	纳武利尤单抗	CR:n=2 SD:n=1	不建议增加或减少剂量，低剂量可以最大限度地减少毒性
PD-L1抑制剂	阿维单抗	ORR:38% CR:42%	中性粒细胞减少10%、血小板减少5%、疲劳5%、输液相关反应5%和咽痛5%
	舒格利单抗	ORR:46.2% CR:30.4%	常见白细胞减少、血小板减少、中性粒细胞减少和贫血，耐受性优于化疗
抗CD38单克隆抗体	达雷妥尤单抗	ORR:25% CR:0% 4个月PFS:13% 6个月OS:42.9%	疗效有限
抗CD30单克隆抗体	维布妥昔单抗	ORR:29%	发热39%、中性粒细胞减少30%、疲劳24%和周围感觉神经病变27%

续表

免疫治疗	药物	疗效	不良反应
自体EBV特异性T细胞	Baltaleucel-T	ORR:50% CR:30%	可产生持续的治疗反应,但未来仍需要优化CTL的扩增
组蛋白去乙酰化酶抑制剂(HDACi)	西达本胺单药	CR:33% 所有获得CR的患者均维持6个月无病生存	抑制组蛋白去乙酰化可能会触发EBV的再激活,应慎重考虑EBV再激活的风险
	西达本胺联合信迪利单抗	CR:59.5% PR:48.6% 1.5年PFS:52.5% 1.5年OS:76.2%	

(朱华渊)

参考文献

[1] Wang H, Fu BB, Gale RP, et al. NK-/T-cell lymphomas[J]. Leukemia, 2021, 35(9):2460-2468.

[2] Xiong J, Cui BW, Wang N, et al. Genomic and transcriptomic characterization of natural killer T cell lymphoma[J]. Cancer Cell, 2020, 37(3): 403-419.

[3] Tian X P, Cao Y, Cai J, et al. Novel target and treatment agents for natural killer/T-cell lymphoma[J]. J. Hematol. Oncol., 2023, 16(1):78.

[4] He L, Chen N, Dai L, et al. Advances and challenges of immunotherapies in NK/T cell lymphomas[J]. iScience, 2023, 26(11):108-192.

[5] Zhang Y, Ma S, Cai J, et al. Sequential P-GEMOX and radiotherapy for early-stage extranodal natural killer/T-cell lymphoma: a multicenter study[J]. Am. J. Hematol., 2021, 96(11):1481-1490.

[6] Kwong Y L, Kim S J, Tse E, et al. Sequential chemotherapy/radiotherapy was comparable with concurrent chemoradiotherapy for stage Ⅰ/Ⅱ NK/T-cell lymphoma[J]. Ann. Oncol., 2018, 29(1):256-263.

[7] Huang H, Gao Y, Wang X, et al. Sintilimab plus chidamide for re-

lapsed/refractory (R/R) extranodal NK/T cell lymphoma (ENKTL): a prospective, multicenter, single-arm, phase Ⅰb/Ⅱ trial (SCENT)[J]. Hematol. Oncol., 2021, 39:S2.

[8] Tao R, Fan L, Song Y, et al.Sintilimab for relapsed/refractory extranodal NK/T cell lymphoma: a multicenter, single-arm, phase 2 trial (ORIENT-4)[J]. Signal Transduction and Targeted Therapy, 2021, 6(1):365.

第十三章 大颗粒淋巴细胞白血病

一、临床特点

大颗粒淋巴细胞白血病(large granular lymphocytic leukemia,LGLL)是一类罕见的慢性淋巴细胞增殖性疾病,起源于成熟的T细胞或NK细胞,在欧美国家,LGLL占慢性淋巴细胞增殖性疾病的2%~5%,而在亚洲国家略高,占5%~6%。2022年WHO分类将其分为三类,见表13.1。T-LGLL和NK-LGLL分别占LGLL的85%和10%~15%,中位发病年龄60~65岁,无明显性别差异,临床呈惰性病程,进展缓慢。侵袭性NK细胞白血病较少见,通常在亚洲人群中出现,可能与EB病毒感染相关。该亚型急性起病,进展迅速,表现为明显的B症状、肝脾大、肝肾功能不全、进行性血红蛋白和血小板减少、凝血功能障碍等,可伴发噬血细胞综合征,预后极差。

表13.1 LGLL分类的演变(WHO造血与淋巴组织肿瘤分类)

分 类	2008年WHO	2016年WHO	2022年WHO
T细胞来源	T-LGLL	T-LGLL	T-LGLL
NK细胞来源	NK-CLPD	NK-CLPD	NK-LGLL
	ANKL	ANKL	ANKL

注:T-LGLL:T-cell large granular lymphocytic leukemia,T细胞大颗粒淋巴细胞白血病;NK-CLPD:chronic lymphoproliferative disorder of NK cells,慢性NK细胞淋巴增殖性疾病;NK-LGLL:NK-large granular lymphocytic leukemia NK,大颗粒淋巴细胞白血病;ANKL:aggressive NK cell leukemia,侵袭性NK,细胞白血病。

二、诊断

LGLL的诊断基于细胞形态学、免疫表型及克隆性证据(包括TCR重排或KIRs限制性表达),同时结合相应的临床表现并排除反应性LGL增多。*STAT3*、*STAT5B*突变有助于诊断。LGLL的诊断见表13.2。

表13.2 LGLL的诊断

临床表现	反复感染、贫血,可伴有自身免疫性疾病和其他血液系统肿瘤或实体瘤,可有肝脾大,淋巴结肿大少见,约1/3的患者无症状
血常规	淋巴细胞轻中度增多,中性粒细胞和血红蛋白减少,血小板减少较少见
细胞学	外周血中大颗粒淋巴细胞计数$>2\times10^9$/L,持续6个月以上,外周血涂片、骨髓涂片中可见大颗粒淋巴细胞,通常为中等或大细胞,胞质丰富包含典型的嗜天青颗粒,细胞核圆或肾形
流式细胞术免疫表型	T-LGLL典型的免疫表型为$CD3^+CD8^+CD57^+CD16^+CD4^-CD56^{+/-}$,非典型可表现为$CD4^+CD57^+CD8^-$或$CD4^+CD8^{+/dim}$ NK-LGLL典型的免疫表型为$CD3^-CD8^+CD16^+CD56^+$ 大多数病例TIA、Granzyme B、Granzyme M阳性
克隆性	TCR重排阳性或KIRs限制性表达
分子生物学	*STAT3*、*STAT5B*突变
其他	合并自身免疫性疾病:类风湿性关节炎、系统性红斑狼疮、Felty综合征、Sjögren综合征、纯红细胞再生障碍性贫血、自身免疫性溶血性贫血、免疫性血小板减少症等 合并其他血液系统疾病/骨髓衰竭性疾病:再生障碍性贫血、骨髓增生异常综合征、B细胞肿瘤等
备注	在自身免疫性疾病或骨髓衰竭性疾病中合并$LGL<0.5\times10^9$/L及多克隆LGL增多的患者中,建议每6个月复查流式细胞术及TCR/KIRs克隆性重排检测

三、治疗

LGLL 的治疗流程如图 13.1 所示。

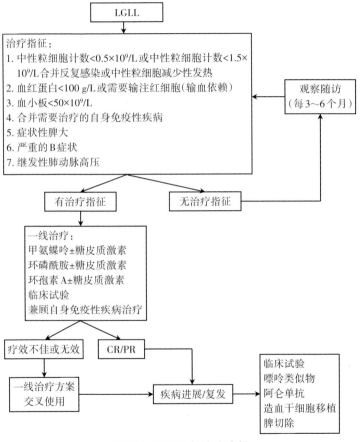

图 13.1 LGLL 的治疗流程

四、常用方案汇总

LGLL的一线治疗方案见表13.3。

表13.3 LGLL的一线治疗汇总

治疗方案	疗效	注意事项及毒性
甲氨蝶呤±糖皮质激素 MTX:10 mg/m², qw 泼尼松:1 mg/kg×30 d后逐渐减量	ORR:38%~65% CR%:5%~50%	对于中性粒细胞减少的患者和合并自身免疫性疾病如类风湿性关节炎的患者推荐
环磷酰胺±糖皮质激素 CTX:50~100 mg, qd 泼尼松:剂量同上	ORR:47%~72% CR%:29%~47%	对于血红蛋白减少的患者推荐使用 如果4个月无治疗反应需停用;4个月可达到PR的患者用药时长需控制在≤12个月
环孢素A±糖皮质激素 CsA:3 mg/kg, qd 泼尼松:剂量同上	ORR:45%~92% CR%:~9%	对于血红蛋白减少的患者推荐使用,特别是合并纯红细胞再生障碍性贫血的患者

对一线治疗无治疗反应或复发患者,可以更换既往未使用的一线方案,如对所有一线方案无效,则可考虑后线治疗方案,后线治疗方案见表13.4。

五、疗效评估

LGLL的疗效评估见表13.5。

表 13.4　LGLL 的后线治疗方案

治疗方案	疗　　效	注意事项及毒性
嘌呤类似物	氟达拉滨（F）25 mg/m² qd×3 d　4 w×6次	4 例患者均呈现血液学反应（中性粒细胞计数改善或无须输血）	关注中性粒细胞减少不良事件
	FND 方案 氟达拉滨（F） 用法剂量同上 米托蒽醌（N） 10 mg/m² qd×1 d 地塞米松（D） 20 mg/d qd×5 d 4 w×6次	9 例 T-LGLL 患者中 CR 率 56%，6 例患者获得分子学缓解	关注中性粒细胞减少性发热、感染 部分合并纯红细胞再生障碍性贫血的患者仍需口服环孢素 A 维持血红蛋白水平
	克拉屈滨、苯达莫斯汀	个例报道有效	
阿仑单抗 10 mg qd×10 d （国内未上市，建议尝试临床试验）		25 例 ORR 56% 9 例 CR 5 例 PR	输注反应较常见 淋巴细胞减少 88% 中性粒细胞减少 32% 中性粒细胞减少伴感染 20% 需进行巨细胞病毒、疱疹病毒及肺孢子病预防
造血干细胞移植		5 例 allo-HSCT 中 2 例 CR 10 例 allo-HSCT 中 5 例 CR	较少应用
脾切除		15 例行脾切除的患者均呈现出血液学反应（无须输血）	仍持续存在大颗粒淋巴细胞克隆 中性粒细胞减少未改善
临床试验		如 CD122 单抗、细胞因子抑制剂、法尼基化抑制剂、JAK 抑制剂等	

第十三章　大颗粒淋巴细胞白血病

表13.5 LGLL的疗效评估

评估时间	疗效评估应在启动治疗后4个月进行
完全血液学缓解	外周血细胞计数正常,中性粒细胞计数>1.5×10^9/L,血红蛋白>120 g/L,血小板>150×10^9/L,淋巴细胞计数<4×10^9/L,且LGL细胞计数在正常范围内(<0.3×10^9/L)
完全分子学缓解	T-LGLL中,PCR未检测出T细胞克隆性重排同时达到完全血液学缓解
部分血液学缓解	外周血细胞计数改善但未达到完全血液学缓解,或输血频率减少,具体如以下情况:① 中性粒细胞计数>0.5×10^9/L且较基线增加50%;② 中性粒细胞计数较基线增加50%;③ 血红蛋白增加>10 g/L且持续至少4个月;④ 每月输血量减少>50%且持续至少4个月
治疗失败	治疗4个月后未达到上述完全缓解或部分缓解标准
疾病进展	既往达到完全缓解/部分缓解后出现外周血细胞计数恶化或有脏器再次肿大

(朱华渊)

参考文献

[1] Alaggio R, Amador C, Anagnostopoulos I, et al. The 5th edition of the World Health Organization classification of haematolymphoid tumours: lymphoid neoplasms[J]. Leukemia, 2022, 36(7):1720-1748.

[2] Magnano L, Rivero A, Matutes E. Large granular lymphocytic leukemia: current state of diagnosis, pathogenesis and treatment[J]. Curr. Oncol. Rep., 2022, 24(5):633-644.

[3] Moignet A, Lamy T. Latest advances in the diagnosis and treatment of large granular lymphocytic leukemia [J]. Am Soc Clin Oncol Educ Book., 2018, 38:616-625.

[4] Lamy T, Moignet A, Loughran T P Jr. LGL leukemia: from pathogenesis to treatment[J]. Blood, 2017, 129(9):1082-1094.

[5] Cheon H, Dziewulska K H, Moosic K B, et al. Advances in the diagnosis and treatment of large granular lymphocytic leukemia[J]. Curr. Hematol. Malig. Rep., 2020, 15(2):103-112.

[6] Semenzato G, Teramo A, Calabretto G, et al. All that glitters is not LGL leukemia[J]. Leukemia, 2022, 36(11):2551-2557.

[7] Loughran T P Jr, Kidd P G, Starkebaum G. Treatment of large granular lymphocyte leukemia with oral low-dose methotrexate[J]. Blood, 1994, 84(7):2164-2170.

[8] Bareau B, Rey J, Hamidou M, et al. Analysis of a French cohort of patients with large granular lymphocyte leukemia: a report on 229 cases [J]. Haematologica, 2010, 95(9):1534-1541.

[9] Liu H, Guo J, Cao L, et al. Asimplified prognostic score for T-cell large granular lymphocyte leukaemia[J]. Ann. Med., 2023;55(2):2258899.

[10] Ai K, Li M, Wu P, et al. Concurrence of Myelodysplastic syndromes and large granular lymphocyte leukemia: clinicopathological features, mutational profile and gene ontology analysis in a single center[J]. Am. J. Cancer Res., 2021, 11(4):1616-1631.

第十四章　T幼稚淋巴细胞白血病

一、临床特点

T幼稚淋巴细胞白血病（T-cell prolymphocytic leukemia，T-PLL）占成人慢性白血病的2%，在临床上较为少见。T-PLL的临床特征包括B症状、肝脾大、淋巴细胞显著升高（常>100×10^9/L）。淋巴结和结外病变也很常见。

二、推荐检查

在T-PLL诊断、治疗开始前以及疗效评估时间点，需要进行全面评估检查，推荐的评估检查见表14.1。

表14.1　T-PLL诊治中推荐检查的项目

诊断时检测的项目	推荐程度	启动治疗前和治疗后评估项目	推荐程度
病史、体格检查	必须	CIRS，体格检查，体能状态	必须
血常规	必须	血常规	必须
骨髓穿刺及活检	临床有指征时	骨髓穿刺及活检	必须
可疑受累部位的活检或穿刺	临床有指征时	生化	必须
外周血淋巴细胞免疫分型	必须	HBV、HCV、HIV、HSV	必须

续表

诊断时检测的项目	推荐程度	启动治疗前和治疗后评估项目	推荐程度
T细胞受体重排	必须	乳酸脱氢酶	必须
骨髓染色体核型分析	建议	β_2-MG	建议
荧光原位杂交（FISH）	建议	增强CT扫描	必须
HTLV检测	建议流行国家的患者		

注：CIRS：疾病累积风险评分；HBV：乙肝病毒；HCV：丙肝病毒；HSV：单纯疱疹病毒；HTLV：人类T淋巴细胞白血病病毒。

三、诊断

T-PLL的诊断需要结合形态学、免疫表型以及遗传学特征，见表14.2，T-PLL的主要鉴别诊断和相应免疫表型特征见表14.3。

表14.2 T-PLL的诊断标准

主 要 标 准	次 要 标 准
外周血或者骨髓中T-PLL表型的细胞$>5\times10^9$/L	存在11q22.3或者ATM基因异常
T细胞克隆性证据(TCR重排阳性、TCRVβ或TRBC1呈现限制性表达)	存在idic(8)(p11)、t(8;8)或8q三体异常
存在14q32或者Xq28异常；或者表达TCL1A/B或者MTCP1	存在5、12、13、22染色体异常之一或存在复杂核型
	存在T-PLL特异部位累及(如脾大、浆膜腔积液)

注：满足3项主要标准或满足前2项主要标准+1项任意次要标准可以诊断T-PLL。

表14.3 T-PLL的主要鉴别诊断及相应免疫表型特点

鉴 别 诊 断	免疫表型特征
T-PLL	cyTCL1$^+$（>90%）、CD3$^+$（>80%）、CD4$^+$ CD8$^-$（60%）、CD5$^+$（100%） CD7$^+$（>90%）、CD8$^+$ CD4$^-$（15%）、CD4$^+$ CD8$^+$（25%）
急性T淋巴细胞白血病	TdT$^+$、CD1a$^+$
白血病期外周T细胞淋巴瘤	cyTCL1$^-$
T细胞大颗粒淋巴细胞白血病	CD8$^+$、CD57$^+$、CD16$^+$、GraB$^+$、TIA1$^+$
Sézary综合征	CD4$^+$、CD7$^-$
成人T细胞淋巴瘤/白血病	CD4$^+$、CD25$^+$、HTLV-1$^+$

四、治疗指征

对存在治疗指征的T-PLL患者进行治疗，T-PLL的治疗指征见表14.4。

表14.4 T-PLL的治疗指征

	T-PLL的治疗指征
存在疾病相关全身症状	严重疲乏：ECOG PS≥2 6个月内体重减轻>10%（无刻意减重） 严重盗汗（排除感染） 体温大于>38℃（排除感染）
骨髓衰竭表现	贫血（<100 g/L） 血小板减少（<100×10^9/L）
快速或症状性的肝脾淋巴结	2个月内增大超过50%；直径倍增时间小于6个月 有症状的淋巴结肿大、脾大或者肝大
淋巴细胞计数快速升高	基线淋巴细胞30×10^9/L以上：2个月内增长超过>50%；淋巴细胞倍增时间<6个月
结外受累	胸腹水或中枢神经系统受累等影响器官功能的结外器官累及

五、疗效评估标准

T-PLL 的疗效评估标准参照表 14.5。

表 14.5 T-PLL 的疗效评估标准

分组及参数	CR(均满足)	PR(满足 2 个以上 A 组标准+1 个以上 B 组标准)	PD(满足 1 个以上 A 组标准或 B 组标准)
A 组			
淋巴结	长径<1.0 cm	SLD 下降≥30%	SLD 增大>20%
脾脏	<13 cm	垂直径超过正常部分下降≥50%	垂直径超过正常部分上升≥50%
全身症状	消失		
循环淋巴细胞计数	<4×10^9/L	≤30×10^9/L 且与基线相比下降超过 50%	与基线相比上升超过 50%
骨髓	T-PLL 细胞占单个核细胞比例<5%	任何	任何
其他特异的部位累及*	无	任何	任何
B 组			
血小板计数	≥100×10^9/L	≥100×10^9/L 或与基线相比上升≥50%	下降≥50%
血红蛋白	≥110 g/L(不依赖输血)	≥110 g/L 或与基线相比上升≥50%	下降≥20 g/L
中性粒细胞计数	≥1.5×10^9/L	≥1.5×10^9/L 或与基线相比上升≥50%	下降≥50%

注:CRi,必须满足 CR 的 A 组指标同时至少有一项 B 组指标未达到 CR 标准;SD,未达 PR 但不满足 PD 标准;SLD,最多 3 个靶病变长径之和;仅有全身症状不能定义为 PD。

*胸腹水,皮肤浸润,中枢神经系统受累。

六、治疗

T-PLL的治疗方式有限,推荐的治疗方案包括阿仑单抗单药、FCM方案以及FCM联合阿仑单抗方案等,总体预后较差,不同方案的前瞻性临床研究数据见表14.6,推荐缓解后的患者特别是CR的患者进行allo-HSCT巩固。

表14.6 T-PLL的治疗方案及相应疗效

方案	试验性质	疾病状态	病例	ORR(%)	CR(%)	PR(%)	中位PFS(月)或相应PFS率	中位OS(月)或相应OS率
阿仑单抗	多中心,前瞻	经治	39	76	60	16	7	10
喷司他丁+阿仑单抗	单中心,前瞻	经治	13	69	62	8	7.8	10.2
阿仑单抗	单中心,前瞻	初治	32	91	81	10	(67%)12个月	(37%)48个月
		初治	9	33	33	0	(67%)12个月	(33%)48个月
		经治	45	74	60	14	(26%)12个月	(18%)48个月
FCM+阿仑单抗	多中心,前瞻	初治经治	16 9	92	48	44	11.5	17.1
FCM+阿仑单抗	多中心,前瞻	初治经治	13 5	68.7	CR 25.8% CRi 6.25%	36.6	7.5	11.5

七、常用方案

T-PLL常用的治疗方案见表14.7。

表14.7　T-PLL的常用方案

FCM方案(每28 d 1个疗程)		
氟达拉滨	25 mg/m^2;iv.gtt,qd	d1～d3
环磷酰胺	200 mg/m^2;iv.gtt,qd	d1～d3
米托蒽醌	8 mg/m^2;iv.gtt,qd	d1

（缪祎　施文瑜）

参考文献

[1] Dearden C E, Matutes E, Cazin B, et al. High remission rate in T-cell prolymphocytic leukemia with CAMPATH-1H[J]. Blood,2001,98(6): 1721-1726.

[2] Ravandi F, Aribi A, O'Brien S, et al. Phase Ⅱ study of alemtuzumab in combination with pentostatin in patients with T-cell neoplasms[J]. J. Clin. Oncol., 2009,27(32):5425-5430.

[3] Dearden C E, Khot A, Else M, et al. Alemtuzumab therapy in T-cell prolymphocytic leukemia: comparing efficacy in a series treated intravenously and a study piloting the subcutaneous route[J].Blood,2011,118(22): 5799-5802.

[4] Hopfinger G, Busch R, Pflug N, et al. Sequential chemoimmunotherapy of fludarabine, mitoxantrone, and cyclophosphamide induction followed by alemtuzumab consolidation is effective in T-cell prolymphocytic leukemia[J]. Cancer, 2013,119(12):2258-2267.

[5] Pflug N, Cramer P, Robrecht S, et al. New lessons learned in T-PLL: results from a prospective phase-Ⅱ trial with fludarabine mitoxantrone-cyclophosphamide-alemtuzumab induction followed by alemtuzumab maintenance[J]. Leuk. Lymphoma,2019,60(3):649-657.

第十五章 皮肤T细胞淋巴瘤

原发性皮肤T细胞淋巴瘤(cutaneous T cell lymphoma, CTCL)曾称为蕈状肉芽肿(granuloma fungoid),是T淋巴细胞(特别是T辅助细胞亚群)起源的一种皮肤原发淋巴肿瘤。呈慢性进行性经过,可累及淋巴结和内脏。

一、CTCL分类

CTCL分类见表15.1。

表15.1 CTCL分类

2018版 WHO-EORTC[①]分类	占所有皮肤淋巴瘤的比例(%)	5年疾病特异性生存(DSS)%
MF[②]	39	88
MF变异型		
亲毛囊性MF	5	75
Paget样网状组织细胞增生症	<1	100
肉芽肿性皮肤松弛症	<1	100
SS[③]	2	36
成人T细胞白血病/淋巴瘤	<1	无数据
原发皮肤CD30⁺T淋巴细胞增殖性疾病		
C-ALCL[④]	8	95
LyP[⑤]	12	99
SPTCL[⑥]	1	87

续表

2018版WHO-EORTC[①]分类	占所有皮肤淋巴瘤的比例（%）	5年疾病特异性生存（DSS）%
结外NK/T细胞淋巴瘤,鼻型	<1	16
慢性活动性EB病毒感染	<1	无数据
CTCL,罕见亚型		
PCGD-TCL[⑦]	<1	11
CD8$^+$AECTCL[⑧]	<1	31
原发皮肤CD4$^+$小/中T细胞淋巴增殖性疾病	6	100
原发皮肤肢端CD8$^+$T细胞淋巴瘤	<1	100
原发皮肤外周T细胞淋巴瘤,非特指型	2	15

注：① WHO-EORTC：世界卫生组织–欧洲癌症研究和治疗组织；② MF：蕈样霉菌病；③ SS：塞扎里综合征；④ C-ALCL：原发皮肤间变性大细胞淋巴瘤；⑤ LyP：淋巴瘤样丘疹病；⑥ SPTCL：皮下脂膜炎样T细胞淋巴瘤；⑦ PCGD-TCL：原发皮肤γ/δT细胞淋巴瘤；⑧ CD8$^+$AECTCL：原发皮肤CD8$^+$侵袭性亲表皮细胞毒性T细胞淋巴瘤。

二、CTCL诊断

CTCL的临床与免疫表型特点见表15.2，LyP的组织学特点见表15.3。

表15.2　CTCL的临床与免疫表型特点

	临床特征	T细胞表型	细胞毒性标志	CD56	细胞起源	EBV
MF	斑片及斑块；晚期患者形成肿瘤,可伴有溃疡	CD3$^+$、CD4$^+$、CD8$^-$	—	—	αβT细胞	—

续表

	临床特征	T细胞表型	细胞毒性标志	CD56	细胞起源	EBV
C-ALCL	孤立或局限的结节或肿瘤	CD3$^{+/-}$、CD4$^+$、CD8$^-$、CD30$^+$	+	-	αβT细胞	-
SPTCL	皮下结节和斑块	CD3$^+$、CD4$^-$、CD8$^+$	+	-	αβT细胞	-
PCGD-TCL	伴有溃疡的斑块和肿瘤	CD3$^+$、CD4$^-$、CD8$^{-/+}$	+	+	γδT细胞	-
NK/T细胞淋巴瘤,鼻型	(溃疡)斑块和肿瘤	CD3$^+$、CD4$^-$、CD8$^+$(表面CD3$^-$)	+	+	NK或γδT细胞	+
CD8$^+$AECTCL	伴有溃疡的斑块、结节和肿瘤	CD3$^+$、CD4$^-$、CD8$^+$	+	-	αβT细胞	-
原发性皮肤肢端CD8$^+$T细胞淋巴瘤	肢端部位孤立的丘疹或结节	CD3$^+$、CD4$^-$、CD8$^+$	TIA-1+,其余细胞毒性标志阴性	-	αβT细胞	-
原发性皮肤CD4$^+$小/中T细胞淋巴增殖性疾病	面部或上部躯干部位孤立的结节或肿瘤	CD3$^+$、CD4$^+$、CD8$^-$、CD279/PD-1$^+$	-	-	αβT细胞	-

表15.3 淋巴瘤样丘疹病(LyP):组织学

LyP类型	组织学	表型	浸润特点	淋巴细胞形态	细胞
A	混合细胞	CD4$^+$	真皮浸润,细胞排列成小簇	中型到大型(直径15~30 μm)间变性淋巴样细胞,具有多形性泡状核,核仁突出,细胞质丰富。有丝分裂现象常见	中性粒细胞、嗜酸性粒细胞、组织细胞和浆细胞

续表

LyP类型	组织学	表型	浸润特点	淋巴细胞形态	细胞
B	亲表皮性	$CD4^+$、$CD30^+$（0%～77%）	表皮性浸润和带状真皮浸润	小到中等大小的淋巴细胞,细胞核多形性增大,呈脑回状	$CD30^+$大细胞少于A型和C型;混合炎性细胞较少
C	黏性浸润	$CD4^+>CD8^+$	结节性黏性浸润	大的非典型淋巴样细胞,类似于ALCL型	反应性炎症细胞少见
D	亲表皮性	$CD8^+$（100%）$CD30^+$（90%）	亲表皮性浸润	非典型小到中等大淋巴细胞	真皮深层血管周围成分
E	亲血管性,血管破坏,血管内血栓	$CD8^+$（70%）	亲血管性,血管破坏性浸润	中等大小的非典型淋巴细胞,具有多形性,核染色质密度中等	广泛的出血性坏死和溃疡
F	亲毛囊性	$CD4^+$、$CD8^+$	亲毛囊浸润	毛囊组织学符合A型和C型黏蛋白增多	中性粒细胞
DUSP22-IRF4重排		$CD4^-$、$CD8^+$或 $CD4^-$、$CD8^-$			

（一）MF诊断

国际皮肤淋巴瘤学会(ISCL)和WHO-EORTC的皮肤淋巴瘤小组提出了早期MF诊断方法,当总分≥4分时,即可诊断为MF（表15.4）。

表15.4 MF的诊断标准

	标 准	评 分 标 准
临床特征	主要标准： 存在持续性和/或进行性的斑片和斑块 次要标准： ·非暴露部位的病变 ·病变的大小、形状各异 ·皮肤异色症	符合主要标准 ·同时符合1项次要标准1分 ·同时符合2项或3项次要标准2分
组织病理学	主要标准： 浅表淋巴细胞浸润 次要标准： ·不伴海绵形成的亲表皮现象 ·淋巴细胞异型性	符合主要标准 ·同时符合1项次要标准1分 ·同时符合2项次要标准2分
分子生物学	克隆性TCR基因重排	基因重排阳性1分
免疫病理学	·少于50%的T细胞表达CD2、CD3或CD5 ·少于10%的T细胞表达CD7 ·表皮细胞和真皮细胞在CD2、CD3、CD5或CD7的表达上存在不一致	满足任意1项或以上者1分

（二）SS诊断标准

SS是一种T淋巴细胞肿瘤，由红皮病三联征定义，广泛性淋巴结病，在皮肤、淋巴结和外周血中存在具有脑样核的克隆相关肿瘤T细胞（Sézary细胞），诊断SS应符合以下条件：

（1）Sézary细胞绝对值≥1×10^9/L。

（2）CD4$^+$/CD8$^+$细胞的比值≥10。

（3）肿瘤细胞免疫表型为CD3$^+$、CD4$^+$、CD5$^+$、CD45RO$^+$、CD7$^-$、CD8$^-$和存在T细胞克隆性增殖的证据。

三、评估与分期

(一)评估

在体格检查时应明确皮损类型及不同类型皮损所占体表面积的比例[手掌+手指的面积≈1%体表面积(body surface area,BSA)]。推荐使用改良的严重程度加权评估工具(modified severity weighted assessment tool,mSWAT)对患者全身皮损情况进行评估(表15.5)。用于评估全身皮肤病变的局部区域见图15.1。

表15.5 改良的严重程度加权评估工具(mSWAT)

部位	体表面积(%BSA)	皮损类型 斑片[①]	斑块[②]	肿瘤[③]
头	7			
颈	2			
躯干前部	13			
上臂	8			
前臂	6			
手	5			
躯干后部	13			
臀部	5			
大腿	19			
小腿	14			
足	7			
腹股沟	1			
皮损总体面积				
权重因子		×1	×2	×4
皮损总体表面积×权重因子				

注:mSWAT评分为各类型皮损得分总和:① 斑片是指任何大小的无浸润或非隆起性皮损,可能出现皮肤异色样改变;② 斑块是指任何大小的隆起或浸润性皮损,可能出现结痂、溃疡或皮肤异色样改变;③ 肿瘤是指直径≥1 cm的实性或结节样皮损,且有证据证明皮损浸润程度较深和/或垂直生长。

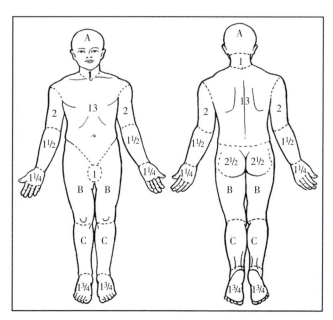

图 15.1 用于评估全身皮肤病变的局部区域

(二)皮肤 T 细胞淋巴瘤的分期

MF 和 SS 的分期采用 TNMB 系统。该系统包括对皮肤(T)、淋巴结(N)、内脏(M)和血液(B)受累的评估(表 15.6 和表 15.7)。早期 MF 定义为ⅠA 期至ⅡA 期,晚期 MF 定义为ⅡB 期至ⅣB 期。淋巴结组织病理分级标准见表 15.8。

表 15.6 MF 的 TNMB 分期

分 期	临 床 特 征
皮肤(T)	
T_1	局限的斑片,丘疹和/或斑块,占体表面积<10%;T_{1a}:仅有斑片,T_{1b}:斑块±斑片

续表

分 期	临 床 特 征
T_2	斑片、丘疹,和/或斑块占体表面积≥10%;T_{2a}:仅有斑片,T_{2b}:斑块±斑片
T_3	伴有肿块(直径≥1 cm)
T_4	红斑融合,累及≥80%体表面积
淋巴结(N)	
N_0	无临床肿大的淋巴结;无须活检
N_1	临床肿大淋巴结;组织病理为Dutch1级或NCI LN0~2
N_{1a}	克隆性阴性
N_{1b}	克隆性阳性
N_2	临床肿大淋巴结;组织病理为Dutch2级或NCI LN3
N_{2a}	克隆性阴性
N_{2b}	克隆性阳性
N_3	临床肿大淋巴结;组织病理为Dutch3~4级或NCI LN4;克隆性阴性或阳性
N_x	临床肿大淋巴结;无组织病理证据
内脏(M)	
M_0	无内脏器官受累
M_1	内脏受累(必须有病理确认并且必须要明确具体的受累器官)
血液(B)	
B_0	没有明显的血液累及:Sézary细胞≤5%
B_{0a}	克隆性阴性
B_{0b}	克隆性阳性
B_1	低血液肿瘤负荷,外周血中Sézary细胞>5%,但不满足B_2的标准
B_{1a}	克隆性阴性
B_{1b}	克隆性阳性
B_2	高血液肿瘤负荷:克隆阳性且满足以下一项:Sézary细胞≥1000/μL;$CD4^+/CD8^+$≥10;$CD4^+CD7^-$细胞≥40%;或$CD4^+CD26^-$细胞≥30%

表 15.7 MF/SS 的临床分期

临床分期	TNMB 分期			
ⅠA	T1	N0	M0	B0 或 B1
ⅠB	T2	N0	M0	B0 或 B1
ⅡA	T1 或 T2	N1 或 N2	M0	B0 或 B1
ⅡB	T3	N0～N2	M0	B0 或 B1
ⅢA	T4	N0～N2	M0	B0
ⅢB	T4	N0～N2	M0	B1
ⅣA1	T1～T4	N0～N2	M0	B2
ⅣA2	T1～T4	N3	M0	B0～B2
ⅣB	T1～T4	N0～N3	M1	B0～B2

表 15.8 MF 淋巴结组织病理分级标准

ISCL/EORTC 分期	Dutch 分级	NCI-VA[*] 分期
N1	1级:皮病性淋巴结炎	LN0:无异型淋巴细胞 LN1:偶见或散在异型淋巴细胞(非簇集分布) LN2:多数异型淋巴细胞或呈 3～6 个细胞簇
N2	2级:皮病性淋巴结炎;MF 早期累及(存在脑回样核>7.5 μm)	LN3:淋巴细胞聚集,淋巴结结构保留
N3	3级:淋巴结结构部分破坏;多数异型性脑回状单一核细胞	LN4:异型淋巴细胞或肿瘤细胞部分或完全破坏淋巴结结构
	4级:完全破坏淋巴结结构	

注:[*]NCI-VA:国家癌症研究所和退伍军人事务部。

四、治疗

(一) MF 的治疗

MF 治疗方案如图 15.2 所示,MF 管理路径如图 15.3 所示。

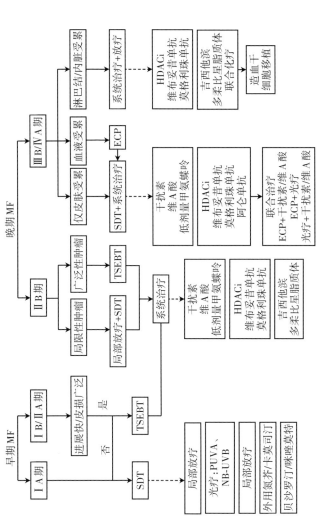

图 15.2 MF 治疗方案

"---→"所指方格表示该阶段治疗可选择的药物种类,方格从上至下表示优先级别依次递减;"→"所指方格表示一线治疗效果不佳时可选择的二线治疗方案;SDT:皮肤定向治疗;PUVA:补骨脂素光化学疗法;NB-UVB:窄谱中波紫外线;TSEBT:全身皮肤电子束治疗;HDACi:组蛋白去乙酰化酶抑制剂;ECP:体外光分离疗法。

第十五章 皮肤T细胞淋巴瘤 127

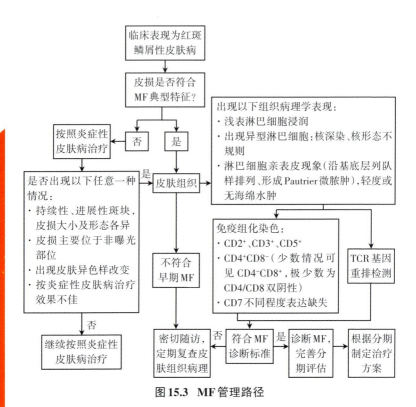

图15.3 MF管理路径

(二) SS的治疗

SS的治疗见表15.9。

(三) LyP的治疗

淋巴瘤样丘疹病是一种良性的慢性皮肤病,需要组织病理学确认,免疫表型和基因型评估,排除恶性肿瘤。根据临床表现的严重程度指导治疗,对于局部或轻度疾病,积极不干预是一种合理的选择。建议对存在继发恶性肿瘤风险的LyP患者进行长期随访。LyP推荐方案见表15.10。

表15.9 SS的治疗

治疗方式	联合治疗方式
初始治疗(A组疗法)	
体外光分离置换法	可联合其他全身治疗(维甲酸、小剂量甲氨蝶呤、HDACi①、干扰素)或局部定向治疗(外用药、光疗、TSEBT②)
维甲酸类	可联合其他全身治疗(ECP③、干扰素)或局部定向治疗(PUVA④、TSEBT)
干扰素	可联合其他全身治疗(ECP、贝沙罗汀)或局部定向治疗(外用药、PUVA、TSEBT)
HDACi(伏立诺他、罗米地辛)	可联合其他全身治疗(ECP、干扰素)或局部定向治疗(TSEBT)
低剂量甲氨蝶呤	可联合其他全身治疗(ECP、干扰素、HDAC抑制剂)或局部定向治疗
维布妥昔单抗	
莫格利珠单抗	
后线治疗(B组治疗):适用于初始治疗后疗效不佳或疾病进展的患者	
聚乙二醇化多柔比星脂质体	20 mg/m², iv.gtt, d1,每4周1个疗程(ORR84%, CR50%)
吉西他滨	1200 mg/m², iv.gtt, d1、8、15,每4周1个疗程,至少3个疗程(ORR70%)
阿仑单抗	30 mg, iv.gtt, 每周3次,持续12周(ORR55%, CR32%, PR23%)
苯丁酸氮芥+糖皮质激素	10~12 mg/d, po,联合氟考龙75 mg/d或50 mg/d或25 mg/d连续3 d,每2~6周1次脉冲治疗(ORR100%, CR45%)
氟达拉滨	25 mg/m², iv.gtt×5 d,每4周1个疗程(OR35%, CR18%);18 mg/m², iv.gtt, d1+环磷酰胺250 mg/m²×3 d,每月1次(ORR63%, CR13%)
克拉屈滨	5 mg/m², iv.gtt, 每6周1个疗程(ORR50%, CR17%)

续表

治 疗 方 式	联合治疗方式
喷司他丁	4 mg/m², iv.gtt,每周3天,共3周,然后每2周1次,共6周,再每月1次(ORR33%,CR5%)
大剂量甲氨蝶呤	>100 mg,每周
普拉曲沙(小剂量)	20～30 mg/m²/周×2周,每3周1个疗程,或20～30 mg/m²/周×3周,每4周1个疗程(ORR45%,CR18.2%)
帕姆单抗	2 mg/kg,iv.gtt,每3周1次(ORR38%)
allo-HSCT	

注:① HDACi:组蛋白去乙酰化酶抑制剂;② TSEBT:全身皮肤电子束治疗;③ ECP:体外光分离疗法;④ PUVA:补骨脂素光化学疗法。

表15.10 LyP推荐方案

方　案	药　　　物
推荐治疗	外用糖皮质激素、甲氨蝶呤、UVA、UVB
其他	局部用药: 贝沙罗汀、卡莫司汀、细胞毒性烷基磷脂十六烷基-磷脂胆碱、咪喹莫特、甲氨蝶呤、氮芥、光动力治疗、他克莫司 系统用药: 阿昔洛韦、维布妥昔、贝沙罗汀、布伦图昔单抗、红霉素、依曲替酯、体外光、干扰素-γ、伊马替尼、异维甲酸、联合化疗、霉酚酸、青霉素、四环素

(四)原发性皮肤型间变性大细胞淋巴瘤的治疗

原发性皮肤型间变性大细胞淋巴瘤的治疗方案见表15.11。

表15.11 原发性皮肤型间变性大细胞淋巴瘤的治疗方案

疾病状态	分层	治疗方式
初治疾病	不伴淋巴结受累的孤立性病变患者	完全手术切除(切缘阴性)或放疗
	伴淋巴结受累的孤立性病变患者	对原发病灶及局部淋巴结进行放疗
复发性疾病	局限性病变	・初始手术或放疗后的皮肤复发病变可采用同样的方式再次治疗 ・对于多次复发的患者,推荐采用全身性治疗 ・局部疗法
	多发病变	采用全身治疗方式 ・口服甲氨蝶呤 ・贝沙罗汀 ・维布妥昔单抗 ・干扰素 ・其他药物:罗米地辛、普拉曲沙、依托泊苷、吉西他滨和多柔比星脂质体可用作单药疗法

五、疗效评估

MF总体反应评价标准见表15.12。ISCL、美国皮肤淋巴瘤协会以及EORTC淋巴瘤小组共同提出了针对MF的疗效判断标准,分别定义了皮肤、淋巴结、内脏和血液的治疗反应(表15.13至表15.16)。

表15.12 MF总体反应评价标准

总体反应	皮肤	淋巴结、内脏、血液
CR	CR	均为CR或无受累(noninvolved, NI)
PR	CR	均无CR/NI,且均无PD
	PR	均无PD,如基线存在受累,至少一项为CR或PR
SD	PR	均无PD,如基线存在受累,均无CR或PR
	SD	各项为CR/NI、PR、SD,均无PD
PD		任何一项为PD
复发		任何一项为复发

表15.13 皮肤的治疗反应

CR	皮损全部清除
PR	与基线相比,mSWAT评分下降50%~99%,T1、T2、T4期仅有皮肤表现的患者无新发肿瘤
SD	与基线相比,mSWAT评分增加<25%至降低

表15.14 淋巴结的治疗反应

CR	所有淋巴结最大直径≤1.5 cm或组织学阴性;基线时分期为N3,且长径≤1.5 cm、短径>1 cm的淋巴结,治疗后短径须≤1 cm或组织学阴性
PR	所有异常淋巴结两个最大垂直径乘积之和(sum of products of greatest diameters, SPD)下降≥50%且无新发肿大淋巴结(长径<1.5 cm;或长径1.0~1.5 cm,短径>1.0 cm)
SD	不符合CR、PR、PD的标准
PD	符合以下任意一项: ① 所有异常淋巴结SPD增加≥50%; ② 出现新发肿大淋巴结(长径>1.5 cm,或长径1.0~1.5 cm、短径>1.0 cm),且组织学符合N3; ③ PR患者中淋巴结SPD较最低值增加>50%
复发	CR患者出现新发肿大淋巴结(长径>1.5 cm),且组织学符合N3

表15.15　内脏的治疗反应

CR	基线时受累脏器体格检查未见肿大,影像学正常;影像学检查未见肝脾结节;治疗后的肿物经组织学证实为阴性
PR	肝脏或脾结节消退≥50%或基线时受累脏器SPD下降≥50%;肝、脾体积无增大且无新发受累脏器
SD	不符合CR、PR、PD的标准
PD	符合以下任意一项: ① 基线时受累脏器SPD增加>50%; ② 出现新发脏器受累; ③ PR患者中受累脏器SPD较最低值增加>50%
复发	CR患者出现新发脏器受累

表15.16　血液的治疗反应

CR	B0
PR	基线时分期为B2的患者外周血肿瘤负荷下降>50%
SD	不符合CR、PR、PD的标准
PD	符合以下任意一项: ① B0进展至B2; ② 肿瘤细胞计数较基线增加>50%且绝对值≥5000/μL; ③ 基线分期为B2期且PR的患者肿瘤细胞计数较最低值50%且绝对值≥5000/μL
复发	患者外周血肿瘤细胞增加至≥B1

（冷加燕　施文瑜　缪祎）

参考文献

[1] Willemze R, Cerroni L, Kempf W, et al. The 2018 update of the WHO-EORTC classification for primary cutaneous lymphomas[J]. Blood, 2019, 133(16):1703-1714.

[2] Martinez-Cabriales S A, Walsh S, Sade S, et al. Lymphomatoid papulosis: an update and review[J]. J. Eur. Acad. Dermatol. Venereol., 2020, 34(1):59-73.

［3］ 中国罕见病联盟皮肤罕见病专业委员会,国家皮肤与免疫疾病临床医学研究中心,中国医疗保健国际交流促进会皮肤科分会.中国蕈样肉芽肿诊疗及管理专家指南[J].罕见病研究,2023,2(2):191-209.

［4］ Olsen E A, Whittaker S, Willemze R, et al .Primary cutaneous lymphoma: recommendations for clinical trial design and staging update from the ISCL, USCLC, and EORTC[J].Blood, 2022, 140(5):419-437.

第十六章 原发中枢神经系统淋巴瘤

原发中枢神经系统淋巴瘤(primary central nervous system lymphoma,PCNSL)是一种仅发生于脑和脊髓,而没有全身其他淋巴结或淋巴组织浸润的淋巴瘤。对于仅累及视网膜、玻璃体等眼部结构的类型,称为原发眼内淋巴瘤,也属于PCNSL。首发症状常为局灶性神经功能缺损和认知功能障碍;部分患者有头痛、头晕、癫痫以及嗜睡、乏力等不典型表现。

一、诊断

因为95%以上PCNSL为弥漫大B细胞淋巴瘤(diffuse large B-cell lymphoma,DLBCL),故以下PCNSL均特指为PCNSL-DLBCL。PCNSL确诊须结合临床特点、活检病理、免疫表型和遗传学特点综合判断。PCNSL的诊断见表16.1,诊断流程如图16.1所示。

二、评估和预后分层

确诊为PCNSL后,进行治疗前评估,见表16.2。采用简易精神状态监测表(mini-mental state examination,MMSE)评估脑功能,见表16.3。采用MSKCC(memorial Sloan-Kettering cancer center,纪念斯隆-凯特琳癌症中心)积分或者IELSG(International Extranodal Lymphoma Study Group experience,国际结外淋巴瘤研究组)积分进行预后分层,见表16.4。

表 16.1 PCNSL 的诊断

	Ⅰ级推荐	Ⅱ级推荐
免疫表型		
IHC抗原谱	CD20、CD3、CD10、Bcl-2、Bcl-6、Ki-67、IRF4/MUM1、MYC、PD-1、PD-L1	CyclinD1、CD5、TP53
流式细胞术	—	CD45、κ/λ、CD19、CD20、CD10、CD3、CD138
遗传学及基因检测		
Ig基因和/或TCR基因重排、EBER-ISH检测		FISH检测 *MYC*、*Bcl-2* 及 *Bcl-6* 重排 NGS 检测 *MYD88*、*CD79B*、*CDKN2A*、*PIM1* 等基因突变

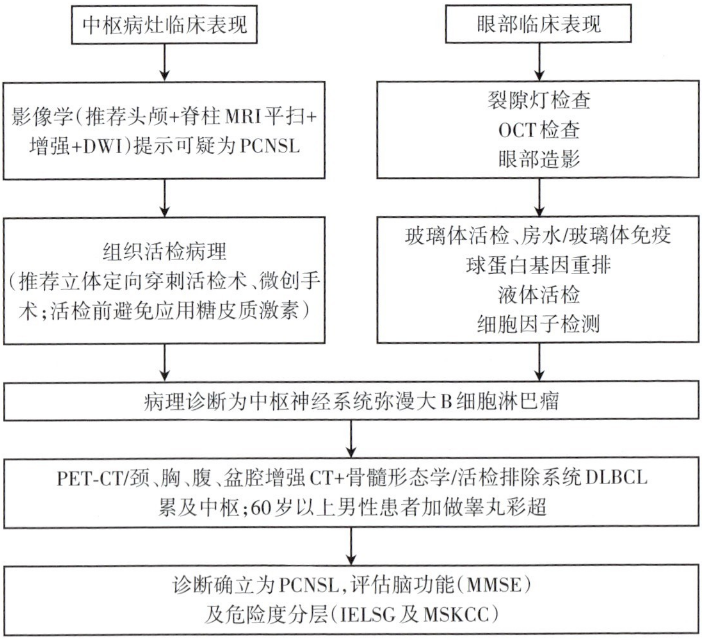

```
┌─────────────────────┐        ┌─────────────────────┐
│   中枢病灶临床表现   │        │     眼部临床表现     │
└──────────┬──────────┘        └──────────┬──────────┘
           ▼                              ▼
┌─────────────────────┐        ┌─────────────────────┐
│影像学(推荐头颅+脊柱 │        │      裂隙灯检查      │
│MRI平扫+增强+DWI)    │        │       OCT检查        │
│ 提示可疑为PCNSL     │        │       眼部造影       │
└──────────┬──────────┘        └──────────┬──────────┘
           ▼                              ▼
┌─────────────────────┐        ┌─────────────────────┐
│    组织活检病理     │        │玻璃体活检、房水/玻璃体│
│(推荐立体定向穿刺活  │        │   免疫球蛋白基因重排 │
│检术、微创手术;活检  │        │       液体活检       │
│前避免应用糖皮质激素)│        │     细胞因子检测     │
└──────────┬──────────┘        └──────────┬──────────┘
           └──────────────┬───────────────┘
                          ▼
     ┌──────────────────────────────────────────┐
     │  病理诊断为中枢神经系统弥漫大B细胞淋巴瘤  │
     └────────────────────┬─────────────────────┘
                          ▼
  ┌──────────────────────────────────────────────┐
  │PET-CT/颈、胸、腹、盆腔增强CT+骨髓形态学/活检 │
  │排除系统DLBCL累及中枢;60岁以上男性患者加做   │
  │睾丸彩超                                      │
  └────────────────────┬─────────────────────────┘
                       ▼
     ┌──────────────────────────────────────────┐
     │   诊断确立为PCNSL,评估脑功能(MMSE)       │
     │    及危险度分层(IELSG及MSKCC)            │
     └──────────────────────────────────────────┘
```

图 16.1 PCNSL 的诊断流程图

表16.2 PCNSL的治疗前评估

Ⅰ级推荐	Ⅱ级推荐	Ⅲ级推荐
病史和体格检测、体能状态(ECOG和/或KPS)	颅脑增强CT	
全血细胞计数、血生化(包含LDH)	颅脑常规MRI	
感染指标(HBV/HCV/HIV/EBV)	颅脑PET-CT	躯干PET-CT
颅脑增强MRI	HBV-DNA	颅脑PET-MRI
腰椎穿刺(脑脊液常规、生化、细胞学检查、脑脊液流式细胞分析)		脑脊液基因重排 脑脊液NGS 脑脊液炎症因子测定
颈、胸、腹、盆腔增强CT	MMSE量表	
眼科检查(包括裂隙灯)	骨髓穿刺+活检	
脊柱MRI(如存在CSF异常或相关症状)	睾丸超声	

表16.3 简易精神状态检查表(MMSE)

	得分	最高分
定向力 现在是:(星期几□)、(几号□)、(几月□)、(什么季节□)、(哪一年□)		5
我们现在在哪里:(省市□)、(区或县□)、(街道或乡□)、(什么地方□)、(第几层楼□)		5
记忆力 现在我要说三样东西的名称(请仔细说清楚,每一样东西一秒钟停顿)。如"花园""冰箱""国旗",在我讲完以后请您重复说一遍(以第一次答案记分),请您记住这三样东西,因为几分钟后要再问您		3
注意力和计算力 请您算一算100减去7,然后所得数再减去7,如此一直算下去,请您将每减一个7后的答案告诉我,直到我说"停"为止(若错了,但下一个答案是对的,那么只记一次错误) 93□、86□、79□、72□、65□		5

续表

	得分	最高分
回忆力 请您说出刚才我让您记住的那三样东西?"花园"□"冰箱"□"国旗"□		3
语言能力 (出示手表)这个东西叫什么?(出示铅笔)这个东西叫什么? 现在我要说一句话,请您跟着我清楚地复述一遍:"四十四只石狮子。"		3
我给您一张纸,请您按我说的去做,现在开始:"用右手拿着纸","用两只手将它对折起来","放在您的左腿上"(不要重复说明,也不要示范)		3
请您念一念这句话,并且按上面的意思去做:闭上您的眼睛		1
请您给我写一个完整的句子(句子必须有主语、动词、有意义)。句子全文		1
这是一张图,请您在下面空白处照样把它画下来(只有绘出两个五边形图案,交叉处形成1个小四边形,才算对)		1
总分		30

注:测量方法:每项回答正确计1分,错误或不知道计0分。不适合计9分,拒绝回答或不理解计8分。

痴呆评分参考:27~30:正常;21~26:轻度;10~20:中度;0~9:重度。

表16.4 PCNSL的危险评分和预后

类型	指　　标	分值	危险度分组	生　　存
MSKCC 积分	年龄 KPS		低危:年龄≤50岁	中位8.5年
			中危:年龄>50岁+ KPS≥70	中位3.2年
			高危:年龄>50岁+ KPS<70	中位1.1年

续表

类型	指标	分值	危险度分组	生存
IELSG积分	年龄>60岁	1	低危:0~1分	2年OS:80%
	ECOG评分>1分	1	中危:2~3分	2年OS:48%
	LDH升高	1	高危:4~5分	2年OS:15%
	脑脊液蛋白浓度升高	1		
	脑深部组织受累*	1		

注:*包括脑室旁区域、基底神经节、脑干或小脑。

三、治疗流程

初诊PCNSL治疗分为诱导治疗和巩固治疗,治疗流程如图16.2、图16.3所示,复发难治治疗流程如图16.4所示。

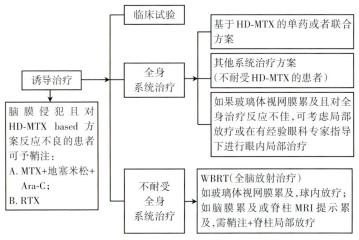

图16.2 PCNSL的一线诱导治疗流程图

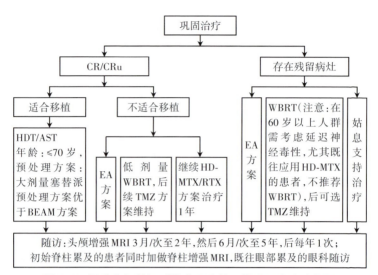

图16.3 原发中枢神经系统淋巴瘤的一线巩固治疗流程图

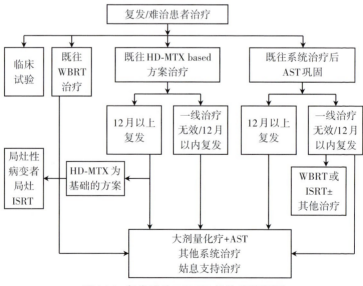

图16.4 复发难治PCNSL的治疗流程图

四、治疗方案

(一) PCNSL 的治疗

PCNSL 常用一线诱导治疗方案、巩固和维持治疗方案、复发难治治疗方案分别见表 16.5 至表 16.7。

表 16.5 PCNSL 常用一线诱导治疗方案

1. 优先推荐方案:HD-MTX 为基础的方案		
HD-MTX+/-RTX(2~3 周为 1 个周期,4~6 个周期)		
甲氨蝶呤(MTX)	5.0~8.0 g/m², iv.gtt, 持续 4 h, qd	d1
利妥昔单抗(RTX)	375 mg/m², iv.gtt, qd	d0
HD-MTX+/-RTX +TMZ(3 周为 1 个周期,4~6 个周期)		
MTX	3.5 g/m², iv.gtt, 持续 4 h, qd	d1
RTX	375 mg/m², iv.gtt, qd	d0
替莫唑胺(TMZ)	150 mg/m², po, qd	d1~5
R-MPV(2~3 周为 1 个周期,共 5~7 个周期)		
MTX	3.5 g/m², iv.gtt, 持续 4 h, qd	d2
RTX	500 mg/m², iv.gtt, qd	d1
VCR	1.4 mg/m²(最大剂量≤2 mg), iv, qd	d2
丙卡巴肼	100 mg/m², po, qd	d2~8(仅用于奇数疗程)
2. 其他推荐方案		
HD-MTX+Ara-C+/-RTX(3 周为 1 个周期,4~6 个周期)		
MTX	3.5 g/m², iv.gtt, 持续 4 h, qd	d1
Ara-C	2.0 g/m², iv.gtt, 2 h, q12h	d2~3
RTX	375 mg/m², iv.gtt, qd	d0
MATRix (HD-MTX+Ara-C+TT+RTX)(每 3 周为 1 个周期,4 个周期)		
MTX	3.5 g/m², iv.gtt, 持续 4 h, qd	d1
Ara-C	2.0 g/m², iv.gtt, 2 h, q12h	d2~3
塞替派(TT)	30 mg/m², iv.gtt, qd	d4
RTX	375 mg/m², iv.gtt, qd	d0

表16.6 PCNSL常用一线巩固、维持治疗方案

1. 适合移植的患者,诱导化疗4～6个周期,达到完全缓解后采集自体造血干细胞,行自体造血干细胞移植作为巩固		
预处理方案:塞替派(TT)为主的方案		
BT方案		
卡莫司汀(BCNU)	400 mg/m², iv.gtt, qd	d-6
TT	5 mg/kg, iv.gtt, q12h	d-5、-4
干细胞回输		d0
TBC方案		
TT	250 mg/m², iv.gtt, qd	d-9、-8、-7
BU	0.8 mg/kg, iv.gtt, q6h	d-6、-5、-4
CTX	60 mg/kg	d-3、-2
干细胞回输		d0
2. 不适合移植的,化疗或者WBRT巩固		
EA方案		
VP16	40 mg/kg, iv.gtt, 持续24 h	d1～4
Ara-C	2.0 g/m², iv.gtt, 2 h, q12h	d1～4
HD-Ara-C		
Ara-C	3.0 g/m², iv.gtt, 2 h, q12h	d1～2
WBRT		
减低剂量	23.4 Gy	
标准剂量	36～45 Gy	
3. 维持治疗		
MTX±RTX	剂量用法同上	1次/28 d
TMZ(WBRT后)	150～200 mg/m², po, qd	5 d/28 d
来那度胺	5～10 mg/d	d1～14

表16.7　RR PCNSL常用治疗方案

1. 优先推荐临床试验		
2. 其他推荐方案		
HD-MTX+/-RTX(重复一线治疗)		
HD-MTX+RTX+伊布替尼		
MTX	3.5 g/m², iv.gtt, 持续4 h, qd	d1, 每2周一次, 共8次
RTX	500 mg/m², iv.gtt, qd	d7, 每2周一次, 共8次
伊布替尼	560 mg, po, qd	d5开始直至疾病进展
BTK抑制剂单药		
伊布替尼	560 mg, po, qd	直至疾病进展
泽布替尼	160 mg, po, bid	直至疾病进展
奥布替尼	150 mg, po, qd	直至疾病进展
TMZ		
TMZ	150~200 mg/m², po, qd	5 d/28 d, 直至疾病进展
RTX+/-TMZ+甲泼尼龙(每28天一个周期, 6个周期)		
RTX	750 mg/m², iv.gtt, qd	d1、8、15、22(诱导期)
TMZ	150 mg/m², po, qd	d1~7, d15~21(诱导期)
甲泼尼龙(巩固6个周期后使用)	1 g, iv.gtt, qd	1次/28 d, 维持直至疾病进展
来那度胺+/-RTX(每28 d一个周期)		
来那度胺	10~20 mg/d	d1~21直至疾病进展
RTX	375 mg/m², iv.gtt, qd	d1
培美曲塞	900 mg/m², iv.gtt, qd	每3周一次
泊马度胺	5 mg/d, po, qd	d1~21, 每28 d一个周期, 直至疾病进展
3. WBRT(既往没有放疗患者)		
4. 适合造血干细胞移植的推荐方案(既往没有移植的患者)		
HD-MTX+Ara-C+TT方案化疗, 缓解后续贯TB预处理, 后AST		
EA方案化疗, 缓解后续贯TBC预处理, 后AST		
HD-Ara-C+RTX+TT方案化疗, 缓解后续贯塞替派+RTX+卡莫司汀预处理, 后AST		

(二)脑膜侵犯和眼内淋巴瘤的治疗

脑膜侵犯和眼内淋巴瘤的治疗见表16.8。

表16.8 脑膜侵犯和眼内淋巴瘤的治疗方案

脑膜侵犯且对HD-MTX based方案反应不良的患者		
鞘内注射局部化疗		
MTX	5~10 mg,鞘内注射	三药联合,每周1~2次
Ara-C	50 mg,鞘内注射	
DXM	5 mg,鞘内注射	
利妥昔单抗单药(鞘内注射,谨慎使用,注意过敏事件)		
	10~40 mg,鞘内注射	每周1~2次
眼内淋巴瘤的治疗		
不伴有中枢神经系统受累		
MTX	0.4 mg/次,玻璃体腔注射	biw,持续4周,后每周1次持续8周,后每个月1次,持续9个月,共25次
局部放疗	30~50 GY	全眼眶照射
伴中枢神经系统受累(MTX为主的全身化疗+眼局部治疗)		

注:HD-MTX:大剂量甲氨蝶呤;RTX:利妥昔单抗;Ara-C:阿糖胞苷。

注意事项:

(1)老年患者应用HD-MTX based方案要求足够的ECOG体能状态及肾功能。

(2)HD-MTX后均要解救:HD-MTX结束后12 h,亚叶酸钙30 mg/m^2,每6 h一次,直至MTX血清浓度<0.1 μmol/L。

(史玉叶 王春玲)

参考文献

[1] NCCN clinical practice guidelines in oncology-central nervous system cancers(2024 version 3)[DB/OL].http://www.nccn.org.

[2] Chen T, Liu Y, Wang Y, et al. Evidence-based expert consensus on the management of primary central nervous system lymphoma in China[J]. J. Hematol. Oncol., 2022, 15(1):136.

[3] 中华医学会血液学分会淋巴细胞疾病学组,中国临床肿瘤学会(CSCO)淋巴瘤专家委员会.原发性中枢神经系统淋巴瘤诊断及治疗专家共识(2024年版)[J].白血病·淋巴瘤,2024,33(3):129-137,144.

[4] Holdhoff M, Ambady P, Abdelaziz A, et al. High-dose methotrexate with or without rituximab in newly diagnosed primary CNS lymphoma[J]. Neurology, 2014, 83(3):235-239.

[5] Ferreri A J, Cwynarski K, Pulczynski E, et al. Chemoimmunotherapy with methotrexate, cytarabine, thiotepa, and rituximab (MATRix regimen) in patients with primary CNS lymphoma: results of the first randomisation of the International Extranodal Lymphoma Study Group-32 (IELSG32) phase 2 trial[J]. Lancet Haematol., 2016, 3(5):e217-227.

第十七章 霍奇金淋巴瘤

一、临床特点

霍奇金淋巴瘤(Hodgkin lymphoma,HL)是一种少见的累及淋巴结及淋巴系统的恶性肿瘤,为青年人中最常见的恶性肿瘤之一。HL分为结节性淋巴细胞为主型HL(nodular lymphocyte predominant Hodgkin lymphoma, NLPHL)和经典型HL(classic Hodgkin lymphoma, cHL)。cHL约占HL的90%,特征为肿瘤细胞-里德-斯特恩伯格(Hodgkin Reed-Sternberg, HRS)细胞与异质性非肿瘤炎性细胞混合存在,HRS细胞CD30高表达且下游NF-κB通路持续性激活,cHL可分为4种组织学亚型,即结节硬化型、富于淋巴细胞型、混合细胞型和淋巴细胞消减型。

二、病理诊断

HL的病理诊断见表17.1。

表17.1 HL的病理诊断

组织形态学	初步区分经典型和结节性淋巴细胞为主型,并注意和富于T细胞与组织细胞的大B细胞淋巴瘤、间变性大细胞淋巴瘤、外周T细胞淋巴瘤等类型鉴别

续表

IHC	cHL：CD45、CD20、PAX5、BOB.1、Oct-2、CD3、CD30、CD15、MUM1、EBV-LMP1或EBER-ISH、Ki-67 NLPHL：CD45、CD20、PAX5、BOB.1、Oct-2、CD3、CD30、CD15、EBV-LMP1或EBER-ISH、EMA、IgD、Ki-67、CD21

注：cHL典型表型：$CD45^-$、$CD20^-$（或异质性阳性）、PAX5（弱阳性）、BOB.1和Oct-2至少一个失表达，$CD30^+$、$CD15^{+/-}$、$LMP1^{+/-}$或$EBER^{+/-}$；NLPHL典型表型：$CD45^+$、$CD20^+$、$PAX5^+$、BOB.1和Oct-2均阳性，$EMA^{+/-}$、$IgD^{+/-}$、$CD30^-$、$CD15^-$、$LMP1^-$或$EBER^-$。

三、分期

目前采用的是2014版Lugano分期标准（表17.2）。根据患者有无B症状[① 不明原因发热>38 ℃，连续3 d以上，排除感染；② 夜间盗汗（可浸透衣物）；③ 体重于诊断前半年内下降>10%]分为A组（无B症状）和B组（有B症状）。

表17.2 2014版淋巴瘤Lugano分期

分期		侵 犯 范 围
局限期	Ⅰ期	仅侵及单一淋巴结区域（Ⅰ期），或侵及单一结外器官不伴淋巴结受累（ⅠE期）
	Ⅱ期	侵及横膈一侧≥2个淋巴结区域（Ⅱ期），可伴同侧淋巴结引流区域的局限性结外器官受累（ⅡE期）
	Ⅱ期伴大包块	纵隔包块MMR*>0.33，其他部位最大直径≥10 cm
进展期	Ⅲ期	侵及横膈肌上下淋巴结区域，或横膈以上淋巴结区受侵伴脾脏受侵（ⅢS期）
	Ⅳ期	侵及淋巴结引流区域外的结外器官

注：*MMR：肿块最大径/胸腔最大径。

四、预后评估

预后评价主要分为局限期预后评分和进展期预后评分。Ⅰ～Ⅱ期cHL根据有无预后不良因素分为预后良好组及预后不良组(表17.3),Ⅲ～Ⅳ期主要采用国际预后评分(International Prognostic Score,IPS)(表17.4)。

表17.3　Ⅰ～Ⅱ期cHL的不良预后因素

预后因素	EORTC	GHSG	NCCN
年龄	≥50岁		
ESR和B症状	>50 mm/h且无B症状; >30 mm/h且有B症状	>50 mm/h且无B症状; >30 mm/h且有B症状	≥50 mm/h或有B症状
纵隔大肿块	MTR>0.35	MMR>0.33	MMR>0.33
受累淋巴结区*	>3	>2	>3
结外病灶		有	
大肿块直径			>10 cm

注:EORTC:欧洲癌症研究与治疗组织;GHSG:德国霍奇金淋巴瘤研究组;NCCN:美国国立综合癌症网络;ESR:红细胞沉降率;MTR:肿块最大径/胸腔T5或T6水平横径。

*受累淋巴结区:EORTC把锁骨下/胸腺区域纳入腋窝淋巴结区域,而GHSG将其纳入颈部淋巴结区域;EORTC和GHSG都将纵隔和双侧肺门合并为一个区域。

表17.4 晚期HL国际预后评分（IPS）

不良预后因素	分值	危险分组
白蛋白<40 g/L	1	
血红蛋白<105 g/L	1	
男性	1	
年龄≥45岁	1	预后好：0～3分
Ⅳ期病变	1	预后差：≥4分
白细胞增多（WBC≥15×10^9/L）	1	
淋巴细胞减少（淋巴细胞计数<WBC的8%，和/或淋巴细胞计数<0.6×10^9/L）	1	

五、治疗

（一）治疗原则

（1）NLPHL：①ⅠA、ⅡA：累及部位放疗（ISRT）；②ⅠB、ⅡB：化疗±ISRT，或利妥昔单抗±化疗±ISRT；③ⅢA、ⅣA：化疗±放疗，或姑息性局部放疗（RT），或利妥昔单抗±化疗；④ⅢB、ⅣB：化疗±RT，或利妥昔单抗±化疗。

（2）cHL：①Ⅰ、Ⅱ期：化疗+ISRT；②ⅢA、ⅢB、Ⅳ期、非大肿块：化疗；③ⅢA、ⅢB、Ⅳ期、大肿块：化疗±大肿块部位RT。

（二）cHL的一线治疗（≥18岁）

HL患者的治疗流程如图17.1和图17.2所示，cHL常用一线治疗方案见表17.5。

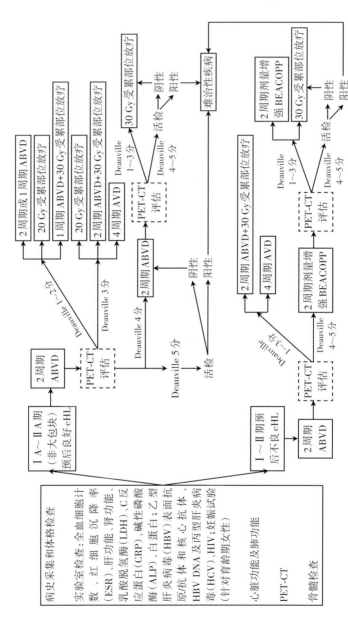

图17.1 I～II期HL患者的治疗流程

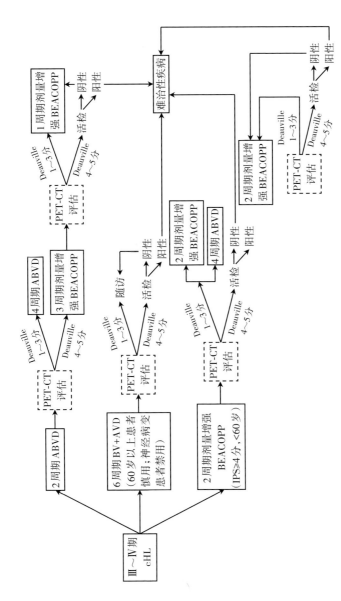

图 17.2 Ⅲ～Ⅳ期 HL 患者的治疗流程

表17.5 cHL常用一线治疗方案

方案及剂量	CR%	FFS	OS	3/4级毒性反应
ABVD（每28 d重复） 多柔比星：25 mg/m², d1、15 博来霉素：10 mg/m², d1、15 长春花碱：6 mg/m², d1、15 达卡巴嗪：375 mg/m², d1、15	N=361 82%	5年 61%	5年 73%	中性粒细胞减少21%，贫血5%，4级血小板减少5%，3级脱发24%，肺毒性6%
剂量增强BEACOPP （每21 d重复） 博来霉素：10 mg/m², d8 依托泊苷：200 mg/m², d1～3 多柔比星：35 mg/m², d1 环磷酰胺：1250 mg/m², d8 长春新碱：1.4 mg/m², d8（最大2 mg） 丙卡巴嗪：100 mg/m², d1～7 泼尼松：40 mg/m², d1～14 第8天起应用G-CSF支持治疗	N=1201 88%	5年 76%	5年 91%	白细胞减少98%，贫血66%，血小板减少70%，感染21%
BV+AVD（每28 d重复） 维布妥昔单抗：1.2 mg/kg d1、15 多柔比星：25 mg/m², d1、15 长春花碱：6 mg/m², d1、15 达卡巴嗪：375 mg/m², d1、15	N=664	5年 82.2%	6年 93.9%	周围神经病变
MOPP（每28 d重复） 氮芥6 mg/m², d1、8 长春新碱：1.4 mg/m², d1、8（最大2 mg） 甲基苄肼：100 mg/m², d1～14 泼尼松：40 mg/m², d1～14	N=123 CR：67%	5年 FFS 50%	5年 OS 67%	生育功能影响

(三)初治NLPHL患者(≥18岁)的一线治疗

治疗流程如图17.3所示。

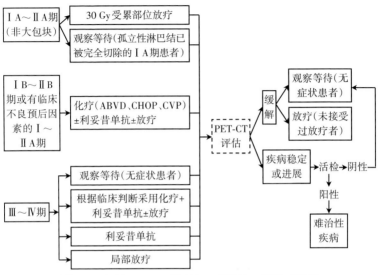

图17.3 初治NLPHL患者(≥18岁)的一线治疗流程

(四)复发/难治性cHL患者(≥18岁)的治疗

治疗流程如图17.4所示。

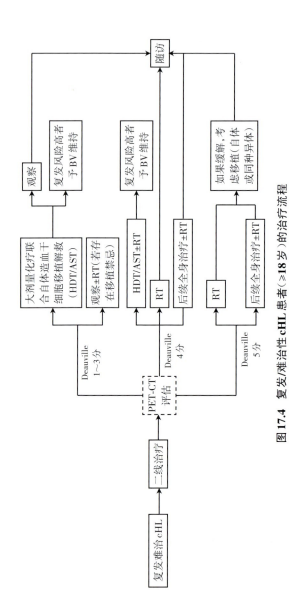

图17.4 复发难治性cHL患者（≥18岁）的治疗流程

HDT：大剂量化疗；RT：放射治疗。

复发/难治性 cHL 的治疗方案见表 17.6。

表 17.6 复发/难治性 cHL 的治疗方案

采用二线治疗方案	CR	PFS	OS	3/4 级毒性反应
BV(每 21 d 重复,最多 16 个周期) 维布妥昔单抗:1.8 mg/kg,d1	34%	9.3 月	40.1 月	白细胞减少 20%,周围感觉神经病变 8%,发热 2%,乏力 2%,周围运动神经病变 1%,腹泻 1%
BV+Be(每 21 d 重复) 维布妥昔单抗:1.8 mg/kg,d1 苯达莫司汀:90 mg/m^2,d1~2	73.6%	2 年 62% 3 年 60.3%	2 年 82% 3 年 92%	中性粒细胞减少 35%,肺部感染 14%
BV+PD-1 单抗(每 21 d 重复) 维布妥昔单抗:1.8 mg/kg,d1 纳武利尤单抗:3 mg/kg,第 1 周期:d8;第 2~4 周期:d1	67%	3 年 77%;续贯 AST 3 年 91%	3 年 93%	乏力 2%,注射反应 3%,瘙痒 2%,腹泻 2%,肌痛 2%,便秘 2%,荨麻疹 2%
ESHAP 方案 依托泊苷:60 mg/m^2,1 h 滴注,d1~4 甲泼尼龙:500 mg/m^2,d1~4 阿糖胞苷:2 g/m^2,2 h 滴注,q12h,d5 顺铂:25 mg/m^2,24 h 持续滴注,d1~4	50%	中位 PFS 52 个月 3 年 DFS 27%	5 年:72.6% 3 年:35%	骨髓毒性 59%,粒缺 32%,血小板减少 32%,贫血 27%,黏膜炎/腹泻 32%
BeGEV 方案(每 21 d 重复) 吉西他滨:800 mg/m^2,d1、4 长春瑞滨:20 mg/m^2,d1 苯达莫司汀:90 mg/m^2,d2、3 泼尼松龙:100 mg,d1~4	73%	2 年 62.2%	2 年 77.6%	粒缺 14%,血小板减少 14%,发热性粒缺 12%,感染 7%,呕吐 7%,贫血 3%,肝酶升高 3%

续表

采用二线治疗方案	CR	PFS	OS	3/4级毒性反应
GVD方案（每21 d重复） 吉西他滨：1000 mg/m²，d1、8 长春瑞滨：20 mg/m²，d1、8 脂质体多柔比星：15 mg/m²，d1、8	19%	4年52%，中位EFS 8.5月	4年70%，既往移植患者中位OS为3.5年	粒细胞减少51%，血小板减少43%，贫血16%，乏力11%，发热性粒缺8%，感染5%，头晕5%，ALT升高5%，心包积液、呕吐、腹泻、无粒缺感染、低钾血症、晕厥等神经系统症状、肌痛及关节痛均为3%
pembro-GVD方案（每21 d重复） 帕博利珠单抗：200 mg，d1 GVD：剂量、用法同上	95%	随访13.5月患者均在缓解中		中性粒细胞减少10%，肝酶升高10%，口腔黏膜炎5%，皮疹3%，甲亢3%
BV-ICE方案（每21 d重复） 维布妥昔单抗：1.5 mg/kg（最大150 mg），d1 依托泊苷：100 mg/m²，d1~3 异环磷酰胺：5.0 g/m²，24 h持续静滴，d2 美司纳：5.0 g/m²，与异环磷酰胺同步，d2 卡铂mg=5×AUC（最大800 mg），d2	74.4%	2年80.4%	2年97.8%	白细胞减少58%，血小板减少40%，脓毒血症13%，低钾血症、低血压、低钙血症、低磷血症、急性肾损和呼吸衰竭均为2%
NICE（每21 d重复） 纳武利尤单抗：240 mg，d1 ICE：剂量、用法同上	62%	2年72%	2年95%	低磷血症，中性粒细胞减少

续表

采用二线治疗方案	CR	PFS	OS	3/4级毒性反应
IGEV方案（每21 d重复） 异环磷酰胺：2.0 g/m², 2 h静滴d1~4 美斯钠：2.g/m², 与异环磷酰胺同步, d1~4 吉西他滨：800 mg/m² d1,4 长春瑞滨：20 mg/m², d1 泼尼松龙：100 mg, d1~4	53.8%	未提供	未提供	粒缺28.4%, 血小板减少20.2%, 贫血18.2%, 黏膜炎2.2%, 恶心呕吐3.2%, 膀胱炎0.3%
帕博利珠单抗（每21 d重复） 200 mg, d1	26% 27.6%	13.2个月 13.7%	未达到	肺炎4%, 粒缺2%, 血小板减少、贫血、呕吐、周围神经病和肝功能异常1%
TGemOx方案 每21天一个疗程，共6~8个疗程 吉西他滨：1 g/m², iv.gtt, d1 奥沙利铂：100 mg/m², iv.gtt, d1 替雷利珠单抗：200 mg, iv.gtt, d2 4个疗程获CR患者用6个疗程，PR患者用8个疗程 维持治疗：CR或PR患者替雷利珠单抗：200 mg, iv, 每2个月一次至疾病进展	96.7%	1年96.7%	所有患者均存活	血小板减少10%, 贫血6.7%

既往接受三线治疗后复发cHL的治疗方案见表17.7。

表17.7 既往接受三线治疗后复发cHL的治疗方案

治疗方案	中位治疗线数	缓解	中位PFS	中位OS	不良反应（3～4级）
苯达莫司汀（每28 d重复）120 mg/m²,d1～2	4	N=36 ORR:53% CR:19%	5.2个月	3年	血小板减少20%,贫血14%,感染14%
TEC（每21 d重复）苯达莫司汀:剂量用法同上 卡铂mg=5×AUC（最大800 mg）,d2 依托泊苷:100 mg/m²,d1～3	1	N=21 ORR:85% CR:70%	12.4个月	19.9个月	发热性中性粒细胞减少8%,脱水8%
依维莫司 10 mg,po,d1～28	6	N=19 ORR:47% CR:5%	TTF:7.2个月	3年5%	中性粒细胞减少5%,血小板减少症32%,贫血32%,心肌炎5%,呼吸道感染5%
GemOx（每14 d重复）吉西他滨:1000 mg/m²,d1 奥沙利铂:100 mg/m²,d1	2.38	N=24 ORR:71% CR:38%	14个月	26个月	中性粒细胞减少25%,血小板减少症34%
来那度胺（每28 d重复）25 mg,d1～21	4	N=36 ORR:19.4% CR:2.8%	4个月	26个月	中性粒细胞减少47%,贫血29%,血小板减少18%

续表

治疗方案	中位治疗线数	缓解	中位PFS	中位OS	不良反应（3～4级）
MINE方案（每21 d重复） 异环磷酰胺：1333 mg/m², d1～3 美司钠：1.33 g/m²和异环磷酰胺同步1 h，4 h后500 mg, iv 米托蒽醌：8 mg/m², d1 依托泊苷：65 mg/m², d1～3	2	N=48 ORR：48% CR：21%	9个月	—	—
Mini-BEAM（每28 d重复） 卡莫司汀：60 mg/m², d1 阿糖胞苷：100 mg/m², q12h, d2～5 依托泊苷：65 mg/m², d2～5 美法仑：30 mg/m², d6	—	N=55 ORR：84% CR：51%	7年PFS：54% 7年EFS：36%	7年52%	中性粒细胞减少86%、发热66%
PD-1单抗（每14 d重复） 纳武利尤单抗：3 mg/kg	4	N=243 ORR：69% CR：16%	14.7个月	1年92%	脂肪酶升高5%、中性粒细胞减少3%、谷丙转氨酶升高3%

（五）复发/难治性NLPHL的治疗（≥18岁）

对疑似复发者推荐重复PET-CT或诊断性CT评估，再重新进行活检以排除转化为侵袭性B细胞淋巴瘤的可能。复发时病变局限者可应用利妥昔单抗单药治疗，病灶广泛者可选择利妥昔单抗联合二线挽救方案治疗。

（六）老年HL的治疗

1. Ⅰ～Ⅱ期预后良好型

（1）首选A（B）VD方案×2个周期±AVD方案×2个周期+受

累及部位放疗（ISRT）（20～30 Gy）。

（2）CHOP方案×2个周期+ISRT。

2. Ⅰ～Ⅱ期不良病变或Ⅲ~Ⅳ期病变

（1）A(B)VD方案×2个周期+AVD方案×4个周期（ABVD方案2个周期治疗后PET-CT阴性）。

（2）对于治疗有效的患者（部分缓解及以上），维布妥昔单抗继以AVD方案，有条件应予维布妥昔单抗治疗增加患者获益。也可考虑维布妥昔单抗+DTIC（达卡巴嗪）方案。

（陆洛　顾伟英）

参考文献

[1] 中国抗癌协会血液肿瘤专业委员会,中华医学会血液学分会中国霍奇金淋巴瘤工作组.中国霍奇金淋巴瘤的诊断与治疗指南（2022年版）[J].中华血液学杂志,2022;43(9):705-715.

[2] NCCN clinical practice guidelines in oncology: Hodgkin lymphoma (2024 version 1)[DB/OL]. http://www.nccn.org.

[3] Straus D J, Długosz-Danecka M, Connors J M, et al. Brentuximab vedotin with chemotherapy for stage Ⅲ or Ⅳ classical Hodgkin lymphoma (ECHELON-1): 5-year update of an international, open-label, randomised, phase 3 trial [J]. Lancet Haematol., 2021, 8(6):e410-e421.

[4] Ansell S M, Radford J, Connors J M, et al. ECHELON-1 study group. overall survival with brentuximab vedotin in stage Ⅲ or Ⅳ Hodgkin's lymphoma[J]. N. Engl. J. Med., 2022,387(4):310-320.

[5] Ding K, Liu H, Ma J, et al. Tislelizumab with gemcitabine and oxaliplatin in patients with relapsed or refractory classic Hodgkin lymphoma: a multicenter phase Ⅱ trial[J]. Haematologica, 2023, 108(8):2146-2154.

第十八章 噬血细胞综合征

一、定义

噬血细胞综合征(hemophagocytic lymphohistiocytosis,HLH)是一种遗传性或获得性免疫调节功能异常导致的淋巴细胞、单核细胞和巨噬细胞异常激活、增殖和分泌大量炎性细胞因子引起的过度炎症反应综合征。以发热、血细胞减少、肝脾大及肝、脾、淋巴结和骨髓组织发现噬血现象为主要临床特征。

二、分类

HLH传统上被分为原发性和继发性。原发性HLH也被称为家族性HLH(familial hemophagocytic lymphohistiocytosis,FHL)。FHL是由同型或复合杂合的遗传突变引起的,这些突变会破坏细胞毒性T细胞和NK细胞的功能。继发性或获得性HLH的出现是由于外部触发因素,如感染、恶性肿瘤、类风湿病、allo-HSCT、药物过敏或其他潜在原因引起的。

三、HLH相关的基因突变

HLH相关的基因突变见表18.1。

表18.1 HLH相关的基因突变
（2022年中国噬血细胞综合征诊断与治疗指南）

分型		遗传特征	细胞遗传定位	相关基因	编码蛋白	功能
免疫缺陷综合征	FHL-1	AR	9q21.3-22	未明	未明	未明
	FHL-2		10q22.1	*PRF1*	Perforin	诱导凋亡
	FHL-3		17q25.1	*UNC13D*	Munc13-4	启动囊泡
	FHL-4		6q24.2	*STX11*	Syntaxin-11	囊泡转运
	FHL-5		19p13.2-p13.3	*STXBP2*	Munc18-2	囊泡转运
	CHS		1q42.1-q42.2	*LYST*	Lyst	囊泡转运
	GS-2		15q15-q21.1	*RAB27A*	Rab27a	囊泡转运；小GTP酶
	HPS-2		5q14.1	*AP3B1*	AP3β1	囊泡的合成与转运
XLP	XLP-1	XL	Xq25	*SH2D1A*	SAP	信号转导和淋巴细胞激活
	XLP-2		Xq25	*BIRC4*	XIAP	抑制细胞凋亡，参与NF-κB信号通路
	NLRC4	AD	2p22.3	*NLRC4*	NLRC4	促进IL-1β、IL-18成熟与分泌，诱导细胞焦亡
	CDC42		1p36.12	*CDC42*	CDC42	影响细胞增殖、迁移和细胞毒性；增加IL-1β和IL-18生成
EB病毒驱动型	XMEN	XL	Xq21.1	*MAGT1*	Mg²⁺转运体	通过T细胞受体的T细胞活化
	ITK	AR	5q31-q32	*ITK*	ITK	T细胞的信号传导
	CD27		12p13	*CD27*	CD27	淋巴细胞共刺激分子
	CD70		19p13.3	*CD70*	CD70	淋巴细胞共刺激因子
	CTPS1		1p34.2	*CTPS1*	CTPS1	淋巴细胞增殖
	RASGRP1		15q14	*RASGRP1*	RASGRP1	调节淋巴细胞发育和分化

注：XLP：X-linked lymphoproliferative disease，X连锁淋巴组织增生性疾病；CHS：Chediak-Higashi综合征，契东综合征；GS-2：Griscelli综合征2；HPS：Hermansky-Pudlak综合征；MAGT1：magnesium transporter 1，镁离子转运基因；XMEN：X-linked immunodeficiency with magnesium defect and Epstein-Barr virus infection and neoplasia，伴有镁缺陷的X连锁免疫缺陷病；ITK：IL-2-inducible T-cell kinase，白细胞介素-2诱导的T细胞激酶；AR：autosomal recessive，常染色体隐性遗传；AD：autosomal dominant，常染色体显性遗传；XL：X-Linked，X染色体连锁遗传；GTP：guanosine-5′-triphosphate，鸟苷-5′-三磷酸；NF-κB：nuclear factor kappa B，核转录因子κB；IL：interleukin，白细胞介素。

四、继发性HLH的病因

继发性HLH的病因见表18.2。

表18.2 继发性HLH的病因

继发性HLH	诱因
感染	病毒：Epstein-Barr病毒、巨细胞病毒以及来自Herpesviridae家族的其他病毒、腺病毒、人类免疫缺陷病毒、细小病毒、麻疹病毒 细菌：布鲁氏菌、立克次体、钩端螺旋体、结核分枝杆菌、莱姆病螺旋体、巴尔通体、李斯特菌、支原体、埃立克体 寄生虫：利什曼原虫、疟原虫、弓形虫、巴贝西虫 真菌：念珠菌、隐球菌、青霉菌、肺孢子虫、组织胞浆菌
恶性肿瘤	T细胞淋巴瘤：外周T细胞淋巴瘤、原发性皮肤γδ-T细胞淋巴瘤、间变性大细胞淋巴瘤、淋巴母细胞淋巴瘤、血管免疫母细胞性T细胞淋巴瘤；B细胞淋巴瘤：常见为弥漫性大B细胞淋巴瘤；B细胞和T细胞白血病；NK细胞淋巴瘤/白血病；霍奇金淋巴瘤；髓系肿瘤；朗格汉斯细胞组织细胞病、组织细胞肉瘤、多中心Castleman病；实体肿瘤等
自身免疫疾病	全身性幼年特发性关节炎、成人Still病、系统性红斑狼疮、血管炎
移植	移植免疫反应、移植物抗宿主病
药物	卡马西平、苯巴比妥、磺胺甲噁唑、癌症免疫治疗药物

五、儿童和成人HLH的临床特征

儿童和成人HLH的临床特征见表18.3。

表 18.3 儿童和成人 HLH 的临床特征

临床症状	儿童 HLH	成人 HLH	备注
发热	~100%	~100%	新生儿可能不存在
脾大	70%~95%	40%~87%	HLH 最常见的器官肿大
肝大	95%	14%~71.87%	儿童 HLH 更常见
神经症状	33%	9%~25%	成人中不太常见且与儿童的不良预后相关
其他	皮疹65%,水肿<40%,淋巴结肿大,黄疸	淋巴结肿大<33%,皮疹、肺部受累42%	

六、HLH诊断指南——2004年标准

符合 HLH 的分子诊断或满足下列 8 条中至少 5 条:

(1) 发热>38.5 ℃,持续>7 d。

(2) 脾大。

(3) 血细胞减少(两系或三系)。Hb<90 g/L(婴儿<4周:Hb<100 g/L);PLT<100×10^9/L;Neut<1.0×10^9/L且非骨髓造血功能减低所致。

(4) 高甘油三酯血症(>3 mmol/L 或高于同年龄的3个标准差)和/或低纤维蛋白原血症(<1.5 g/L 或低于同年龄的3个标准差)。

(5) 在骨髓、脾脏、肝脏或淋巴结中找到噬血细胞。

(6) NK 细胞活性降低或缺如。

(7) 铁蛋白≥500 μg/L。

(8) sCD25(可溶性白介素-2受体)升高。

七、HLH诊断路径图

HLH 诊断路径如图 18.1 所示。

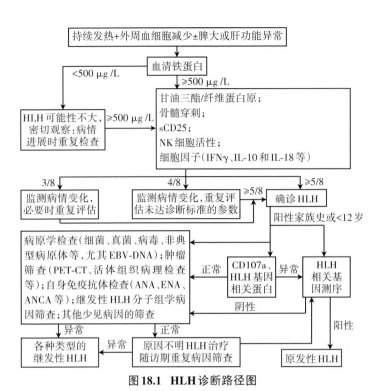

图 18.1　HLH 诊断路径图
（2022 年版中国噬血细胞综合征诊断与治疗指南）

ANA：抗核抗体；ANCA：抗中性粒细胞胞质抗体；ENA：可提取性核抗原；IFNγ：干扰素 γ；PET-CT：正电子发射断层显像；3/8、4/8、5/8 分别为符合 HLH-2004 诊断标准 8 项指标中的 3、4、5 项。

八、HLH治疗路线图

HLH 治疗路线如图 18.2 所示。

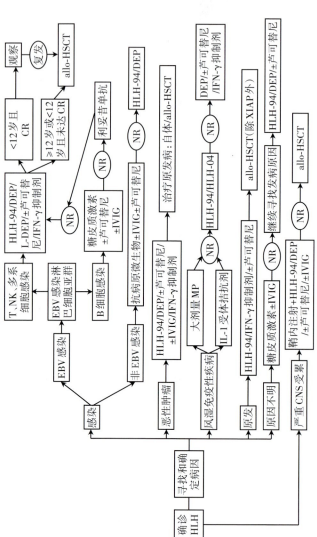

图18.2 HLH治疗路线图（2022年版中国噬血细胞综合征诊断与治疗指南）

CNS：中枢神经系统；CR：完全应答；DEP：脂质体多柔比星；HSCT：造血干细胞移植；IVIG：静脉注射免疫球蛋白；L-DEP：培门冬酶左旋门冬酰胺酶-脂质体多柔比星-依托泊苷-甲泼尼龙；MP：甲泼尼龙；NR：无效。HLH-04：HLH-04方案；HLH-94：HLH-94方案；

九、常用治疗方案

HLH常用治疗方案见表18.4。

表18.4 HLH常用治疗方案
（2022年版中国噬血细胞综合征诊断与治疗指南）

治疗方案		剂量用法	适用人群
一线治疗	**HLH-94**	VP-16：150 mg/m²，1周2次，第1～2周；150 mg/m²，1周1次，第3～8周 Dex：10 mg/m²，第1～2周；5 mg/m²，第3～4周；2.5 mg/m²，第5～6周；1.25 mg/m²，第7～8周	各种类型HLH的一线诱导治疗
	基于年龄调整的VP-16	<15岁：75～150 mg/m² 15～39岁：75～100 mg/m² ≥40岁：50～75 mg/m²	
	诱导治疗	VP-16+Dex；鞘内注射MTX+Dex	
挽救治疗	**DEP**	脂质体多柔比星：25 mg/m²，d1 VP-16：100 mg/m²，d1（年龄剂量调整原则参照HLH-94） MP：2 mg/kg，d1～3；0.2 mg/kg，d4～14（风湿性疾病相关HLH可予更高剂量MP维持治疗） 每2周重复一次	初始诱导治疗后2周疗效评估未能达到部分应答及以上疗效的难治性HLH
		L-DEP方案：DEP+培门冬酶或左旋门冬酰胺酶；培门冬酶：1800 U/m²，d3，也可使用等效的左旋门冬酰胺酶；培门冬酶的使用时间间隔为28 d，即可交替采用DEP和L-DEP方案	难治性EBV-HLH

续表

治疗方案		剂量用法	适用人群
挽救治疗	芦可替尼	单药剂量：<14岁：根据体重（≤10 kg、≤20 kg或>20 kg），剂量分别为2.5 mg、5 mg或10 mg，bid；≥14岁：剂量为10 mg，bid 联合方案：芦可替尼+糖皮质激素/HLH-94/DEP	同DEP方案；血小板减少患者（不需要根据血小板水平进行剂量调整）
	依马利尤单抗	起始剂量：1 mg/kg，每3 d 1次，剂量可递增至3 mg/kg，6 mg/kg，最大10 mg/kg 联合方案：依马利尤单抗+Dex[5~10 mg/(m²·d)]	同DEP方案
		给药方式：2 mg/kg，biw，第1周；2 mg/kg，qw，第2周开始 联合方案：依马利尤单抗+Dex/VP-16/芦可替尼/DEP方案等	难治/复发继发HLH
	其他	细胞因子靶向治疗及免疫治疗；临床试验	
维持治疗	HLH-94	VP-16+Dex（VP-16：150 mg/m²，2周1次；Dex 10 mg/m²，连续3 d，2周1次），可酌情调整，以最小的治疗强度防止HLH复发；继发性HLH患者在HLH缓解后及时转入原发病治疗	暂时不能进行allo-HSCT的原发性HLH
allo-HSCT		指征包括：已证实为原发HLH的患者；难治性/复发性HLH；严重中枢神经系统受累的HLH患者 难治性/复发性高侵袭性淋巴瘤相关HLH和EBV-HLH患者可能从allo-HSCT中获益	
不同类型HLH治疗		见图18.2	

续表

治 疗 方 案	剂 量 用 法	适用人群
特殊类型	CNS-HLH（鞘内注射甲氨蝶呤+地塞米松）：<1岁：MTX 6 mg/Dex 2 mg；1~2岁：MTX 8 mg/Dex 2 mg；2~3岁：MTX 10 mg/Dex 4 mg；>3岁：MTX 12 mg/Dex 5 mg。每周鞘内注射治疗持续到中枢神经系统恢复正常至少1周后	
支持治疗	感染：预防真菌感染及卡氏肺孢子虫肺炎、中性粒细胞减少和补充免疫球蛋白等；经验性广谱抗生素治疗发热 出血：输注血小板、凝血酶原复合物和新鲜冰冻血浆，必要时补充活化Ⅶ因子；促血小板生成药物：血小板生成素和重组人血小板生成素等 脏器功能：对症支持治疗	

注：VP-16：etoposide，依托泊苷；allo-HSCT：allogeneic hematopoietic stem cell transplantation，异基因造血干细胞移植；MTX：methotrexate，甲基蝶呤；Dex：dexamethasone，地塞米松。

（陆庭勋　施文瑜　缪祎）

参考文献

[1] Janka G E, Lehmberg K. Hemophagocytic lymphohistiocytosis: pathogenesis and treatment [J]. Hematology Am. Soc. Hematol. Educ. Program, 2013, 2013: 605-611.

[2] Ponnatt T S, Lilley C M, Mirza K M. Hemophagocytic lymphohistiocytosis [J]. Arch. Pathol. Lab. Med., 2022, 146(4): 507-519.

[3] Henter J I, Horne A, Aricó M, et al. HLH-2004: diagnostic and therapeutic guidelines for hemophagocytic lymphohistiocytosis [J]. Pediatr. Blood Cancer, 2007, 48(2): 124-131.

[4] 王天有，王昭．中国噬血细胞综合征诊断与治疗指南（2022年版）[J]．2022，102(20)：1492-1499.

第十九章　慢性活动性EB病毒感染

一、定义

慢性活动性EB病毒感染(chronic active EBV infection, CAEBV)是由EB病毒感染T细胞或NK细胞导致的多克隆、寡克隆或(通常)单克隆的系统性淋巴增殖性疾病。CAEBV的临床特征为发热、淋巴结肿大、肝脾大和肝功能异常等传染性单核细胞增多症(infection mononucleosis, IM)样症状持续存在或退而复现,伴多脏器损伤,如间质性肺炎、视网膜炎等严重并发症。CAEBV的发病机制尚不清楚,绝大多数CAEBV患者无明确免疫缺陷的证据,有少数CAEBV病例存在穿孔素等基因变异。CAEBV的主要病理生理特征为EBV持续感染,表达潜伏感染抗原和部分裂解感染抗原,较少病毒颗粒的产生;T细胞、NK细胞中EBV的潜伏感染类型为潜伏感染Ⅱ型,表达EBV核抗原(Epstein Barr nuclear antigen, EBNA)-1、潜伏膜蛋白(latent membrane protein, LMP)-1、LMP-2、BamHI-A右向转录物(BamHI-A rightward transcripts, BARTS)和EBV编码的小RNA1和RNA2(EBV-encoded small RNAs 1 and 2, EBERs)基因。

二、EBV阳性T细胞和NK细胞淋巴增殖性疾病和淋巴瘤分类

EBV阳性T细胞和NK细胞淋巴增殖性疾病和淋巴瘤分类见表19.1。

表19.1 EBV阳性T细胞和NK细胞淋巴增殖性疾病和淋巴瘤分类

2022国际共识分类（ICC）	WHO 2022年第五版分类	WHO 2017年第四版（修订）分类
EBV⁺NK/T细胞淋巴瘤	EBV⁺NK/T细胞淋巴瘤	EBV⁺NK/T细胞淋巴瘤
原发EBV⁺结内T/NK细胞淋巴瘤（NNKTL） ·在老年和/或免疫缺陷患者中更常见 ·没有鼻部受累	EBV⁺结内T细胞和NK细胞淋巴瘤	无
结外NK/T细胞淋巴瘤，鼻型（ENKTL） ·新的遗传发现 ·血管内EBV⁺NK细胞淋巴瘤可能是相关疾病	结外NK/T细胞淋巴瘤（ENKTL）	结外NK/T细胞淋巴瘤，鼻型
侵袭性NK细胞白血病（ANKL） ·发现EBV阴性的罕见病例，最常见于非亚洲人		
儿童EBV⁺T和NK细胞淋巴增殖性疾病	儿童EBV⁺T细胞和NK细胞淋巴增殖和淋巴瘤	
重度蚊虫叮咬性过敏症（SMBA）	重度蚊虫叮咬性过敏症	重度蚊虫叮咬性过敏症

续表

2022国际共识分类(ICC)	WHO 2022年第五版分类	WHO 2017年第四版(修订)分类
种痘样水疱病淋巴增殖性疾病(HV) · 经典型:惰性、自限,多见于白人 · 全身性:轻度至重度疾病,全身症状(发热、淋巴结病、肝脏受累),多见于亚洲和拉丁美洲。类似于CAEBV疾病的治疗	种痘样水疱病淋巴增殖性疾病	种痘水疱病样淋巴组织增殖性疾病
慢性活动性EBV疾病(sys CAEBV)(仅T和NK细胞类型,排除B细胞类型)	系统性慢性活动性EBV疾病(系统性CAEBVD)	T/NK细胞型慢性活动性EBV感染,系统性
儿童系统性EBV+T细胞淋巴瘤	儿童系统性EBV+T细胞淋巴瘤	儿童系统性EBV+T细胞淋巴瘤

三、CAEBV临床表现及实验室检查

CAEBV临床表现见表19.2,CAEBV的实验室检查见表19.3。

表19.2 CAEBV的临床表现

系　　统	临　床　表　现
传染性单核细胞增多症样症状(50%)	发热、咽峡炎、肝大、脾大、淋巴结肿大、皮疹等
血液系统	白细胞减低(或增高)、贫血或血小板减少、肝脾淋巴结肿大
消化系统	腹泻(6%)、消化道溃疡、出血、肝功损害(33%)、黄疸

续表

系　　统	临　床　表　现
呼吸系统	肺间质病变(5%),可表现为咳嗽、气促、呼吸困难,严重时可出现浆膜腔积液
皮肤黏膜	皮疹(26%)、严重蚊虫叮咬过敏(sMBA)(33%)、种痘样水疱病(HV)(10%)、口唇或咽部疱疹
心血管系统	心肌炎(10%)、血管炎、动脉瘤或肺动脉高压
中枢神经系统	后部白质脑病或血管炎,表现为头痛、抽搐、嗜睡、昏迷、活动障碍、颅神经损伤等
眼	眼葡萄膜炎(5%)
危及生命的并发症	HLH(24%)、消化道溃疡大出血、肠穿孔(11%)、冠脉瘤(9%)、其他动脉瘤、难治性淋巴瘤

表19.3　CAEBV的实验室检查

EBV病毒相关检查	・EBV抗体检测:VCA[①]-IgG滴度≥640,EA[②]-IgG滴度≥160(不是诊断必备)、VCA-IgM、VCA/EA-IgA、NA[③]-IgG等阳性并滴度升高 ・EBV-DNA水平测定:外周血单个核细胞、全血、血清或血浆EBV-DNA水平升高,脑脊液中EBV-DNA水平升高(中枢神经系统受累) ・EBER:活检病理组织阳性
血常规	血常规中可有一系至三系减低,以血小板减少和贫血最多见,合并HLH[④]时,血细胞降低较明显
血生化	低白蛋白血症,血清转氨酶不同程度升高、胆红素升高、乳酸脱氢酶升高,合并HLH时可有甘油三酯升高
凝血功能	合并HLH时常有凝血功能异常,低纤维蛋白原血症,活化部分凝血活酶时间延长,凝血酶原时间延长
细胞因子水平	合并HLH时可溶性CD25(sCD25)、干扰素γ、白介素-10或白介素-6等可升高
铁蛋白	合并HLH时铁蛋白明显升高

续表

骨髓穿刺及活检	骨髓细胞学主要用于除外白血病、淋巴瘤等骨髓浸润，合并HLH时骨髓中可见噬血现象，无恶性细胞浸润。CAEBV累及骨髓时骨髓活检可以显示EBV相关T/NK淋巴细胞增殖，EBER[5]阳性
影像学检查	·B超：肝、脾、淋巴结肿大，占位性病变，腹腔大动脉瘤，冠脉增宽或冠状动脉 ·CT：胸部、鼻咽部 ·头颅磁共振
EBV感染细胞的克隆性	·利用靶向EBV末端重复序列的探针进行Southern印迹杂交 ·TCR[6]基因重排
组织病理学和分子评估（骨髓、淋巴结、肝脾）	·一般组织病理学 ·免疫组化染色 ·染色体分析 ·重组研究（免疫球蛋白，T细胞受体）
免疫学研究	·外周血标志物分析（包括HLA[7]-DR） ·一般免疫学研究（免疫球蛋白水平、补体水平、T细胞功能增殖试验、NK细胞毒性、中性粒细胞功能检查） ·细胞因子分析

注：① VCA：病毒衣壳抗原；② EA：早期抗原；③ NA：核抗原；④ HLH：噬血细胞综合征；⑤ EBER：EB病毒编码小RNA；⑥ TCR：T细胞受体；⑦ HLA：人白细胞抗原。

四、CAEBV的诊断标准

CAEBV的诊断标准见表19.4和表19.5。

表 19.4 CAEBV 的诊断标准

诊断 CAEBV 需同时满足下列条件

1. IM 类似症状持续或反复发作 3 个月以上,IM 样症状:发热、淋巴结肿大和肝脾大;IM 已报道的其他系统并发症:血液系统、消化系统、神经系统、肺、眼、皮肤和心血管并发症(包括动脉瘤和心瓣膜病)等
2. 外周血或受累组织中 EBV-DNA 载量升高,全血中 EBV-DNA 水平高于 $10^{2.5}$ 拷贝/μgDNA
3. 受累组织或外周血中 EBV 感染 T 细胞或 NK 细胞
4. 排除 IM、自身免疫性疾病、肿瘤性疾病、人类免疫缺陷病毒以及先天或继发免疫缺陷性疾病

表 19.5 2022 年日本厚生劳动省修订了 CAEBV 的诊断标准

同时满足下列条件可以诊断 CAEBV

1. IM 类似症状持续或反复发作 3 个月以上
   - IM 样症状:发热、淋巴结肿大和肝脾大;IM 已报道的其他系统并发症:血液系统、消化系统、神经系统、肺、眼、皮肤(种痘样水疱病淋巴增殖性疾病和重度蚊虫叮咬性过敏症)以及心血管并发症(包括动脉瘤和心瓣膜病)等
   - 原发性 EBV 感染引起的噬血细胞淋巴组织细胞增多症不认为是 CAEBV。伴有持续全身性症状和/或器官疾病的疫苗样水疱性淋巴细胞增生性疾病和严重蚊虫叮咬过敏认为是 CAEBV
   - CAEBV 患者在病程中常发生噬血细胞性淋巴组织细胞增多症、T/NK 淋巴瘤或白血病;不过 CAEBV 作为原发疾病的诊断仍然存在

2. 检测外周血和/或受感染组织中 EBV DNA 载量升高
   外周血中 RT-PCR 法检测 EBV DNA 水平>10000 IU/mL(4.0 log IU/mL),或受感染组织中 EBER 原位杂交检测出 EBV 阳性细胞

3. 受累组织或外周血中 EBV 感染 T 细胞或 NK 细胞

4. 排除原发性或获得性免疫缺陷、风湿性疾病、恶性淋巴瘤(霍奇金淋巴瘤、ENKTL、血管免疫母细胞性 T 细胞淋巴瘤和外周 T 细胞淋巴瘤,非特指型)、侵袭性 NK 细胞白血病和医源性免疫缺陷

五、EBV 相关 T 和 NK 细胞淋巴增生性疾病鉴别诊断

EBV 相关 T 和 NK 细胞淋巴增生性疾病的病理特点见表 19.6，与 EBV⁺T 和 NK 细胞淋巴增殖性疾病相关的基因和信号通路的改变见表 19.7。

表 19.6 EBV 相关 T 和 NK 细胞淋巴增生性疾病的病理特点

	临床特征	组织学特征	免疫表型特征	细胞系与克隆性
EBV 相关噬血细胞综合征	高热、脾大、细胞减少、肝功能障碍，血清学检查或组织中检测 EBV DNA 或 RNA 排除其他 EBV 相关的 T/NK-LPDs	骨髓、脾脏或淋巴结中活化的组织细胞表现出的噬血现象 存在少量的 EBV⁺T 细胞	主要为细胞毒性 CD8⁺T 细胞	T 细胞（80%） NK 细胞（20%） 单克隆 TCR（50%）
系统性 CAEBV	持续的 IM 样表现持续>3 个月：高热、肝脾大、种痘样水疱病皮疹暴发、对蚊虫叮咬过敏、葡萄膜炎、腹泻和淋巴结肿大，细胞减少和肝功能障碍，外周血 EBV DNA 升高（>10$^{2.5}$拷贝/mg）或在受感染组织中检出 EBV 病毒的 RNA 或蛋白	非特异性炎性改变，无恶性淋巴细胞增生的组织学证据	CD4>>CD8> γδT 细胞 CD56⁺（41%）	T 细胞（59%） NK 细胞（41%） 单克隆 TCR（50%） 单克隆 EBV（84%）

续表

	临床特征	组织学特征	免疫表型特征	细胞系与克隆性
种痘样水疱病淋巴增殖性疾病	CAEBV的皮肤表现，反复的水泡丘疹爆发，通常位于阳光照射的皮肤区域。临床过程缓慢，自限性，有进展为其他EB病毒相关T/NK-LPDs的风险	表皮内海绵状囊泡 淋巴细胞浸润，血管中心和附件周围受累 小淋巴细胞无或轻度异型性	主要为细胞毒性CD8$^+$T细胞，CD56$^+$(30%)	T细胞(70%) NK细胞(30%) 单克隆TCR 单克隆EBV
重度蚊虫叮咬性过敏症	CAEBV的皮肤表现，严重蚊虫叮咬过敏反应(红斑、大疱、溃疡、瘢痕、高热、淋巴结肿大、肝功能异常和肝脾大)临床病程迁延，有发展为其他EBV相关T/NK-LPDs的风险	表皮坏死、溃疡和大疱 小淋巴细胞、大的非典型细胞和其他反应性炎症细胞(包括组织细胞和嗜酸性粒细胞)多形性浸润	CD3ε$^+$、CD56$^+$NK细胞	T细胞 多克隆TCR 单克隆EBV
儿童系统性EBV$^+$T细胞淋巴瘤	高热、肝脾大、全血细胞减少、凝血功能障碍和肝功能异常EBV$^+$T细胞在组织或外周血中呈单克隆增殖 发生于健康儿童急性EBV感染后，或在CAEBV暴发性临床病程中，导致患儿在数天至数周内死亡	小淋巴细胞浸润增加，伴组织细胞增生，骨髓、脾、肝噬血细胞明显增多 小淋巴细胞无异型或极少异型	主要为细胞毒性CD8$^+$T细胞，CD2$^+$、CD3$^+$	T细胞 单克隆TCR

续表

	临床特征	组织学特征	免疫表型特征	细胞系与克隆性
侵袭性NK细胞白血病（ANKL）	高热、全身不适、肝脾大、肝功能衰竭、全血细胞减少，外周血和骨髓中肿瘤NK细胞全身性增生，暴发性临床病程。EBV阴性亚群存在（<15%）	白血病细胞在骨髓、淋巴结、肝脏和脾脏有不同程度的浸润（局灶性或不明显）。细胞学谱广泛，从正常的大颗粒淋巴细胞到非典型多形性淋巴细胞	$CD3\varepsilon^+$、$CD56^+$NK细胞$CD2^+$、$FASL^+$表面$CD3^-$、$CD5^-$ $CD16^+$（75%）	NK细胞多克隆TCR
结外NK/T细胞淋巴瘤，鼻型	EBV阳性侵袭性淋巴瘤 鼻型（70%~80%）：发生于鼻和鼻咽部，侵袭性相对较小 鼻外型（20%~30%）：皮肤、胃肠道和睾丸，侵袭性疾病黏膜部位广泛溃疡和坏死	非典型淋巴细胞弥漫性浸润伴血管中心化和血管破坏 多见凝固性坏死 广谱细胞学。不同数量的炎症细胞	主要为$CD3\varepsilon^+$、$CD56^+$NK细胞（$CD25^+$、$FASL^+$、$FASL^+$、$HLA-DR^+$、表面$CD3^-$、$CD4^-CD5^-$）偶见 $CD3\varepsilon^+$、$CD56^-$细胞毒性T细胞（$CD8^+$、$CD5^+$、$TCR\gamma\delta$或$\alpha\beta^+$）	NK细胞（80%~85%）T细胞（15%~20%）单克隆TCR（10%~40%）
原发EBV$^+$结内T/NK细胞淋巴瘤（NNKTL）	一种罕见的EBV$^+$PTCL，广泛性淋巴结肿大，结外病变有限，不累及鼻腔	有中心母细胞特征的大的非典型细胞相对单形增殖，或小、中、大非典型细胞构成的多形性细胞弥漫性增殖	以细胞毒性$CD8^+$T细胞、$\gamma\delta$T细胞为主，$CD56^+$（7.5%~15%）、$CD4^+$（15%~20%）	大部分为T细胞，NK细胞少数，单克隆TCR

表19.7 与EBV⁺T和NK细胞淋巴增殖性疾病相关的基因和信号通路的改变

疾病	基因和信号通路的改变
ENKTL	· *TP53*、*BCOR*、*MLL2*、*STAT3*、*STAT5B*、*JAK3*、*DDX3X*突变 · ECSIT-T419C和Apo-1/CD95突变 · NFKB、JAK/STAT信号通路的失调 · Survivin、MYC和PD-L1上调 · 高表达RUNX3和EZH2 · 下调miR-101、miR26b、miR-26a、miR-28-5、miR-363
ANKL	· *TP53*、*DDX3X*、*BCOR*、*MLL2*、*STAT3*、*STAT5B*、*TET2*突变 · RAS-MAPK、JAK/STAT信号通路的失调
NNKL	· *TP53*突变 · 单克隆TCR重排 · MTORC1和IL6-JAK/STAT3信号通路的失调 · CD2、CD8、CD3G、CD3D、TRAC、LEF1和PD-L1上调 · CD56下调
SysCAEBV	· *DDX3X*、*KMT2D*、*BCOR/BCORL1*、*KDM6A*、*TET2*突变 · NFKB、JAK/STAT信号通路失调
HV	· *DDX3X*、*KMT2D*、*BCOR/BCORL1*、*KDM6A*、*TET2*突变 · NFKB、JAK/STAT信号通路失调
SMBA	· *TP53*、*MLH1*、*MSH6*、*EXO1*、*RPA3*、*LIG1*突变 · JAK/STAT信号通路失调 · CDK8、CDK2、BCCIP、CDKN2AIP、cyclins · (CycA、CycB、CycE)上调 · CIS、NRAS、SOCS3、PIM1、CSF2RB和IL21R高表达 · SHP1下调

六、治疗

目前认为allo-HSCT是唯一可以有效治愈CAEBV的方法,在移植方案的选择上,Sawada 等最早提出治疗 CAEBV "三步法",移植的预处理方案推荐采用减低剂量预处理(reduced intensity conditioning,RIC),并指出其治疗预后优于清髓性预处理方案(myeloablative conditioning,MAC)。在其研究的 63 例移植的患者中,54 例采取 RIC 方案,9 例采取 MAC 方案,其 3 年 OS 分别为(90.7±4.0)% 和(66.7±15.7)%。CAEBV 的评估与治疗流程如图 19.1 所示。CAEBV 的治疗方法见表 19.8 和表 19.9。

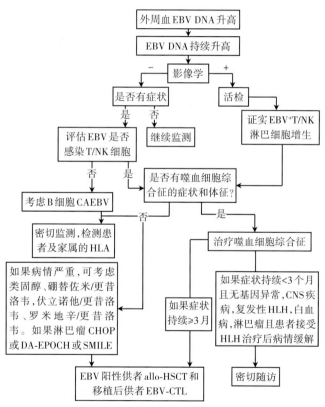

图 19.1　CAEBV 的评估与治疗流程

表19.8 CAEBV的三步疗法

步骤	方　　案
第一步	目的:抑制活化的T、NK和巨噬细胞 方案: 泼尼松龙:0.5～2 mg/(kg·d)×7 d/周口服(儿童1～2 mg/(kg·d),成人0.5～1 mg/(kg·d)) 环孢素:3 mg/kg×2/d×7 d/周静滴 依托泊苷:150 mg/m²×1 d/周口服(合并HLH时) 共4～8周
第二步	目的:尽可能消除EBV感染的T和NK细胞。如果EBV载量下降小于1 log值,可重复化疗或用新的化疗方案。 一线方案:改良CHOP方案 长春新碱:1.5 mg/m²(最大量2 mg),静推,d1 环磷酰胺:750 mg/m²,静推,d1 吡柔比星:25 mg/(m²·d),静推,d1～2 泼尼松龙:50 mg/(m²·d),口服,d1～5 二线方案:ESCAP方案 依托泊苷:150 mg/m²,静滴,d1 阿糖胞苷:1.5 g/m²,静滴,q12h,共8次,d1～5 左旋天冬酰胺酶:6000 U/(m²·d),肌内注射,d5～9 甲泼尼龙:62.5 mg/m²,q12h,共8次,静滴,第一天晚上开始,d1～5 泼尼松龙:30 mg/(m²·d),口服,d6～9
第三步	HSCT(减低剂量预处理方案): 氟达拉滨:30 mg/(m²·d),d-7～-2 美法兰:70 mg/(m²·d),d-3～-2(有高排斥风险的儿童和青少年,增加-8 d用药) ATG:1.25 mg/(kg·d),d-7～-6 甲泼尼龙250 mg/m²×2次/d,d-7～-6 依托泊苷:100 mg/(m²·d),d-3～-2

表19.9 CAEBV的其他治疗

治疗方案	药 物	
免疫治疗	PD-1抑制剂(帕博利珠单抗、纳武利尤单抗)	信迪利单抗2 mg/kg/2周,第1天联合来那度胺5 mg(<18岁)/10 mg(≥18岁)第1~14天治疗CAEBV患者,ORR:54.2%(13/24),CR:45.8%,PR:8.3%
	EBV特异性杀伤T淋巴细胞(EBV-CTL)	给予8例轻、中度CAEBV患者自体的EBV-CTL体外扩增后回输,5例有效缓解临床症状及降低PBMC EBV-DNA
靶向治疗(尚无临床数据)	托法替尼、芦可替尼	JAK-STAT信号通路抑制剂,抑制肿瘤细胞生长和增殖
	ABT-263、维奈克拉	Bcl-2抑制剂诱导恶性细胞凋亡
	伏立诺他	组蛋白去乙酰化酶(HDAC)抑制剂,诱导细胞分化、阻断细胞周期、诱导细胞凋亡
	哺乳动物雷帕霉素靶蛋白抑制剂	可有效诱导细胞周期阻滞和抑制EBV相关的NK/T细胞淋巴瘤细胞的生长

(冷加燕　施文瑜　缪祎)

参考文献

[1] Campo E, Jaffe E S, Cook J R, et al. The international consensus classification of mature lymphoid neoplasms: a report from the clinical advisory committee[J]. Blood, 2022, 140(11), 1229-1253.

[2] Alaggio R, Amador C, Anagnostopoulos I, et al. The 5th edition of the World Health Organization classification of haematolymphoid tumours: lymphoid neoplasms[J]. Leukemia, 2022, 36(7): 1720-1748.

[3] Swerdlow S H, Campo E, Pileri S A, et al. The 2016 revision of the World Health Organization classification of lymphoid neoplasms-science Direct[J]. Blood, 2016, 127(20), 2375-2390.

[4] 中华人民共和国国家卫生健康委员会. 儿童慢性活动性EB病毒感

染诊疗规范(2021年版)[J].全科医学临床与教育,2021,19(11):964-965,984.

[5] Quintanilla-Martinez L, Swerdlow S H, Tousseyn T, et al. New concepts in EBV-associated B, T, and NK cell lymphoproliferative disorders[J]. Virchows Arch.,2023,482(1):227-244.

[6] Kawada J I, Ito Y, Ohshima K, et al. Committee for guidelines for the management of chronic active ebv disease, related disorders (the MHLW research team in Japan). Updated guidelines for chronic active Epstein-Barr virus disease [J]. Int. J. Hematol., 2023, 118(5): 568-576.

[7] Bollard C M, Cohen J I .How I treat T cell chronic active Epstein-Barr virus disease[J].Blood, 2018,131(26):785931.

[8] Kim W Y, Montes-Mojarro I A, Fend F, et al. Epstein-Barr virus-associated T and NK-cell lymphoproliferative diseases[J].Front Pediatr., 2019,7:71.

[9] Shafiee A, Shamsi S, Gargari O K, et al. EBV associated T-and NK-cell lymphoproliferative diseases: a comprehensive overview of clinical manifestations and novel therapeutic insights[J]. Rev. Med. Virol.,2022;32(4):e2328.

[10] Sawada A, Inoue M, Kawa K, et al.How we treat chronic active Epstein-Barr virus infection[J].Int. J. Hematol., 2017, 105(4):406-418.

第二十章　Castleman病

Castleman病(CD)是一种介于良、恶性之间的慢性淋巴组织增生性疾病。依组织学特征分为：① 透明血管型；② 浆细胞型；③ 混合型。需排除以下疾病：① 感染性疾病(HIV、EBV、CMV、TB、梅毒等)；② 肿瘤性疾病(POEMS综合征、淋巴瘤、浆细胞瘤、滤泡树突细胞肉瘤、Kaposi肉瘤等)；③ 自身免疫性疾病/其他(如SLE、RA、自身免疫性淋巴细胞增生综合征、IgG4相关疾病、成人Still病等)。

一、诊断

(1) CD诊断流程如图20.1所示。

(2) 特发性多中心Castleman病(iMCD)诊断标准见表20.1，需要满足两条主要标准+至少两条次要标准(其中至少一条实验室标准)。

(3) iMCD-TAFRO综合征亚型诊断标准见表20.2。

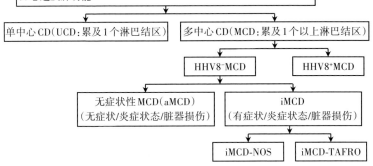

图 20.1　CD 的诊断流程图

表 20.1　iMCD 诊断标准

主要标准	① LN 病理符合 CD；② ≥2 个淋巴结区肿大（短轴径≥1 cm）
次要标准	实验室标准：① CRP>10 mg/L 或 ESR>20 mm/h（女）或 15 mm/h（男）；② 贫血（Hb<100 g/L）；③ 血小板减少（PLT<100×10^9/L）或增多（PLT>350×10^9/L）；④ 血清白蛋白<35 g/L；⑤ eGFR<60 mL/(min·1.73 m^2)或蛋白尿（尿总蛋白>150 mg/24 h 或 100 mg/L）；⑥ 血清 IgG>17 g/L 临床标准：① 全身症状：盗汗、发热（>38 ℃）、体重下降（6 个月下降≥10%）或乏力（影响日常生活）；② 肝大和/或脾大；③ 水肿或浆膜腔积液；④ 皮肤樱桃血管瘤或紫罗兰样丘疹；⑤ 淋巴细胞性间质性肺炎

表 20.2 iMCD-TAFRO 亚型诊断标准

主要标准	① ≥3个TAFRO相关症状(包括:血小板减少、重度水肿、发热、骨髓纤维化、肝脾大);② 无明显外周血免疫球蛋白升高;③ 淋巴结肿大不明显
次要标准	① 骨髓中巨核细胞不低;② 血清碱性磷酸酶升高但转氨酶升高不明显

注:需符合以下所有主要标准和≥1个次要标准。

二、CD的病情评估

(1) 国际CD协作网络预后分层体系(符合2/5条以上标准考虑重型iMCD,否则为非重型iMCD):① ECOG评分≥2分;② eGFR<30 mL/min;③ 重度水肿和/或腹水、胸水、心包积液;④ Hb≤80 g/L;⑤ 肺部受累或伴气促的间质性肺炎。

(2) CD疾病活动性评估指标包括:① 发热;② 无其他病因情况下,血清CRP>20 mg/L;③ 至少有以下三种MCD相关症状:外周淋巴结肿大,脾大,水肿,胸腔积液,腹水,咳嗽,鼻腔阻塞,口干,皮疹,中枢神经症状,黄疸,自身免疫性溶血性贫血。

三、治疗

(1) UCD及MCD的治疗流程图分别如图20.2及图20.3所示。

(2) 常见治疗方案:UCD(表20.3);HHV8$^+$MCD(表20.4),非重型HHV8$^-$MCD(表20.5),重型HHV8$^-$MCD(表20.6)。

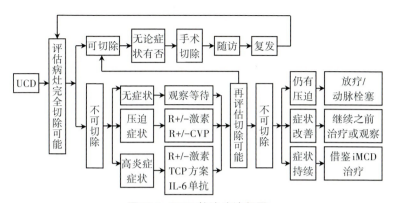

图 20.2　UCD 的治疗流程图

表 20.3　UCD 的常用方案

RTX±泼尼松		
RTX	375 mg/m², iv.gtt, qd	d0
泼尼松	1 mg/(kg·d), po, qd	d1~7
泼尼松	0.5 mg/(kg·d), po, qd	d8~14
R-CVP 剂量、用法和周期(详见表 7.2)		
TCP(4 周一循环到 2 年或不耐受)		
沙利度胺	100 mg, po, qn	持续到 2 年
环磷酰胺	300 mg/m², po, qw	持续到 1 年
泼尼松	1 mg/(kg·d), po, biw	d1~2, d8~9, d15~16, d22~23
司妥昔单抗(3 周循环直至进展或不耐受)		
司妥昔单抗	11 mg/kg; iv.gtt, qd	d1

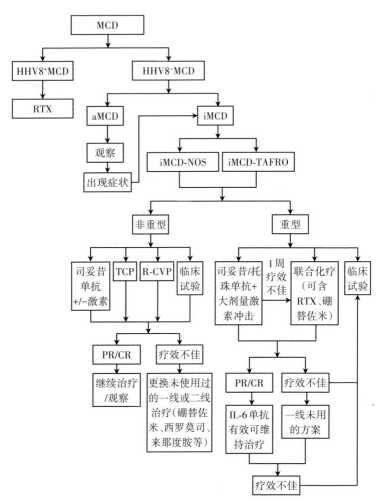

图 20.3　MCD 的治疗流程图

表20.4 HHV8⁺MCD患者常用治疗方案

利妥昔单抗 剂量、用法和周期(详见表7.2)		
利妥昔单抗+依托泊苷(应用于有严重系统症状或脏器功能障碍患者)		
利妥昔单抗	375 mg/m², iv.gtt, qd	d1、8、15、22
依托泊苷	100 mg/m², iv.gtt, qd	d1、8、15、22
利妥昔单抗+脂质体多柔比星(应用于症状严重且合并卡波西肉瘤患者)		
诱导期(21 d循环,应用3~9周期,至少3个周期):		
利妥昔单抗	375 mg/m², iv.gtt, qd	d0
脂质体多柔比星	20 mg/m², iv.gtt, qd	d1
巩固期(21 d循环,应用6~12周期):		
齐多夫定	600 mg, po, q6h	d1~7
缬更昔洛韦	900 mg, po, q12h	d1~7

表20.5 非重型HHV8⁻MCD患者常用治疗方案

一线方案		
司妥昔单抗(3周循环直至进展或不耐受)+/-糖皮质激素		
司妥昔单抗	11 mg/kg, iv.gtt, qd	d1
泼尼松	1 mg/kg, po, qd	持续(4~8周后减停)
R-CVP 剂量、用法和周期(详见表7.2)		
RTX±泼尼松 剂量、用法和周期(详见表20.3)		
TCP 剂量、用法和周期(详见表20.3)		
二线方案		
其他未用过的一线方案		
BCD(4周一循环,诱导治疗9周期,后改为维持治疗)		
诱导治疗:		
硼替佐米	1.3 mg/m², ih, qw	d1
环磷酰胺	300 mg/m², iv.gtt, qw	d1
地塞米松	40 mg, po, qw	d1
维持治疗:		
硼替佐米	1.3 mg/m², ih, q2w	d1
地塞米松	40 mg, po, q2w	d1

续表

西罗莫司　1 mg,po,qd起始,每个剂量服用持续7～14 d按血药浓度调整(目标谷浓度5～15 ng/mL),最大剂量7 mg/d

R2(4周一循环)

利妥昔单抗	375 mg/m², iv.gtt, qd	d0
来那度胺	25 mg/d, po, qd	d1～21

表20.6　重型HHV8⁻MCD患者常用治疗方案

司妥昔单抗(3周循环直至进展或不耐受,为迅速起效,司妥昔单抗可每周1次,若治疗有效,1个月后调整为每3周用药1次)+大剂量糖皮质激素

司妥昔单抗	11 mg/kg, iv.gtt, qd	d1
甲泼尼龙	500 mg, iv.gtt, qd	d1～3/5

托珠单抗(3周循环,共8剂)+大剂量糖皮质激素

托珠单抗	8 mg/kg, iv.gtt, qd	d1
甲泼尼龙	500 mg, iv.gtt, qd	d1～3/5

临床试验
BCD　剂量、用法和周期(详见表20.5)
R-CVP　剂量、用法和周期(详见表7.2)

四、疗效评估

CD疗效评估标准见表20.7,四大症状改善标准见表20.8。

表20.7　CD疗效评估标准

疗效	生化指标	淋巴结	症状
CR	CRP、HB、白蛋白、eGFR正常	CR	正常
PR	CRP、HB、白蛋白、eGFR改善>50%	PR	四大症状均改善,但未达正常
SD	CRP、HB、白蛋白、eGFR改善<50%(或加重<25%)	非PR/CR	四大症状中至少一项改善

续表

疗效	生化指标	淋巴结	症状
PD	CRP、HB、白蛋白、eGFR加重>25%	加重>20%	任一症状加重(2次以上评估)

表20.8 CD治疗症状改善标准

乏力	较基线期改善≥1 CTC分级
厌食	较基线期改善≥1 CTC分级
发热	较基线期改善≥1 ℃
体重	较基线期增加≥5%

(史玉叶 王春玲)

参考文献

[1] 中华医学会血液学分会淋巴细胞疾病学组,中国抗癌协会血液肿瘤专业委员会,中国Castleman病协作组.中国Castleman病诊断与治疗专家共识(2021年版)[J].中华血液学杂志,2021,42(7):529-534.

[2] van Rhee F, Oksenhendler E, Srkalovic G, et al. International evidence-based consensus diagnostic and treatment guidelines for unicentric Castleman disease[J]. Blood Adv., 2020, 4(23):6039-6050.

[3] van Rhee F, Voorhees P, Dispenzieri A, et al. International, evidence-based consensus treatment guidelines for idiopathic multicentric castleman disease[J]. Blood, 2018, 132(20):2115-2124.

[4] Zhang M Y, Jia M N, Chen J, et al. UCD with MCD-like inflammatory state: surgical excision is highly effective [J]. Blood Adv., 2021, 5: 122-128.

第二十一章　朗格汉斯组织细胞增生症

朗格汉斯组织细胞增生症(Langerhans cell histiocytosis, LCH)特征表现是组织细胞克隆性增殖和病理性朗格汉斯细胞的过量积累,病变可累及人体各个组织、器官,从而导致各个器官功能受损。最常被浸润的器官是骨骼,表现为溶骨性骨病。此外,皮肤、垂体、肝脏、脾脏、骨髓、肺、淋巴结亦是常见受累器官,部分患者累及中枢神经系统。LCH可以发生在任何年龄,常见于1~3岁的儿童。

一、诊断及分层

LCH确诊须结合临床特点、影像学、活检病理和分子学特点(如NGS)综合判断。LCH的诊断如图21.1所示。

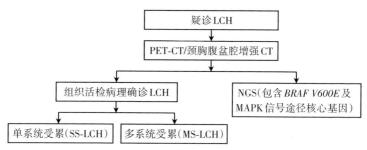

图21.1　疑诊LCH患者诊断流程

二、治疗

(1) 治疗前病情评估见表21.1,疾病分组见表21.2。

表21.1 LCH患者治疗前评估

1. 基础检测:CBC、电解质、AST/ALT、碱性磷酸酶、胆红素、肾功能、CRP、LDH
2. 全身PET-CT(含远距的末梢肢端)、颅脑/乳突/垂体对比MRI、心脏MRI、胸部HRCT、心脏超声
3. 内分泌检测:晨尿和血清渗透压;FSH、LH、睾酮(男性)和雌二醇(女性);促肾上腺皮质激素与晨皮质醇;促甲状腺素和游离T4;催乳素;IGF-1
4. 肺功能
5. 内镜逆行胰胆管造影(ERCP)(如果肝功能异常或CT/超声提示胆管扩张)
6. 骨髓活检(如CBC异常):排除噬血细胞综合征或髓系肿瘤

表21.2 LCH患者治疗前分组

据受累器官数目分组	
SS-LCH	包括骨(单发或多发)、皮肤、淋巴结、肺、中枢神经系统、肝、脾或少见部位(如胸腺、甲状腺等)
MS-LCH	病变累及一个以上器官
据有无"危险器官"(risk of organ involvement, RO)受累分组,存在RO为高危组(RO^+组),其他为低危组(RO^-组)	
造血系统受累:可以伴或不伴BM受累,符合3条中的2条及以上	1. 贫血:Hb<100 g/L,婴儿Hb<90 g/L(除外缺铁性贫血) 2. 白细胞下降:<$4.0×10^9$/L 3. 血小板下降:<$100×10^9$/L 骨髓受累:骨髓涂片中组织细胞CD1a或Langerin阳性为明确骨髓受累
脾脏受累	左锁中线肋下>2 cm
肝脏受累	右锁中线肋下>3 cm和/或肝功能不良,其中包括低蛋白(<55 g/L)、低白蛋白血症(<25 g/L)和/或组织病理诊断

（2）不涉及关键器官（如CNS、肝、脾、心脏等）的单系统单病灶LCH（SS-s，又称为U-LCH）患者的治疗流程如图21.2所示。治疗方案见表21.3。

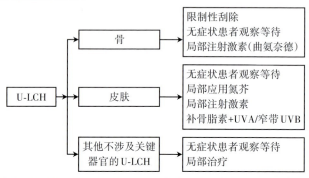

图21.2 不涉及关键器官（如CNS、肝、脾、心脏等）的SS-s治疗流程图

表21.3 不涉及关键器官的U-LCH患者治疗方案

方　案	治疗反应	PFS	OS
局部注射糖皮质激素	100%（36/36）	NA	NA
低剂量放疗（骨病灶）	100%（31/31）	中位随访45个月，11%局部复发/进展	NA
局部应用氮芥（皮肤病灶）	80%（16/20）	中位随访8.3年，50%患者长久控制	中位随访8.3年均存活
补骨脂素+UVA	NA	NA	NA
窄带UVB（皮肤病灶）	NA	NA	NA

（3）累及重要脏器的U-LCH、单系统多病灶LCH（SS-m）及MS-LCH治疗流程如图21.3所示。

（4）MS-LCH、SS-m或累及重要脏器的U-LCH患者的系统治疗方案：① 多系统或肺LCH的系统治疗方案见表21.4；② 仅骨受累的LCH系统治疗方案见表21.5；③ 单系统多灶皮肤病变（包括黏膜）LCH的系统治疗见表21.6；④ 中枢LCH的治疗见表21.7。

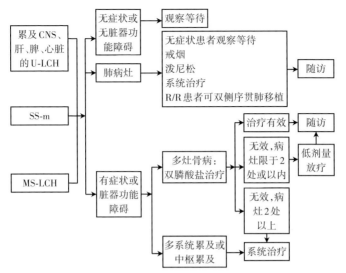

图 21.3　累及重要脏器 U-LCH、SS-m 及 MS-LCH 患者的治疗流程图

肺病灶醋酸泼尼松用法：1 mg/kg，po，qd，d1～30 后缓慢减停。

表 21.4　多系统或肺 LCH 患者的系统治疗方案

BRAF^{V600E} 抑制剂（存在该突变患者）
维罗菲尼（首选推荐）：480/960 mg，po，bid，长期维持
达拉菲尼（可选推荐）：75 mg，po，bid，长期维持
MEK1/2 抑制剂（MAPK 信号途径突变或未检测到突变或未做基因检测）
考比替尼（首选推荐）：60 mg，po，qd，d1～21，28 d 1 个疗程，共 12 个疗程
曲美替尼（可选推荐）：2 mg，po，qd，长期维持
无突变患者推荐方案
阿糖胞苷　100 mg/m^2，iv.gtt，qd，d1～5，28 d 1 个疗程，共 12 个疗程
克拉曲滨　0.14 mg/kg，iv.gtt，qd 或 5 mg/m^2，iv.gtt，qd，d1～5，28 d 1 个疗程

MA 方案	甲氨蝶呤：1 g/m^2，iv.gtt，qd，d1
	阿糖胞苷：100 mg/m^2，iv.gtt，qd，d1～5（28 d 循环，共计 6 周期）
MP 方案	甲氨蝶呤：20 mg/m^2，po，qw，治疗有效患者 3 月后停 MTX
	醋酸泼尼松：40 mg/m^2，po，qd，治疗有效患者 3 月后缓慢减停，停药后复发再次启动治疗

第二十一章 | 朗格汉斯组织细胞增生症

续表

氯法拉滨	25 mg/m², iv.gtt, qd, d1～5
VP方案	长春花碱：6 mg/m², iv, qw, d1、8、15、22、29、36，有效患者6 mg/m², iv, q3w 至1年 泼尼松：40 mg/m², po, qd, d1～28后减停（减停时间≥2周），后每3周应用起始剂量5 d
克唑替尼（*ALK*基因融合患者）：克唑替尼250 mg, po, bid, 长期维持	
培西达替尼（*CSF1R*突变患者）：培西达替尼400 mg, po, bid, 长期维持	

表21.5 仅骨受累的LCH患者的系统治疗

推荐方案	帕米膦酸钠（儿童）1 mg/kg; iv.gtt, qm, 共计3～6次
	唑来膦酸（成人）5 mg; iv.gtt, st
其他方案	对双膦酸盐不敏感的患者治疗可参照MS-LCH/肺LCH系统治疗

表21.6 单系统多灶皮肤病变（包括黏膜）LCH患者的系统治疗方案汇总

推荐方案	MP方案：剂量、用法详见表21.4
	羟基脲：20 mg/kg, po, qd（儿童）；500 mg, po, bid（成人）长期维持〔治疗剂量个体化增量至最大效果，目标中性粒细胞计数为(1～1.5)×10⁹/L〕
其他方案	来那度胺：25 mg, po, qd, d1～21
	沙利度胺：50 mg, po, qn（儿童），100 mg; po, qn（成人），如第一个月无治疗相关毒性，后每月增加50 mg qn直至起效或出现治疗相关毒性

表21.7 中枢LCH治疗方案汇总

推荐方案		同表21.4
其他推荐方案	BRAF V600E抑制剂 MEK1/2抑制剂 阿糖胞苷 HD-MTX：甲氨蝶呤8 g/m², iv.gtt, qd, d1	同表21.4
其他方案	同表21.4	

（5）LCH患者治疗后随访及难治/复发LCH治疗见表21.8。

表21.8　患者随访及难治/复发LCH处理

随　　　访	难治/复发LCH治疗
影像学疗效评估时机（推荐PET-CT，可选择CT或MRI）： · 2~3疗程系统治疗后及治疗结束后 · 手术刮除病灶后 · 放疗后 随访内容及时机： · 症状体征，临床表现及相关的实验室检查 · 影像学：PET-CT（推荐）、CT或MRI 　治疗结束后2年内每3~6个月一次 　治疗结束2年以上不超过每年一次 　对无症状的单个骨病灶患者，影像学随访至1年终止，改为监测症状 · 肺LCH需要监测肺功能 · 存在白细胞减少等血细胞数目减少的患者需评估骨髓（排除髓系肿瘤） · BRAF抑制剂治疗的患者需常规进行皮肤检查及ECG检查 · 每1~2年监测一次垂体激素	如果既往治疗反应持续时间>1年，则考虑既往相同的方案；否则改用未用过的方案

三、疗效评估

LCH患者疗效评估见表21.9。

表21.9 影像学缓解标准

缓解类型	影像学缓解标准(PET-CT)	影像学缓解标准(CT/MRI)
CR	病变FDG摄取等于周围背景组织	病变解剖学完全消失或异常影像特征消失
PR	低于病变基线SUV,仍高于周围背景组织	缩小,单病变或异常影像体征未完全消失
SD	不符合其他标准	不符合其他标准
PD	病变SUV增高或者出现新病灶	异常影像体征加重或病变增大或出现新病灶

(史玉叶 王春玲)

参考文献

[1] NCCN clinical practice guidelines in oncology-histiocytic neoplasms (2024 version 2)[DB/OL]. http://www.nccn.org.

[2] Girschikofsky M, Arico M, Castillo D, et al. Management of adult patients with Langerhans cell histiocytosis: recommendations from an expert panel on behalf of Euro-Histio-Net[J]. Orphanet J. Rare Diseases, 2013, 8(1):72.

[3] Radzikowska E. Update on pulmonary Langerhans cell histiocytosis[J]. Front Med. (Lausanne), 2020, 7:582581.

[4] Goyal G, Young J R, Koster M J, et al. The Mayo Clinic histiocytosis working group consensus statement for the diagnosis and evaluation of adult patients with histiocytic neoplasms: Erdheim-Chester disease, Langerhans cell histiocytosis, and Rosai-Dorfman disease[J]. Mayo Clinic Proceedings, 2019, 94(10):2054-2071.

[5] Orr K, Hustak S, Beaudoin R, et al. Success of Trametinib in the treatment of Langerhans cell histiocytosis with novel MAPK pathway mutations[J]. Journal of pediatric hematology/oncology, 2023, 45(4):e534-e538.

第二十二章 多发性骨髓瘤

多发性骨髓瘤(multiple myeloma,MM)常以慢性、隐匿性、多脏器受累起病为特点,发现不明原因的骨痛、贫血、蛋白尿,警惕MM,建议病史和体检,行血常规、血沉及血清蛋白电泳等筛查。

MM的检查项目:血常规、外周血涂片、肝肾功能电解质、血清乳酸脱氢酶(LDH)、$β_2$-MG白、血清免疫球蛋白定量检测、血清和尿蛋白电泳(sPEP)、血清和尿免疫固定电泳(sIFE)、24 h尿总蛋白、血清游离轻链(sFLC)、全身低剂量CT扫描或PET-CT、单侧骨髓穿刺及活检,包括免疫组织化学染色和/或多参数流式细胞术、浆细胞荧光原位杂交检测等。

一、MM的诊断标准

(一)意义未明单克隆免疫球蛋白血症

意义未明单克隆免疫球蛋白血症(MGUS)同时符合以下两条标准:① 血清单克隆M蛋白(IgG型或IgA型)<30 g/L,尿M蛋白<500 mg/24 h;并且骨髓单克隆浆细胞比例<10%。② 无相关器官及组织的损害(无SLiMCARB等终末器官损害表现,无浆细胞增殖导致的淀粉样变性)。

(1)非IgM型MGUS每年有1%进展成晚期病变,IgM型MGUS占MGUS 15%,每年进展风险更大。

（2）低危（M蛋白<1.5 g/dL、IgG型且sFLC比值正常）每6个月临床观察。

（3）高危患者可参加临床试验。

（二）无症状骨髓瘤

无症状骨髓瘤（冒烟型骨髓瘤，SMM）需满足第3条，加上第1条和/或第2条：① 血清单克隆M蛋白≥30 g/L或尿M蛋白≥500 mg；② 骨髓单克隆浆细胞比例10%～59%；③ 无相关器官及组织的损害（无SLiMCRAB等终末器官损害表现、无浆细胞增殖导致的淀粉样变性）。

（1）骨髓浆细胞比例>20%、M蛋白>2 g/dL和（FLCr）>20是在诊断时对患者进行风险分层的变量，具两种或更多风险因素的患者被视为进展为活动性骨髓瘤的风险高。

（2）低风险组应通过参加临床试验或每隔3～6个月进行临床观察；对于高风险组建议临床试验，或用单药来那度胺治疗。

（三）活动性骨髓瘤

活动性骨髓瘤（aMM）需满足：① 骨髓中单克隆浆细胞比例≥10%和/或骨或者髓外活检证明有浆细胞瘤；② SLiMCRAB（≥1项）。

（1）诱导治疗期间每2～3个疗程进行1次疗效评估。

（2）不分泌型骨髓瘤的疗效评估需进行骨髓检查。

（3）血清游离轻链有助于疗效评估，包括dFLC和rFLC，尤其是不分泌型骨髓瘤的疗效评估。

（4）骨骼检查每6个月进行1次，或根据临床症状进行。

(四)浆细胞白血病

浆细胞白血病(PCL)需满足外周血单克隆浆细胞占分化成熟白细胞总数的5%以上(≥5%)。

(1)继发性浆细胞白血病诊断临界值不确定,因此多项研究探讨更低的浆细胞水平。

(2)预后极差,中位生存期7~11月,继发性浆细胞白血病更短。

(3)建议大剂量化疗联合造血干细胞移植。

二、MM分期及危险程度预后分层

MM的分期及危险程度预后分层见表22.1至表22.4。

表22.1 Durie-Salmon分期

分期	分期标准
Ⅰ期	符合下列各项: 血红蛋白>100 g/L 血钙正常 X线正常或只有孤立性溶骨病变 M蛋白较低(IgG<500 g/L,IgA<30 g/L,尿本周蛋白<4 g/24 h)
Ⅱ期	介于Ⅰ和Ⅲ期两者之间
Ⅲ期	符合下列至少一项: 血红蛋白<85 g/L 血钙>12 mg/dL X线多处进行性溶骨性损害 M蛋白较高(IgG>70 g/L,IgA>50 g/L,尿本周蛋白>12 g/24 h)

注:① 肾功能正常,血肌酐<2 mg/dL;② 肾功能不全,血肌酐≥2 mg/dL。

表22.2 ISS分期和R-ISS分期

分期	ISS分期	R-ISS分期
Ⅰ期	白蛋白≥35 g/L 和$β_2$-MG<3.5 mg/L	ISS Ⅰ期、细胞遗传学标危,同时LDH处于正常水平
Ⅱ期	介于Ⅰ和Ⅲ期两者之间	介于Ⅰ和Ⅲ期两者之间
Ⅲ期	$β_2$-MG≥5.5 mg/L	ISS Ⅲ期同时伴有高危遗传学异常*或者LDH升高

注:*高危遗传学异常:荧光原位杂交检测出del17p13或t(4;14)或t(14;16)

表22.3 EMN R2-ISS分期

风险特征	分值	总分	分期
ISS Ⅱ	1		
ISS Ⅲ	1.5	0	Ⅰ期
del(17p)	1	0.5～1	Ⅱ期
LDH升高	1	1.5～2.5	Ⅲ期
t(4;14)	1	3～5	Ⅳ期
1q+	0.5		

表22.4 mSMART 4.0风险分期

标 危	高 危
所有其他类型,包括: 三倍体 t(11;14) t(6;14)	高危基因异常: 1. del(17p)或*TP53*突变 2. 双等位基因del(1p) 3. t(4;14)、t(14;16)或t(14;20)伴Gain/Amp(1q)或del(1p) 4. Gain/Amp(1q)且del(1p) $β_2$-MG>5.5 mg/L 高浆细胞S期(high plasma cell S-phase) 原发性浆细胞白血病 初诊伴髓外病变 双打击:高危且≥任意2个以上罗列高危遗传学因素

注:del(17p)阈值定义为≥20%的克隆浆细胞中检测到异常。

三、治疗(新诊断、复发、难治)

新诊断适合移植MM的治疗推荐见表22.5。

表22.5 新诊断适合移植MM的治疗推荐

VRd(每21 d重复)		
硼替佐米	1.3 mg/m², sc	d1、4、8、11
来那度胺	25 mg, po	d1~14
地塞米松	20 mg, po	d1、2、4、5、8、9、11、12
KRd(每21 d重复)		
卡非佐米	27 mg/m², iv (30 min)(20 mg/m²,仅第1周期,d1、2)	d1、2、8、9、15、16
来那度胺	25 mg, po	d1~21
地塞米松	20 mg, po	d1、2、8、9、15、16、22、23
D-VRd(每21 d重复)		
达雷妥尤单抗	16 mg/kg, iv	d1、8、15
硼替佐米	1.3 mg/m², sc	d1、4、8、11
来那度胺	25 mg, po	d1~14
地塞米松	20 mg, po	d1、2、4、5、8、9、11、12
VTD(每21 d重复)		
硼替佐米	1.3 mg/m², iv	d1、4、8、11
沙利度胺	100 mg/d, po	d1~12
地塞米松	40 mg/d, po	d1~4、9~12
VCd(每21 d重复)		
硼替佐米	1.3 mg/m², sc	d1、4、8、11
环磷酰胺	900 mg/m², iv	d1
地塞米松	40 mg, po	d1、2、4、5、8、9、11、12

续表

KCd(每21 d重复)		
卡非佐米	27 mg/m^2,iv(30 min)(20 mg/m^2,仅第1周期,d1、2)	biw,9cycles
环磷酰胺	300 mg/m^2,iv	d1、8、15
地塞米松	20 mg,po	qw
RCd(每21 d重复)		
来那度胺	25 mg,po	d1～21
环磷酰胺	300 mg/m^2,po	d1、8、15
地塞米松	20 mg,po	d1、8、15、22
PAD(每21 d重复)		
硼替佐米	1.3 mg/m^2,sc	d1、4、8、11
阿霉素	9 mg/m^2,iv	d1～4
地塞米松	40 mg/d,po	d1～4、8～11、15～18(cycle1),d1～4(cycle 2～4)
D-VCd(每21 d重复)		
达雷妥尤单抗	8 mg/kg,iv 16 mg/kg,iv	cycle1:d1、2 cycle2:qw cycle3～6:q2w cycle7～8:q4w
硼替佐米	1.5 mg/m^2,sc	d1、8、15
环磷酰胺	300 mg/m^2,po	d1、8、15、22
地塞米松	40 mg,po/iv	qw
D-KRd(每21 d重复)		
达雷妥尤单抗	16 mg/kg,iv	cycle1～2:d1、8、15、22 cycle3～8:d1、15 cycle9～24:d1
卡非佐米	36 mg/m^2,iv(30 min)(20 mg/m^2,仅第1周期,d1、2)	cycle1～8:d1、2、8、9、15、16 cycle9～24:d1、2、15、16
来那度胺	25 mg,po	d1～21
地塞米松	40 mg,po 20 mg,po	cycle1～9:qw cycle9～24:qw

新诊断不适合移植MM治疗推荐见表22.6。

表22.6 新诊断不适合移植MM治疗推荐

VRd(每21 d重复)

硼替佐米	1.3 mg/m², sc	d1、4、8、11
来那度胺	25 mg, po	d1~14
地塞米松	20 mg, po	d1、2、4、5、8、9、11、12

DRd(每21 d重复)

达雷妥尤单抗	16 mg/kg, iv	cycle1~2:qw cycle3~6:q2w cycle7~pd:q4w
来那度胺	25 mg, po	d1~21
地塞米松	40 mg, po/iv	qw

VMP(每42 d重复)

硼替佐米	1.3 mg/m², sc	cycle14:d1、4、8、11、22、25、29、32 cycle5~9:d1、8、22、29
美法仑	9 mg/m², po	d1~4
泼尼松	60 mg, po	d1~4

D-VMP(每42 d重复)

达雷妥尤单抗	16 mg/kg, iv	cycle1:qw cycle2~9:q3w
硼替佐米	1.3 mg/m², sc	cycle1:q2w cycle2~9:qw
美法仑	9 mg/m², po	d1~4
泼尼松	60 mg, po	d1~4

难治复发性MM治疗推荐见表22.7。

表22.7 复发难治性多发性骨髓瘤的治疗推荐

DRd(每21 d重复)

达雷妥尤单抗	16 mg/kg, iv	cycle1~2:qw cycle3~6:q2w cycle7~pd:q4w
来那度胺	25 mg, po	d1~21
地塞米松	40 mg, po	d1~21

KRd(每21 d重复)

卡非佐米	27 mg/m², iv(30 min)(20 mg/m², 仅第1周期, d1,2)	cycle1~12:d1、2、8、9、15、16
来那度胺	25 mg, po	d1~21
地塞米松	20 mg, po	d1~21

DVd(每21 d重复)

达雷妥尤单抗	16 mg/kg, iv	cycle1~3:qw cycle4~8:q3w cycle9~pd:q4w
硼替佐米	1.3 mg/m², sc	d1、4、8、11
地塞米松	20 mg, po/iv	d1、2、4、5、8、9、11、12

DKd(每21 d重复)

达雷妥尤单抗	16 mg/kg, iv(8 mg/kg, iv, 首次输注, d1、2)	cycle1~2:qw cycle3~6:q2w cycle7~pd:q4w
卡非佐米	27 mg/m², iv(30 min);(20 mg/m², 仅第1周期, d1、2)	d1、2、8、9、15、16
地塞米松	40 mg(≥75岁患者20 mg), po/iv	qw

SKd(每21 d重复)

塞利尼索	100 mg, po	qw
卡非佐米	56 mg/m², iv(30 min)(20 mg/m², 仅第1周期, d1、2)	cycle1~pd:d1、8、15
地塞米松	40 mg, po	qw

续表

IsaKd（每21 d重复）

艾沙妥昔单抗	10 mg/kg,iv	cycle1:d1、8、15、22 cycle2~:d1、15
卡非佐米	56 mg/m²,iv (30 min)(20 mg/m²,仅第1周期,d1、2)	cycle1~pd:d1、2、8、9、15、16
地塞米松	20 mg,po/iv	d1、2、8、9、15、16、22、23

四、MM造血干细胞移植

MM的造血干细胞移植预处理方案见表22.8。

表22.8 MM造血干细胞移植预处理方案

预处理方案	剂	量
Mel200	Mel 100 mg/m²	d-3、-2
Mel140*	Mel 70 mg/m²	d-3、-2
Bu+Mel	Bu 130 mg/m² Mel 140 mg/m²	d-6、-5、-4、-3 d-2

注：*年龄>65岁或eGFR<30 mL/min或KI<70%。

五、MM诊治流程

多发性骨髓瘤的诊治流程如图22.1所示。

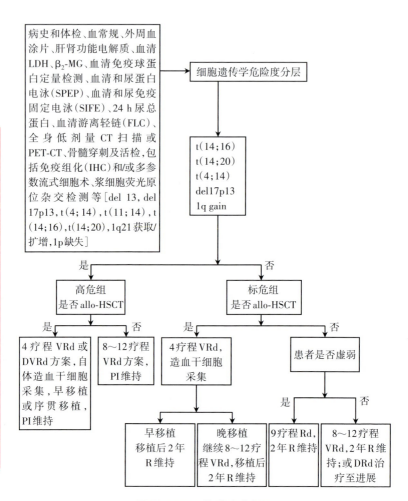

图 22.1 MM 的诊治流程图

六、疗效评估

MM的疗效评估见表22.9。

表22.9 疗效评估

持续MRD阴性	骨髓MRD阴性(NGF和/或NGS),以及PET-CT显示所有病灶消失和SUV值降低到低于周围正常组织水平,至少间隔1年后仍被证实。持续时间可用MRD阴性-持续时间表示
流式MRD阴性	采用NGF技术EuroFlow标准方法(或证实等效的方法)检测骨髓无克隆性浆细胞,最低检测敏感度为10^5个有核细胞中可检测出1个克隆性浆细胞
测序MRD阴性	新一代测序检测显示骨髓无克隆性浆细胞,克隆定义为应用LymphoSIGHT平台(或经过验证的等效方法)进行DNA测序,未发现有两个相同的序列。最低检测敏感度为10^5个有核细胞中可检测出1个克隆性浆细胞
影像学+MRD阴性	要求流式或测序检测MRD阴性,并且原有PET-CT上所有高代谢病灶消失,或者病灶标准摄取值低于纵隔血池,或低于周围正常组织的摄取值
sCR(严格意义的完全缓解)	满足CR标准基础上加上血清FLC比值正常以及经骨髓活检免疫组化证实骨髓中无克隆性浆细胞(计数100个浆细胞,κ型患者κ/λ<4:1或λ型患者κ/λ≥1:2)
CR(完全缓解)	血清和尿免疫固定电泳阴性,软组织浆细胞瘤消失,骨髓中浆细胞<5%;对仅依靠轻链水平作为可测量病变者,除了满足以上CR标准外,还要求血清FLC的比值连续两次评估均恢复正常(0.26~1.65)
VGPR(非常好的部分缓解)	血清蛋白电泳检测不到M蛋白,但血清和尿免疫固定电泳仍阳性;或M蛋白降低≥90%且尿M蛋白<100 mg/24 h;对于仅依靠血清FLC作为可测量病变的患者,除满足以上VGPR的标准外,还要求连续两次受累和未受累血清FLC治疗的差值缩小>90%

续表

PR（部分缓解）	① 血清M蛋白减少≥50%，24 h尿M蛋白减少≥90%或降至<200 mg/24 h；② 如果血清和尿M蛋白无法检测，则要求受累与非受累血清FLC之间的差值缩小≥50%，以替代M蛋白标准；③ 如果血清和尿中M蛋白以及血清FLC都不可测定，并且基线骨髓浆细胞比例≥30%时，则要求骨髓内浆细胞数目减少≥50%；④ 除了上述标准外，如果基线存在软组织浆细胞瘤，则要求可测量病变（最大垂直直径之和）缩小≥50%。以上指标均需连续两次评估，同时应无新的骨病变发生或原有骨病变进展的证据
MR（微小缓解）（仅用于难治/复发MM的评价）	血清M蛋白含量减少25%～49%并且24 h尿轻链减少50%～89%。如果基线存在软组织浆细胞瘤，则要求可测量病变缩小25%～49%。溶骨性病变数量和大小没有增加（可允许压缩性骨折的发生）
SD（疾病稳定）	不符合CR、VGPR、PR、MR及PD标准，同时无新的骨质病变或原有骨质病变进展的证据
PD（疾病进展）	符合以下1项即可（以下数据均与获得的最低数值相比）：① 血清M蛋白升高≥25%（升高绝对值≥5 g/L）或M蛋白增加≥10 g/L（基线血清M蛋白≥50 g/L时）；② 尿M蛋白升高≥25%（升高绝对值≥200 mg/24 h）；③ 如果血清和尿M蛋白无法检出，则要求受累与非受累血清FLC之间的差值增加≥25%（增加绝对值≥100 mg/L）；④ 如果血清和尿中M蛋白以及血清FLC都不可测量，则要求骨髓浆细胞比例升高≥25%（增加绝对值≥10%）；⑤ 出现新的软组织浆细胞瘤病变：原有1个以上的可测量病变从最低点增加≥50%，或原有的≥1 cm的病变其长轴增加≥50%；⑥ 循环浆细胞增加≥50%（在仅有循环浆细胞作为可测量病变时应用，绝对值要求至少为200个细胞/μL）

续表

临床复发	临床复发需要以下 1 项或多项：疾病发展的直接证据和/或 CRAB 症状，① 出现新的浆细胞瘤或者骨病变；② 原有骨病变或软组织浆细胞瘤增大≥50%（至少 1 cm）；③ 血清钙>2.75 mmol/L（11 mg/L）；④ 血红蛋白降低≥20 g/L；⑤ 血清肌酐>177 μmol/L（>2 mg/dL）；⑥ 血清 M 蛋白相关的高黏滞血症
CR 后复发	以下任何 1 项或多项：① 血尿免疫固定电泳或血清蛋白电泳 M 蛋白阳性；② 骨髓中浆细胞比例≥5%；③ 出现其他进展的表现（浆细胞瘤、骨病变、高钙血症）等
MRD 阴性后复发	失去 MRD 阴性状态（流式或测序证实存在克隆性浆细胞，或影像学提示 MM 复发）；免疫固定电泳或蛋白电泳检测血清或尿中 M 蛋白再现；骨髓中克隆性浆细胞≥5%；出现任何其他疾病进展情况（例如新的浆细胞瘤、溶骨性破坏或高钙血症）

（黄来全）

参考文献

[1] Durie B G, Salmon S E. A clinical staging system for multiple myeloma. Correlation of measured myeloma cell mass with presenting clinical features, response to treatment, and survival [J]. Cancer, 1975, 36(3): 842-854.

[2] Greipp P R, San Miguel J, Durie B G, et al. International staging system for multiple myeloma [J]. J. Clin. Oncol., 2005, 23(15): 3412-3420.

[3] Palumbo A, Avet-Loiseau H, Oliva S, et al. Revised International Staging System for Multiple Myeloma: A Report From International Myeloma Working Group [J]. J. Clin. Oncol., 2015, 33(26): 2863-2869.

[4] D'agostino M, Cairns D A, Lahuerta J J, et al. Second Revision of the International Staging System (R2-ISS) for Overall Survival in Multiple Myeloma: A European Myeloma Network (EMN) Report Within the HARMONY Project [J]. J. Clin. Oncol., 2022, 40(29): 3406-3418.

［5］ NCCN clinical practice guidelines in oncology：multiple myeloma（2023 version 4）［DB/OL］.http：//www.nccn.org.
［6］ Dimopoulos M A, Moreau P, Terpos E, et al. Multiple myeloma： EHA-ESMO clinical practice guidelines for diagnosis, treatment and follow-up［J］. Ann. Oncol.,2021,32（3）：309-322.
［7］ 中国医师协会血液科医师分会,中华医学会血液学分会,中国医师协会多发性骨髓瘤专业委员会.中国多发性骨髓瘤诊治指南（2022年修订）［J］.中华内科杂志,2022,61(5):480-487.
［8］ 中国抗癌协会.中国肿瘤整合诊治指南［M］.天津：天津科学技术出版社,2022.

第二十三章　浆细胞白血病

浆细胞白血病(plasma cell leukemia, PCL)是一种罕见的浆细胞恶性增生的白血病。曾被定义为：外周血浆细胞≥20%，或浆细胞绝对值≥2.0×10^9/L。2021年IMWG将原发性浆细胞白血病修订为外周血中浆细胞≥5%。

一、临床表现

起病症状和体征可包括多发性骨髓瘤的表现和其他白血病的表现(如白细胞增多、贫血、血小板减少、感染、肝大、脾大)。PCL可为多发性骨髓瘤疾病进展的一种晚期表现，称为继发性浆细胞白血病(sPCL)。另外部分病例无多发性骨髓瘤的病史，起病即类似急性白血病的临床表现，称原发性浆细胞白血病(pPCL)。大多数病例为pPCL(占60%~70%)，但近年来，sPCL的发病率呈增长趋势，这可能与骨髓瘤患者的生存期延长有关。

二、免疫学与遗传细胞学异常

PCL免疫学异常见表23.1，PCL遗传学异常见表23.2。

表23.1 浆细胞白血病遗传细胞学异常

MM	pPCL
CD28$^+$、CD33$^+$、CD56$^+$、CD117$^+$、CD138$^+$、BCMA$^+$、CS1(CD319)$^+$、CD200$^{+/bright}$	CD19$^+$、CD20$^+$、CD23$^+$、CD44$^+$、CD45$^{+/bright}$
	CD27$^-$、CD56$^-$、CD71$^-$、CD117$^-$、HLA-DR$^{-/dim}$
CD19$^-$、CD20$^-$、CD27$^-$、CD45$^-$、CD81$^{-/dim}$	CD23的表达与t(11;14)相关

表23.2 浆细胞白血病遗传细胞学异常

细胞遗传学	MM	pPCL
t(11;14)	13%(19/145)	27%(6/22)
t(4;14)	13%(24/179)	29%(8/28)
t(14;16)	3%(32/1003)	16%(11/70)
del(13q)	41%(65/158)	63%(22/35)
del(17p)	11%(17/155)	37%(13/35)
amp(1q21)	34%(45/133)	51%(20/39)
del(1p21)	18%(36/203)	33%(13/40)

三、浆细胞白血病与髓外多发性骨髓瘤的鉴别

浆细胞恶性疾病分类见表23.3。

四、浆细胞白血病的疗效评估

PCL的疗效评估见表23.4。

表23.3 浆细胞异常分类

疾病名称	定义	注释
原发性浆细胞白血病（pPCL）	· EMM的极端类别,定义为外周血中存在20%(克隆性)浆细胞和/或绝对数量>2×10⁹/L,无多发性骨髓瘤既往病史 · ≥5% 循环浆细胞,提示与传统定义PCL相似的不良预后 · 必须通过流式细胞术确认克隆性	Usmani S Z 等建议将pPCL和sPCL都包括在EMM的定义中
继发性浆细胞白血病（sPCL）	· FCL,通常是在复发/难治的病程中作为进展/转化事件发生在先前诊断为多发性骨髓瘤的患者中	
髓外多发性骨髓瘤（EMM）	· 符合多发性骨髓瘤定义的患者中存在髓外疾病髓外多发性骨髓瘤（EMM） · 必须满足多发性骨髓瘤的诊断标准（IMWG） · 不包括孤立性髓外浆细胞瘤或孤立性骨浆细胞瘤(如下所述)	· 可以在初诊(原发性EMM)或复发/进展中(继发性EMM)通过影像学检查（PET-CT和/或MRI）进行诊断 · 建议尽早进行病理检查
非骨旁浸润髓外 MM（EME）	由于血源性传播,累及不与受累骨相邻的骨外软组织或器官	包括淋巴结、肝脏、胸膜、睾丸、皮肤、中枢神经系统、肾脏、血液
骨旁浸润髓外 MM（EMB）	累及骨骼(例如,肋骨、椎骨、头骨、胸骨、骨盆)的髓外浆细胞肿块,通过皮层破坏扩散至相邻的骨旁区域或软组织	· 一些观点认为在EMM的定义中不包含EMB · 有待于更多病例的连续观察分析

续表

疾病名称	定义	注释
孤立性髓外浆细胞瘤（SEP）	・区别于EMM的不同诊断 ・经活检证实的局部单克隆浆细胞肿块定位于单个髓外部位，不存在可诊断为MM的其他症状 ・骨髓中无克隆性浆细胞 ・全身低剂量CT、PEC-CT或脊柱和骨盆的全身MRI显示不超过一个原发病灶 ・无浆细胞增殖异常的终末器官损害（CRAB）或系统性淀粉样变性等因素	・最常见的部位是上消化道，也可累及其他部位，例如胃肠道、膀胱、甲状腺、乳房、睾丸、腮腺或淋巴结 ・治疗包括手术切除和/或放疗。预计10年生存率为80%
孤立性骨浆细胞瘤（SBP）	・区别于EMM的不同诊断 ・活检证实的局部单克隆浆细胞肿块，定位于单个骨骼，有/没有延伸至相邻的软组织，不存在可诊断为MM的其他症状 ・骨髓中无克隆性浆细胞（微小骨髓受累的孤立性骨浆细胞瘤，小于10%） ・全身低剂量CT、PEC-CT或脊柱和骨盆的全身MRI显示不超过一个原发病灶 ・缺少提示浆细胞增殖异常的终末器官损害（CRAB）或系统性淀粉样变性等因素	・常见的受累部位是椎骨、骨盆、肋骨、上肢、面部、颅骨、股骨或胸骨 ・主要治疗方法是局部放射治疗。椎体不稳定或长骨病理性骨折的患者可能需要手术干预 ・估计10年无病生存率约为50%

表23.4 浆细胞白血病的疗效评估

分类	骨髓分类	外周血标准	血清学标准	其他标准
严格意义的完全缓解（sCR）	骨髓浆细胞≤5%以及流式检测条件下无恶性浆细胞	流式检测条件下无浆细胞	血、尿免疫固定电泳阴性	无髓外病灶

续表

分类	骨髓分类	外周血标准	血清学标准	其他标准
全缓解(CR)	骨髓浆细胞≤5%	无浆细胞	FLC比值以及尿固定电泳正常	无髓外病灶
非常好的部分缓解(VGPR)	骨髓浆细胞≤5%	无浆细胞	血清M蛋白减少≥90%,或尿M蛋白降至<100 mg/24 h	无髓外病灶
部分缓解(PR)	骨髓浆细胞≤5%～20%	1%～5%浆细胞	血清M蛋白减少≥50%,或尿M蛋白减少≥90%或降至<200 mg/24 h	髓外病灶减少超过50%
疾病稳定(SD)	没有达到PR或PD的情况,在外周血标准下			
疾病进展(PD)	>25%骨髓浆细胞的增多,或者绝对值增多≥10%	≥5%浆细胞增加	血清M蛋白升高≥25%(绝对值≥5 g/L)或M蛋白增加≥10 g/L(基线血清M蛋白50 g/L)时尿M蛋白升高≥25%(绝对值≥200 mg/24 h)	高钙血症;明确增加溶骨性病变;溶骨性病变增大或数量增加;髓外病灶
CR后复发	≥10%增加骨髓浆细胞	任何级别浆细胞在外周血尿、血M蛋白重新出现		任何髓外病灶

五、新诊断的原发性浆细胞白血病诊治流程

新诊断的pPCL诊治流程如图23.1所示。

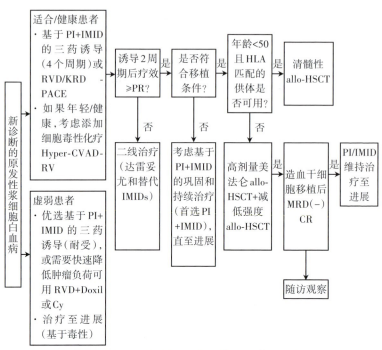

图 23.1 新诊断的原发性浆细胞白血病诊治流程

六、浆细胞白血病的治疗方案

pPCL治疗方案推荐见表23.5。

表23.5 原发性浆细胞白血病治疗方案推荐

RVd(每21 d重复)		
来那度胺	25 mg,po	d1~d14
硼替佐米	1.3 mg/m²,sc	d1、4、8、11
地塞米松	20 mg,po	d1、2、4、5、8、9、11、12
KRd(每21 d重复)		
卡非佐米	36 mg/m²,iv(30 min)(20 mg/m²,仅第1周期,d1、2)	d1、2、8、9、15、16
来那度胺	25 mg,po	d1~21
地塞米松	20 mg,po	d1、2、8、9、15、16、22、23
PAD/VCD(每21 d重复)		
硼替佐米	1.3 mg/m²,sc	d1、4、8、11
阿霉素	30 mg/m²,iv	d4
/环磷酰胺	300 mg/m²,iv	d1、8
地塞米松	40 mg/d,po	d1、4、8、11
VTD-PACE(每28 d重复)		
硼替佐米	1.3 mg/m²,sc	d1、4、8、11
沙利度胺	200 mg/d,po	d1~28
地塞米松	40 mg/d,po	d1~4
顺铂	10 mg/m²,iv	d1~4
阿霉素	10 mg/m²,iv	d1~4
环磷酰胺	400 mg/m²,iv	d1~4
依托泊苷	40 mg/m²,iv	d1~4

(黄来全)

参考文献

[1] Gundesen M T, Lund T, Moeller H E H, et al.Plasma Cell Leukemia: Definition, Presentation, and Treatment[J]. Curr. Oncol. Rep., 2019, 21(1):8.

[2] Kyle R A, Maldonado J E, Bayrd E D. Plasma cell leukemia. Report on

17 cases[J]. Arch. Intern. Med., 1974, 133:813-818.
[3] Tiedemann R E, Gonzalez-Paz N, Kyle R A, et al. Genetic aberrations and survival in plasma cell leukemia [J]. Leukemia, 2008, 22 (5): 1044-1052.
[4] Fernández de Larrea C, Kyle R A, Durie B G M, et al. Plasma cell leukemia: consensus statement on diagnostic requirements, response criteria and treatment recommendations by the International Myeloma Working Group.[J].Leukemia, 2013, 27(4):780-791.
[5] van de Donk N W, Lokhorst H M, Anderson K C, et al. How I treat plasma cell leukemia[J]. Blood, 2012, 120(12):2376-2389.
[6] Bhutani M, Foureau D M. Extramedullary multiple myeloma[J].Leukemia, 2020, 34(1):1-20.
[7] Visram A, Suska A, Jurczyszyn A, et al. Practical management and assessment of primary plasma cell leukemia in the novel agent era[J]. Cancer Treat. Res. Commun., 2021(19):100414.

第二十四章 系统性轻链型淀粉样变性

系统性轻链(AL)型淀粉样变性(systemic light chain amyloidosis,SLCA)是一种多系统受累的单克隆浆细胞病,单克隆免疫球蛋白轻链形成反向β折叠结构沉积在组织器官内,造成相应器官功能异常,临床表现多样。

一、SLCA的诊断及评估

(一)系统性轻链型淀粉样变性诊断标准

SLCA诊断标准见表24.1。

表24.1 SLCA诊断标准

符合以下条件:
1. 临床表现、体格检查、实验室或影像学检查证实有相关的组织器官受累
2. 组织活检病理证实有淀粉样蛋白沉积,且淀粉样蛋白的前体蛋白为免疫球蛋白轻链或重轻链
3. 血液或尿液中存在单克隆免疫球蛋白或游离轻链证据,或骨髓中发现单克隆浆细胞/B细胞

(二)SLCA器官受累判断标准

SLCA器官受累判断标准见表24.2。

表24.2　SLCA器官受累诊断标准

受累器官	诊 断 标 准
肾脏	尿蛋白定量>0.5 g/d,以白蛋白为主
心脏	心脏超声平均心室壁厚度>12 mm,排除其他心脏疾病 或在没有肾功能不全及房颤时 NT-proBNP>332 ng/L
肝脏	无心衰时肝总界>15 cm,或碱性磷酸酶大于正常值上限的1.5倍
神经系统	外周神经:对称性双下肢感觉运动神经病变 自主神经:胃排空障碍、假性肠梗阻、非器官浸润导致的排泄功能紊乱
胃肠道	直接活检证实并有相关症状
肺	直接活检证实并有相关症状;影像学检查提示肺间质病变
软组织	舌增大、关节病变、跛行、皮肤病变、肌病(活检证实或假性肥大)、淋巴结肿大、腕管综合征

（三）淀粉样蛋白/轻链型淀粉样蛋白的识别

淀粉样蛋白/轻链型淀粉样蛋白的识别见表24.3。

表24.3　淀粉样蛋白/轻链型淀粉样蛋白的识别

淀粉样蛋白：
1. HE染色呈嗜伊红均质状
2. 刚果红染色呈砖红色,偏振光显微镜下呈苹果绿色双折光
3. 电镜下表现为直径8～14 nm、无分支、排列紊乱的纤维丝状结构
4. X线衍射显微镜下可见β片层结构

轻链型淀粉样蛋白：
1. 免疫组化、免疫荧光或免疫电镜检查提示轻链限制性表达
2. 质谱分析明确为免疫球蛋白轻链

（四）治疗前评估

治疗前评估见表24.4。

表24.4 治疗前评估

基本项目	病史和体格检查(卧立位血压) 体能状态评分 老年患者虚弱评分
实验室检查	血常规、外周血涂片、凝血功能、心肌损伤标志物、生化检测、电解质、乳酸脱氢酶、$β_2$-MG、免疫球蛋白及补体定量、血清蛋白电泳、血免疫固定电泳、血清游离轻链、肝炎等病毒检测、尿常规、24 h尿蛋白定量、尿蛋白电泳、尿免疫固定电泳、尿轻链
病理检查	骨髓涂片+活检+流式细胞术分析+免疫组化 骨髓FISH检测[包括del(17p)、del(13q)、amp(1q21)、t(4;14)、t(6;14)、t(11;14)、t(14;16)、t(14;20)] 腹壁脂肪垫活检;受累组织器官活检(必要时)
影像学检查	全身骨骼低剂量CT、胸部CT,有条件时可行PET-CT 心脏超声,有条件时进行心脏磁共振 腹部超声必要时行胃肠道钡餐、胃肠镜
其他	心电图、24 h动态心电图;神经传导+肌电图;内分泌功能(性腺、肾上腺、甲状腺);VEGF

二、SLCA的预后评估及治疗流程

(一)预后分期系统汇总

预后分期系统汇总见表24.5。

(二)AST适应证

AST适应证见表24.6。

表 24.5 预后分期系统汇总

分期系统	标志物及阈值	分期
梅奥 2004 分期系统	NT-prBNP>332 ng/L cTnT>0.035 μg/L 或 cTnI>0.01 g/L	Ⅰ期:指标均低于阈值 Ⅱ期:1个指标高于阈值 Ⅲ期:2个指标均高于阈值 　Ⅲa期:NT-proBNP≤8500 ng/L 　Ⅲb期:NT-proBNP>8500 ng/L
梅奥 2012 分期系统	NT-proBNP>1800 ng/L cTnT>0.025 μg/L dFLC>180 mg/L	Ⅰ期:指标均低于阈值 Ⅱ期:1个指标高于阈值 Ⅲ期:2个指标高于阈值 Ⅳ期:3个指标均高于阈值
肾脏预后分期系统	eGFR<50 mL/(min·1.73 m²) 尿蛋白定量>5 g/24 h	Ⅰ期:eGFR 高于阈值,且尿蛋白低于阈值 Ⅱ期:eGFR 低于阈值,或尿蛋白高于阈值 Ⅲ期:eGFR 低于阈值,且尿蛋白高于阈值

表 24.6 AST 适应证

1. 年龄<70 岁
2. ECOG 评分 0~2 分
3. NYHA 分级 Ⅰ~Ⅱ级
4. 心脏超声射血分数>45%
5. 不吸氧血氧饱和度>95%
6. 总胆红素<34 μmol/L
7. 基线收缩压>90 mmHg
8. 估算的肾小球滤过率(eGFR)>30 mL/(min·1.73 m²)
9. 无大量浆膜腔积液
10. 无活动性感染

(三) 治疗流程

治疗流程如图 24.1 所示,SLCA 的治疗方案见表 24.7。

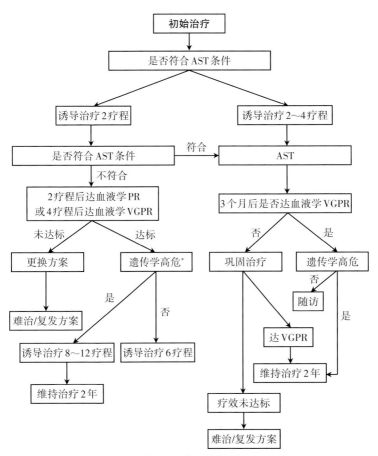

图 24.1 治疗流程图

*高危遗传学:包括 del(17p)、t(4;14)、t(14;20)。

第二十四章 | 系统性轻链型淀粉样变性

表24.7 SLCA的治疗方案

方案	用法	选择时机	副反应及注意事项
D-BCD	达雷妥尤单抗:16 mg/kg,d1、8、15、22(第1～2疗程) 达雷妥尤单抗:16 mg/kg,d1、15(第3～6疗程) 硼替佐米:1.3 mg/m²,d1、8、15、22 环磷酰胺:500 mg,po,d1、8、15、22 地塞米松:20～40 mg,d1、8、15、22 28 d 1个疗程 维持阶段:达雷妥尤单抗:16 mg/kg,d1(28 d 1个疗程,共2年)	初治优选方案	血细胞减少,感染(预防带状疱疹),周围神经病变
BCD	剂量、用法同上	初治优选方案	
BRD	硼替佐米:1.3 mg/m²,d1、8、15、22 来那度胺:5～15 mg,po,d1～21 地塞米松:20～40 mg,d1、8、15、22 28 d 1个疗程	初治方案	血细胞减少,感染(预防带状疱疹),周围神经病变,血栓形成,皮疹
BMD	硼替佐米:1.3 mg/m²d1、8、15、22 美法仑:0.22 mg/kg d1～4 地塞米松:40 mg d1～4 28 d 1个疗程	初治方案(不适合移植者)	血细胞减少,感染(预防带状疱疹),周围神经病变,消化道反应
BD	硼替佐米:1.3 mg/m²,d1、8、15、22 地塞米松:20～40 mg,d1、8、15、22 28 d 1个疗程	初治方案	感染(预防带状疱疹),周围神经病变
MD	美法仑:0.22 mg/kg,d1～4 地塞米松:40 mg,d1～4 28 d 1个疗程	初治方案(不适合移植者)	血细胞减少,感染

续表

方案选择注意事项：
- 存在周围神经病变的患者使用包含硼替佐米的方案治疗时可能有更高的风险发生治疗相关神经病变
- 卡非佐米具有潜在心肺毒性，尤其在老年人群中
- 使用美法仑及来那度胺应监测肾功能
- 达雷妥尤单抗使用前进行配血试验
- 对于复发难治患者：轻链型淀粉样变性疾病复发进展的标准根据血液学及器官分别定义，满足任何一条均定义为复发进展。难治定义为初治患者对一线治疗方案无效，需要更改一线治疗方案并开始二线治疗。治疗原则：① 推荐符合临床试验条件的患者，参加临床试验；② 既往治疗有效且缓解持续时间>12个月，可以采用既往治疗方案再治疗；③ 治疗无效或缓解持续时间<12个月的患者，建议换用新的方案。候选方案主要有：硼替佐米+地塞米松(BD)、硼替佐米/美法仑/地塞米松(BMD)、DARA单药或联合治疗、伊沙佐米+地塞米松(ID)、来那度胺/环磷酰胺/地塞米松(CRD)、来那度胺/地塞米松(RD)、美法仑/地塞米松(MD)、泊马度胺/地塞米松(PD)、苯达莫司汀+地塞米松、卡非佐米/地塞米松（非心脏受累患者）、维奈克拉/地塞米松[存在t(11;14)时]。

三、SLCA的疗效评估

SLCA的血液学缓解和进展标准见表24.8，SLCA的器官缓解和进展标准见表24.9，SLCA的随访如图24.2所示。

表24.8 SLCA的血液学缓解和进展标准

定义	标　准
sCR	符合CR，并且iFLC≤20 mg/L和dFLC≤10 mg/L
CR	血液/尿液免疫固定电泳阴性，并且血清游离轻链水平和比值正常
VGPR	dFLC下降至<40 mg/L
PR	FLC>50 mg/L的患者：dFLC下降>50% dFLC在20～50 mg/L的患者：dFLC<10 mg/L
SD	未达到PR，也不符合PD标准

续表

定义	标准
PD	1. 若达到 CR,可检测到 M 蛋白或轻链比值异常(iFLC 水平必须翻倍) 2. 若达到 PR,血 M 蛋白增加≥50% 并且>5 g/L;或尿 M 蛋白增加≥50% 并且>200 mg/d 3. iFLC 水平增加≥50% 并且>100 mg/L

注:iFLC:血清受累游离轻链;dFLC:血清游离轻链差值。

表24.9 SLCA 的器官缓解和进展标准

器官	缓解	进展
心脏	CR:NT-proBNP≤350 ng/L 同时 BNP<80 ng/L VGPR:NT-proBNP 下降>60% PR:NT-proBNP 下降31%~60%	NT-proBNP 升高 >30% 且升高>300 ng/L 或肌钙蛋白升高≥33% 或射血分数下降≥10%
肾脏	CR:尿蛋白定量≤200 mg/24 h;同时 eGFR 下降≤25% VGPR:尿蛋白减少>60% PR:尿蛋白减少31%~60%	尿蛋白定量增加50%(至少增加 1 g/d)或 eGFR 较基线下降>25%
肝脏	碱性磷酸酶下降超过50%,和/或肝脏体积减小≥2 cm	碱性磷酸酶升高50%以上
外周神经	肌电图提示神经传导速率改善	肌电图或神经传导速率提示病变进展

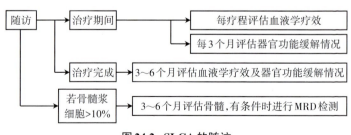

图24.2 SLCA 的随访

(何川 李炳宗)

参考文献

[1] 中国系统性轻链型淀粉样变性协作组,国家肾脏疾病临床医学研究中心,国家血液系统疾病临床医学研究中心,等.系统性轻链型淀粉样变性诊断和治疗指南(2021年修订)[J].中华医学杂志,2021,101(22):11.

[2] NCCN clinical practice guidelines in oncology: systemic light chain amyloidosis (2023 version 2) [DB/OL]. http://www.nccn.org.

[3] NCCN clinical practice guidelines in oncology: older adult oncology (2023 version 1) [DB/OL]. http://www.nccn.org.

[4] Dispenzieri A.Serum Cardiac Troponins and N-Terminal Pro-Brain Natriuretic Peptide: A Staging System for Primary Systemic Amyloidosis[J]. Journal of Clinical Oncology Official Journal of the American Society of Clinical Oncology, 2004, 22(18):3751-3757.

[5] Kumar S, Dispenzieri A, Lacy M Q, et al.Revised Prognostic Staging System for Light Chain Amyloidosis Incorporating Cardiac Biomarkers and Serum Free Light Chain Measurements[J]. J. Clin. Oncol., 2012, 30(9):989-995.

[6] Palladini G, Hegenbart U, Milani P, et al.A staging system for renal outcome and early markers of renal response to chemotherapy in AL amyloidosis[J].Blood, 2014, 124(15):2325-2332.

第二十五章　急性髓系白血病

一、诊断

急性髓系白血病（acute myeloid leukemia，AML）是一种高度侵袭性的血液系统恶性肿瘤，预后较差，治疗难度大，其诊断主要依赖于实验室检查，AML主要病史采集和实验室指标见表25.1。AML诊断标准所需骨髓或外周血中髓系原始细胞数量按照2022年AML国际共识分类（International Consensus Classification，ICC）见图25.1。

表25.1　**AML主要病史采集和实验室指标**

病史采集及重要体征	实验室检查
・年龄 ・此前有无血液病史[主要指骨髓增生异常综合征（MDS）、骨髓增殖性肿瘤（MPN）等] ・是否为治疗相关性（包括肿瘤放疗、化疗） ・有无重要脏器功能不全（主要指心、肝、肾功能等） ・有无髓外浸润[主要指中枢神经系统白血病（CNSL）、皮肤浸润、髓系肉瘤] ・有无白血病或者肿瘤家族史，有无遗传代谢性疾病病史	・血常规、血生化、出凝血检查 ・骨髓细胞形态学（包括细胞形态学、化学、组织病理学） ・免疫分型 ・细胞遗传学（染色体核型），必要时荧光原位杂交（FISH） ・分子学检测 1. 基因融合如 *PML::RARα*, *RUNX1::RUNX1T1*, *CBFB::MYH11*, *DEK::NUP214*, *BCR::ABL1* 等 *KMT2A* 基因重排以及基因突变如 *NPM1*, *CEBPA*, *IDH1*, *IDH2*, *FLT3*, *ASXL1*, *RUNX1*, *DNMT3A*, *TP53* 等决定AML亚型诊断、预后分层及治疗决策。 2. *TET2* 及RNA剪接染色质修饰基因（*SF3B1*、*U2AF1*、*SRSF2*、*ZRSR2*、*EZH2*、*BCOR*、*STAG2*）突变等AML相关基因突变，有助于判断预后及指导治疗药物的选择 ・对于有 *CEBPA*、*RUNX1*、*DDX41* 等基因突变的患者，建议进行体细胞检查除外胚系易感AML ・有意愿行allo-HSCT的患者行HLA配型

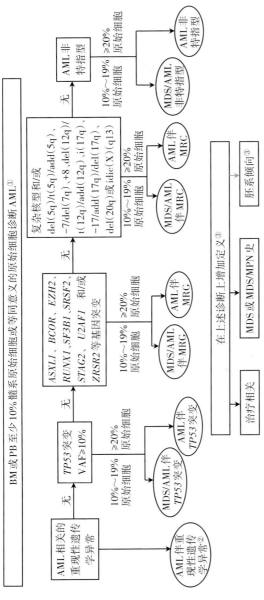

图 25.1 AML 的 ICC

① 髓系原始细胞是指原粒细胞,原单及幼单细胞,原巨核细胞等,在 *PML::RARα* 或变异型 RARα 重排中的早幼粒细胞。② 重现性遗传学异常中需除外 *BCR::ABL1* 基因突变。大多 AML 诊断需要血液或骨髓原始细胞在 20% 或以上,包括 *TP53* 突变的 AML、AML-MRC 和 AML-MRC、AML.NOS,以及罕见的 *BCR::ABL1* 阳性 AML。其他≥20% 原始细胞的髓系肿瘤包括 CML 和 MPNs 的急变期。③ 附加诊断仅符如 AML 伴骨髓增生异常相关细胞遗传学异常(AML-MRC),与治疗相关;AML 伴骨髓增生异常相关基因突变(AML-MRG),既往 MDS 病史;AML 伴骨髓增生异常相关基因突变,种系 RUNX1 突变等,即需明确基因或综合征。

二、预后分层

AML 的预后及分层见表 25.2,ELN 2022 年 AML 危险分层见表 25.3。

表 25.2 AML 的预后及分层

AML 的不良预后因素
- 年龄≥60 岁
- 此前有 MDS 或 MPN 病史
- 治疗相关性/继发性 AML
- 高白细胞(WBC≥100 ×10^9/L)
- 合并 CNSL
- 合并髓外浸润(除外肝、脾、淋巴结受累)
- 细胞遗传学/分子遗传学指标危险度分级

表 25.3 ELN 2022 年 AML 危险分层

分层	遗 传 学 异 常
低危	・t(8;21)(q22;q22.1)/*RUNX1∷RUNX1T1* ・inv(16)(p13.1q22)或 t(16;16)(p13.1;q22)/*CBFB∷MYH11* ・无 *FLT3-ITD* 突变的 *NPM1* 突变 ・*CEBPA* bZIP 框内突变
中危	・有 *FLT3-ITD* 突变的 *NPM1* 突变 ・*FLT3-ITD* 无 *NPM1* 突变(无高危遗传学异常) ・t(9;11)(p21.3;q23.3)/*MLLT3∷KMT2A* ・细胞遗传学和/或分子学异常未分类为预后良好或预后不良
高危	・t(6;9)(p23.3;q34.1)/*DEK∷NUP214* ・t(v;11q23.3)/*KMT2A* 重排(不包括 *KMT2A-PTD*) ・t(9;22)(q34.1;q11.2)/*BCR∷ABL1* ・t(8;16)(p11.2;p13.3)/*KAT6A∷CREBBP* ・inv(3)(q21.3q26.2)或 t(3;3)(q21.3;q26.2)/*GATA2、MECOM(EVI1)* ・t(3q26.2;v)/*MECOM(EVI1)* 重排 ・−5 或 del(5q)、−7、−17/abn(17p) ・复杂核型、单体核型 ・*ASXL1、BCOR、EZH2、RUNX1、SF3B1、SRSF2、STAG2、U2AF1* 和/或 *ZRSR2* 突变 ・*TP53* 突变

三、治疗

适合强化疗患者的治疗流程如图25.2所示,适合强化疗患者的常用治疗方案见表25.4,诱导治疗后达CR患者的常用治疗方案见表25.5,诱导治疗无效或复发患者的治疗方案见表25.6,不适合强化疗患者的治疗流程如图25.3所示,不适合强化疗患者的治疗方案见表25.7,难治复发AML患者治疗流程如图25.4所示,初发AML-CR1时allo-HSCT适应证见表25.8。

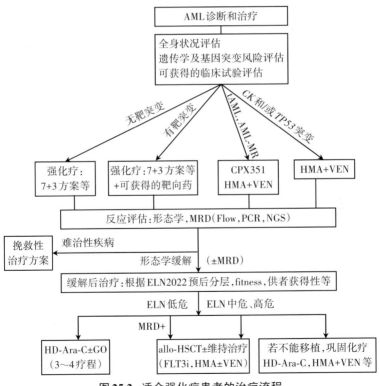

图25.2 适合强化疗患者的治疗流程

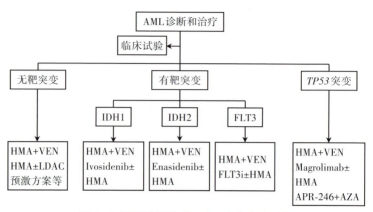

图25.3 不适合强化疗AML患者治疗流程

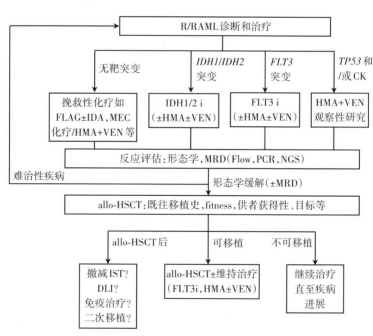

图25.4 难治复发AML患者治疗流程

表25.4 适合强化疗患者的常用治疗方案

推荐方案	诱导治疗	巩固治疗	维持治疗
7+3+FLT3i方案（AML伴*FLT3*突变）	柔红霉素（D）60 mg/m² iv d1～3或伊达比星（I）12 mg/m² iv d1～3；阿糖胞苷（Ara-C）100～200 mg/(m²·d) civ d1～7；联合米哚妥林 50 mg q12h po d8～21 再诱导[①]：第2疗程"7+3"或含更高剂量Ara-C的方案加米哚妥林，第1疗程没有缓解的患者首选后者	3～4个疗程ID Ara-C 1～3 g/m² iv（若年龄≥60岁，则为0.5～1.5 g/m²）持续 3 h q12h d1～3；联合米哚妥林 50 mg q12h po d8～21（所有疗程）	米哚妥林 50 mg q12h po d1～28，q4wk，持续12疗程
7+3方案（AML不伴*FLT3*突变）	D：60 mg/m² iv d1～3 或 I：12 mg/m² iv d1～3 或米托蒽醌（M）12 mg/m² iv d1～3；联合Ara-C 100～200 mg/(m²·d) civ d1～7；再诱导：第2疗程"7+3"或含更高剂量Ara-C方案，第1疗程没有缓解的患者首选后者	3～4个疗程ID Ara-C方案剂量、用法同上	口服阿扎胞苷 300 mg po qd d1～14，q4wk，直到疾病进展
HDA、HIA、HAA方案［三尖杉酯碱（H）与不同剂量的3+7方案联合］	D：45～90 mg/m² iv d1～3；I：10～12 mg/m² iv d1～3；M：6～10 mg/m² iv d1～3；H：2～2.5 mg/m² iv d1～7（或 4 mg/m² iv d1～3）；阿克拉霉素（A）20 mg/d，d1～7；和Ara-C 100～200 mg/(m²·d) civ d1～7。具体药物剂量根据患者情况调整 再诱导（如果未达到CR[②]/CRh[③]/CRi[④]）可采用D 60 mg/m² iv d1～2 和 Ara-C 1000 mg/m² iv（若年龄≥60岁，则为500～1000 mg/m²）持续 3 h q12h d1～3	2～4个疗程的ID Ara-C方案剂量、用法同上或其他方案HAA、HAD等	

第二十五章　急性髓系白血病

续表

推荐方案	诱导治疗	巩固治疗	维持治疗
CPX-351（伴MDS相关改变或治疗相关的AML）	CPX-351 100 U/m² (D 44 mg/Ara-C100 mg) iv d1、3、5 再诱导（如果未达到CR/CRh/CRi）：CPX-351 100 U/m² iv d1、3	1~2个疗程的CPX-351 65 U/m² (D 29 mg/Ara-C 65 mg) iv d1、3	

注：civ：持续iv；IDAC：中剂量阿糖胞苷。

① 再诱导：诱导治疗后恢复期（停化疗后14~21 d）复查骨髓，存在明显残留白血病细胞（≥10%）或残留白血病细胞<10%且不伴增生低下的，进行再诱导治疗。② CR：骨髓原始细胞<5%；没有外周原始细胞或有奥氏小体的原始细胞；无髓外病变；ANC≥1.0×10⁹/L；PLT≥100×10⁹/L。③ CR伴部分血液学恢复（CRh）：ANC≥0.5×10⁹/L；PLT≥50×10⁹/L，满足其他CR及CRi标准。④ CR伴不完全的血液学恢复（CRi）：满足其他CR标准，但ANC持续<1.0×10⁹/L，或PLT<100×10⁹/L。

表25.5　诱导治疗后达CR患者的常用治疗方案

低危AML	· HD Ara-C 3~4疗程 · ID Ara-C+蒽环类2~3疗程+标准剂量化疗 · ID Ara-C 2~3疗程+AST（自体造血干细胞移植） · 标准剂量化疗3~4疗程+AST
中危AML	· allo-HSCT · HD Ara-C 3~4疗程 · ID Ara-C 2~3疗程+AST · ID Ara-C+蒽环类2~3疗程+标准剂量化疗 · 标准剂量化疗3~4疗程+AST
高危AML	· 尽早allo-HSCT · HD Ara-C 3~4疗程 · ID Ara-C 2~3疗程+AST · 标准剂量化疗巩固（≥6个疗程）

表 25.6　诱导治疗无效或复发患者的治疗方案

初始诱导治疗无效或适合强化疗的复发患者的常用挽救治疗方案	
吉瑞替尼（AML 伴 *FLT3* 突变）	吉瑞替尼 120 mg po qd d1~28，q4wk，直至疾病进展
ID Ara-C（联合或不联合蒽环类药物）	· Ara-C 1.0~1.5/m² iv（若年龄≥60岁，则为 0.5~1.0/m²）持续 3 h q12h d1~3 · 联合或不联合 D：60 mg/m² iv d1~3；I：8~10 mg/m² iv d3~5；或 M：8~10 mg/m² iv d1~3
FLAG±IDA	· 氟达拉滨（F）30 mg/m² iv d2~6；Ara-C 1.5~2.0/m² iv 持续 3 h，F 输注后 4 h 开始，d2~6；I：10 mg/m² iv d2~4；G-CSF 5 μg/kg sc d1~5；化疗结束后 7 d 开始额外给予 G-CSF，直至白细胞计数>0.5×10⁹/L · 年龄≥60 岁的患者考虑减量：F 20 mg/m²；Ara-C 0.5~1.0/m²；I：8 mg/m²
MEC	M 8 mg/m² iv d1~5；依托泊苷 100 mg/m² iv d1~5；Ara-C 1.0/m² iv d1~5
CLAG±M	克拉屈滨（C）5 mg/m² iv d1~5；Ara-C 2.0/m² iv d1~5（C 输注后 2 h 开始）；M 10 mg/m² iv d1~3；G-CSF 300 mg sc d0~5
allo-HSCT	原发难治患者、第二次 CR（或 CRh、CRi）或接受挽救治疗后出现明显细胞减少但疾病仍活跃的患者，考虑移植。在特定条件下考虑第二次移植。进行早期 HLA 分型
不适合强化疗患者的挽救治疗方案	
吉瑞替尼（AML 伴 *FLT3* 突变）	120 mg po qd d1~28，q4wk，直至疾病进展
艾伏尼布（AML 伴 *IDH1* 突变）	500 mg po qd d1~28，q4wk，直至疾病进展
恩西地平（AML 伴 *IDH2* 突变）	100 mg po qd d1~28，q4wk，直至疾病进展

表25.7 不适合强化疗患者的治疗方案

方案	推荐剂量
A/D+V	阿扎胞苷75 mg/m² sc/iv d1～7(可选择d1～5+d8～9)或地西他滨20 mg/m² iv d1～5; 维奈克拉剂量递增:100 mg d1,200 mg d2,400 mg po qd d3～28 若与强CYP3A4抑制剂联用,需调整维奈克拉剂量:10 mg d1,20 mg d2,50 mg d3,100 mg(或更少)d4～,po qd
低剂量Ara-C+V	Ara-C 20 mg/(m²·d) sc,d1～10; 维奈克拉:100 mg d1,200 mg d2,400 mg d3,600 mg d4～28 po 若与强CYP3A4抑制剂联用,需调整维奈克拉剂量:10 mg d1,20 mg d2,50 mg d3,100 mg(或更少)d4～28,po qd
HMA±G-CSF	CAG,CHG,CMG:C-阿糖胞苷,A-阿克拉霉素,H-高三尖杉酯碱,M-米托蒽醌
A+艾伏尼布 (AML伴*IDH1*突变)	阿扎胞苷75 mg/m² sc/iv d1～7(或d1～5,d8～9); 艾伏尼布500 mg po qd d1～28; 两种药物q4 wk,直至疾病进展
艾伏尼布 (AML伴*IDH1*突变)	对于身体非常虚弱的患者,可考虑艾伏尼布500 mg po qd d1～28单药治疗,直至疾病进展
最佳支持治疗	对于不能耐受任何抗白血病治疗或任何治疗均无希望的患者,选择支持治疗,包括羟基脲

注:不适合强化疗患者包括:① 年龄≥75岁(非绝对标准);② 年龄<75岁且合并严重非血液学合并症。

表25.8 初发AML-CR1时allo-HSCT适应证

预后分层	遗传学/分子亚型	进一步分层	CR1期移植推荐	评论
低危组	*NPM*突变+正常核型	*NPM*突变+*FLT3-ITD*野生型	否	依据MRD状态
		*NPM*突变+*DNMT3A*	否	
		*NPM*突变+65岁以上且适合	可考虑移植	
	*CBF*突变	t(8;21)或inv(16)无伴随突变	否	依据MRD状态
		t(8;21)或inv(16)伴*KIT*突变	考虑移植,尤其t(8;21)	
		t(8;21)或inv(16)伴*NRAS*突变	考虑移植	
		t(8;21)或inv(16)伴-Y	考虑移植,尤其t(8;21)	
	CEBPA	CEBPA伴*bZIP*突变或双等位基因突变	否	依据MRD状态(FCM)特别伴*NPM1*突变,年龄可能对生存有更大的影响
	以上任意项加上	>60岁	考虑移植	
		伴胚系突变	考虑移植	
		复杂/高危核型	是	
高危组	*TP53*突变	*TP53*突变无复杂/单体核型	是	
		*TP53*突变伴复杂/单体核型	可移植,但预后不佳,始终考虑临床试验	
	Inv(3)	Inv(3)且<40岁	是	
		Inv(3)且>40岁	可移植,但预后不佳,始终考虑临床试验	
中危组			是	可不移植,特别在MRD阴性CR1时

对于复发及难治的AML患者(依据脏器功能、感染及合并症情况)所有能耐受allo-HSCT者均推荐进行allo-HSCT。

(刘会兰)

参考文献

[1] 中华医学会血液学分会白血病淋巴瘤学组.中国成人急性髓系白血病(非急性早幼粒细胞白血病)诊疗指南(2021年版)[J].中华血液学杂,2021,42(8):617-623.

[2] Döhner H, Wei A H, Appelbaum F R, et al. Diagnosis and management of AML in adults: 2022 recommendations from an international expert panel on behalf of the ELN[J].Blood,2022,140(12):1345-1377.

[3] Shimony S, Stahl M, Stone R M.Acute myeloid leukemia: 2023 update on diagnosis, risk-stratification, and management[J].Am. J. Hematol.,2023;98(3):502-526.

[4] Wilde L, Kasner M.Whom should we treat with novel agents? Specific indications for specific and challenging populations[J].Hematology Am. Soc. Hematol. Educ. Program,2021,2021(1):24-29.

[5] De Wolf S, Tallman M S, Rowe J M, et al. What influences the decision to proceed to transplant for patients with AML in first remission?[J]. J. Clin. Oncol., 2023,41(29):4693-4703.

第二十六章　急性早幼粒细胞白血病

急性早幼粒细胞白血病（acute promyelocytic leukemia，APL）是急性髓系白血病的一种亚型，其中以异常的早幼粒细胞为主。APL预后良好，治愈率高，绝大多数患者具有特异性的染色体异位t(15;17)(q22;q12)，形成 *PML::RARα* 融合基因，PML::RARα 融合蛋白具有显著的负调控作用，在阻碍细胞分化的同时防止细胞凋亡、促进白血病祖细胞的增殖。*PML::RARα* 融合基因既是APL发生的分子病因又是其治疗的靶点。

一、诊断

APL患者诊断流程如图26.1所示。

二、治疗

新诊断APL患者危险度分型及治疗流程见图26.2，首次复发APL患者的治疗见图26.3，合并髓外病变患者的治疗见图26.4。

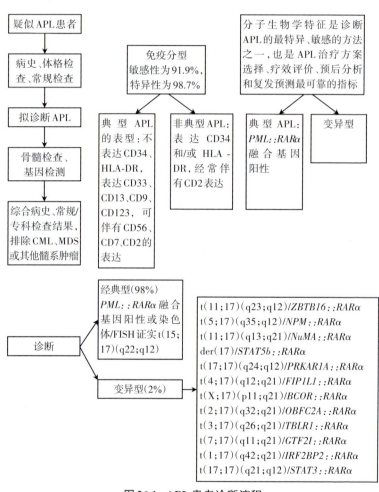

图 26.1　APL 患者诊断流程

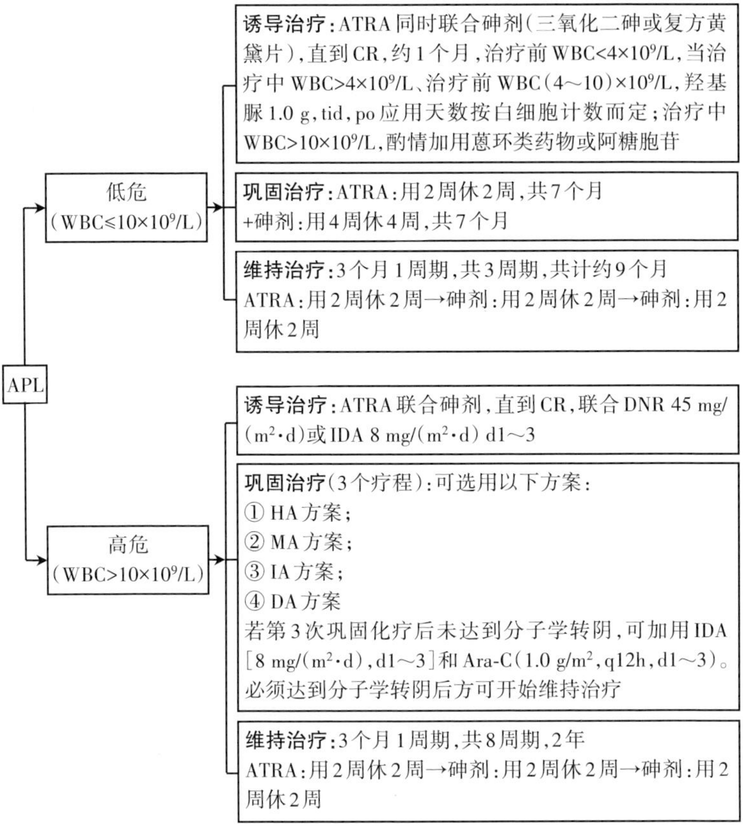

```
                    ┌─ 诱导治疗:ATRA同时联合砷剂(三氧化二砷或复方黄
                    │  黛片),直到CR,约1个月,治疗前WBC<4×10⁹/L,当治
                    │  疗中WBC>4×10⁹/L、治疗前WBC(4~10)×10⁹/L,羟基
                    │  脲1.0 g,tid,po应用天数按白细胞计数而定;治疗中
                    │  WBC>10×10⁹/L,酌情加用蒽环类药物或阿糖胞苷
       低危         │
      (WBC≤10×10⁹/L)├─ 巩固治疗:ATRA:用2周休2周,共7个月
                    │  +砷剂:用4周休4周,共7个月
                    │
                    └─ 维持治疗:3个月1周期,共3周期,共计约9个月
                       ATRA:用2周休2周→砷剂:用2周休2周→砷剂:用2
                       周休2周
APL
                    ┌─ 诱导治疗:ATRA联合砷剂,直到CR,联合DNR 45 mg/
                    │  (m²·d)或IDA 8 mg/(m²·d) d1~3
                    │
                    │  巩固治疗(3个疗程):可选用以下方案:
                    │  ① HA方案;
                    │  ② MA方案;
       高危         ├─ ③ IA方案;
      (WBC>10×10⁹/L)│  ④ DA方案
                    │  若第3次巩固化疗后未达到分子学转阴,可加用IDA
                    │  [8 mg/(m²·d),d1~3]和Ara-C(1.0 g/m²,q12h,d1~3)。
                    │  必须达到分子学转阴后方可开始维持治疗
                    │
                    └─ 维持治疗:3个月1周期,共8周期,2年
                       ATRA:用2周休2周→砷剂:用2周休2周→砷剂:用2
                       周休2周
```

图26.2 APL患者危险度分型及治疗流程

常用治疗方案:ATRA:25mg/(m²·d);三氧化二砷:0.16 mg/(kg·d);复方黄黛片:60 mg/(kg·d)。

HA方案:高三尖杉酯碱(HHT)2mg/(m²·d),第1~7天;Ara-C 100 mg/(m²·d),d1~5;

MA方案:米托蒽醌(MIT)6~8mg/(m²·d),d1~3;Ara-C 100 mg/(m²·d),d1~5;

DA方案:柔红霉素(DNR)40~45 mg/(m²·d),d1~3;Ara-C 100 mg/(m²·d),d1~5;

IA方案:去甲氧柔红霉素(IDA)8 mg/(m²·d),d1~3;Ara-C 100 mg/(m²·d),d1~5

```
首次复发APL   →   再次诱导方案:亚砷酸±ATRA±蒽环类等化疗;
患者的治疗         鞘内注射:诱导缓解后必须进行鞘内注射,预防中枢神经系统白
                  血病(CNSL)
```

PML::RARα 融合基因阴性	融合基因阳性或者未缓解
1. 自体造血干细胞移植	1. 临床研究
2. 亚砷酸巩固治疗(不适合移植者)6个疗程	2. allo-HSCT

图26.3 首次复发APL患者的治疗

髓外病变 → APL患者并发髓细胞肉瘤(myeloidsarcoma,MS)多为个案报告,APL伴MS的常见部位为脊柱、皮肤和舌,其次是睾丸、腋窝、乳房、小脑、结肠、股骨、胫骨、下颌骨、口腔、卵巢、骨盆、直肠和胸腺,取病变组织活检及骨髓行 PML::RARα 融合基因检查,治疗可以采取ATRA+ATO±IDA治疗

图26.4 APL合并伴髓外病变患者的治疗

APL患者的造血干细胞移植的治疗,对新诊断的APL患者,目前ELN、EBMT和NCCN指南指出,无论其风险分层如何,CR1中都不推荐HSCT;对于复发及难治患者推荐HSCT,对于合并 ZBTB16::RARα、STAT5B::RARα,砷剂及ATRA治疗不敏感者,可接受allo-HSCT,12个月的OS和EFS分别为60.9%和56.7%。支持及其他治疗见图26.5。

> **凝血功能障碍**:临床凝血功能障碍和出血症状严重者首选为原发病的治疗。支持治疗如下:输注单采血小板以维持 PLT≥(30～50)×10⁹/L;输注冷沉淀、纤维蛋白原、凝血酶原复合物和冰冻血浆维持纤维蛋白原>1500 mg/L 及 PT 和 APTT 值接近正常。每日监测 DIC 相关指标直至凝血功能正常。如有纤溶异常,应快速给予 ATRA。如有器官大出血,可应用重组人凝血因子Ⅶa

> **高白细胞**:高白细胞 APL 患者的治疗:不推荐白细胞分离术。可给予水化及化疗药物

支持及其他治疗

> **APL 分化综合征**:临床表现为以下7个方面:不明原因发热、呼吸困难、胸腔或心包积液、肺部浸润、肾脏衰竭、低血压、体重增加5 kg,符合2～3个者属于轻度分化综合征,符合4个或更多个者属于重度分化综合征。分化综合征通常发生于初诊或复发患者,WBC>10×10⁹/L并持续增长者,应考虑停用 ATRA 或亚砷酸,或者减量,并密切关注体液容量负荷和肺功能状态,尽早使用地塞米松(10 mg,iv,bid)直至低氧血症解除

> **CNSL 的预防和治疗**:
> 1. 低危 APL 患者,ATRA 联合砷剂作为一线治疗方案中建议预防性鞘内治疗*,中危患者建议预防性鞘内治疗
> 2. 高危 APL 或复发患者,因发生 CNSL 的风险增加,对这些患者应进行至少2～6次预防性鞘内治疗。对于已诊断 CNSL 患者,按照 CNSL 常规鞘内方案执行

图26.5　APL 患者的支持及其他治疗

*中国急性早幼粒细胞白血病诊疗指南(2018年版)中指出"低中危 APL 患者,ATRA 联合砷剂作为一线治疗方案中建议预防性鞘内治疗",2024年 CSCO 恶性血液病诊疗指南中指出"低危 APL 患者,ATRA 联合砷剂作为一线治疗方案中不建议预防性鞘内治疗"。

(张凤)

参考文献

[1] 李婷,伍平,陈曼,等.多参数流式细胞术筛选急性早幼粒细胞白血病免疫表型特征[J].中华检验医学杂志,2024,47(7):747-754.
[2] 中国急性早幼粒细胞白血病诊疗指南(2018年版)[J].中华血液学杂

志,2018,39(3):179-183.

[3] Cicconi L,Testi A M,Montesinos, P,et al. Characteristics and outcome of acute myeloid leukemia with uncommon retinoic acid receptor-alpha (RARα) fusion variants[J].Blood Cancer Journal, 2021,11(10):167.

[4] Zhu H H,Huang X J.Oral arsenic and retinoic acid for non-high-risk acute promyelocytic leukemia [J]. N. Engl. J. Med., 2014, 371 (23): 2239-2241.

[5] Burnett A K,Russell N H,Hills R K,et al.Arsenic trioxide and all-trans retinoic acid treatment for acute promyelocytic leukaemia in all risk groups (AML17): results of a randomised, controlled, phase 3 trial[J]. Lancet Oncol.,2015,16(13):1295-1305.

[6] Wu Q, Yang X F, Zhang J R, et al. Improved prevention and treatment strategies for differentiation syndrome contribute to reducing early mortality in patients with acute promyelocytic leukemia[J].Blood Cancer Journal,2024,14(1):113.

[7] Shu X, Wu Q, Guo T, et al. Acute Promyelocytic Leukemia Presenting With a Myeloid Sarcoma of the Spine: A Case Report and Literature Review[J].Front Oncol.,2022(12):851406.

[8] 中国临床肿瘤学会指南工作委员会.中国临床肿瘤学会(CSCO)恶性血液病诊疗指南2024[M].北京:人民卫生出版社,2024.

第二十七章 慢性髓性白血病

慢性髓性白血病(chronic myelogenous leukemia, CML)是一种造血干细胞克隆增殖性疾病,骨髓以髓系增生,外周血白细胞增多及脾大为主要特征。

一、诊断

常见的临床表现为外周血白细胞增多或伴脾大,外周血中可见髓系不成熟细胞,应高度怀疑CML。需要做以下检查见表27.1。2022年WHO血液肿瘤分类标准中CML的定义:由染色体t(9;22)(q34;q11)导致 *BCR::ABL1* 融合基因发生CML。

表27.1 拟诊CML患者需要做的检查

病史、体格检查、体能状态	病史(包括既往是否有血液学及肿瘤等)、体格检查:脾脏触诊(记录大小、质地等)
化验检查	全血细胞计数和血细胞分类;生化;尿常规;肝炎病毒筛查(乙型肝炎和丙型肝炎)
骨髓相关检查	骨髓形态学、免疫分型(如果以急变期起病)、细胞遗传学(染色体核型)、骨髓活检 荧光原位杂交(FISH)不作为常规检查,仅用于骨髓干抽或染色体检测核型不清楚、无分裂象等且临床需要与Ph染色体相关疾病鉴别时,标本采用骨髓或外周血
外周血分子学检查	*BCR::ABL1* 融合基因定性或定量检测
功能影像学检查	心电图、超声心动图、腹部超声

二、分期

CML分期见表27.2。

表27.2　CML分期

分期	WHO 2016	WHO 2022	CIBMTR 2016
CP	1. 骨髓/外周血原始细胞<10% 2. 未达加速期、急变期标准	未达到诊断加速期或急变期的标准	未达到诊断加速期或急变期的标准
AP	1. 外周血和/或骨髓有核细胞中原始细胞占10%~19% 2. 外周血嗜碱性粒细胞≥20% 3. 与治疗无关的血小板降低(<100×10⁹/L)或治疗无法控制的持续血小板增多(>1000×10⁹/L) 4. 治疗无法控制的进行性脾脏增大和(或)白细胞计数增加 5. 初诊时Ph细胞携带主要途径附加染色体异常(包括+Ph、+8、i(17q)、+19)及3q26.2异常、复杂染色体核型 5. 治疗中出现除Ph外的细胞遗传学克隆演变	随着TKI的应用及疾病的规范监测，CML向AP进展的风险降低，10年生存率达80%~90%，因此AP的定义变得不再那么重要；由ABL1激酶区突变和/或其他细胞遗传学异常引起的耐药以及向BP进展成为CML的关键特征。在当前分类中省略了AP。	1. 血液或骨髓中原始细胞10%~19% 2. 外周血嗜碱性粒细胞≥20% 3. 除了单一的Ph染色体(克隆演变)外，还有克隆性骨髓细胞遗传学异常 4. 脾脏增大，对治疗无反应 5. 白细胞增多，对治疗无反应 6. 与治疗无关的血小板减少症(<100×10⁹/L) 7. 与治疗无关的血小板增多(>1000×10⁹/L)

续表

分期	WHO 2016	WHO 2022	CIBMTR 2016
BP	1.外周血或骨髓中原始细胞≥20% 2.髓外原始细胞浸润	1.外周血或骨髓中原始细胞≥20% 2.髓外原始细胞浸润 3.外周血或骨髓中见原始淋巴细胞增多,应考虑发生急淋变的可能性	1.外周血或骨髓中原始细胞≥20%(之前>30%) 2.髓外原始细胞浸润

注:CP,慢性期;AP:加速期;BP:急变期。

三、治疗

(一)治疗反应预测及预后评估CML

治疗反应预测及预后评估见表27.3。

表27.3 CML治疗反应预测及预后评估[*]

评分系统	计算方法	风险分层	治疗反应预测	生存预测	治疗失败预测
Sokal	Exp[0.0116(年龄-43.4岁)]+0.0345(脾脏大小-7.51)+0.188[(PLT/700)^2-0.563]+0.0887(原始细胞-2.1)	低危<0.8 中危0.8~1.2 高危>1.2	EMR、CCyR、MMR	FFS、PFS、OS	
EURO	[0.6666(当年龄≥50岁)+(0.0420×脾脏大小)+1.0956(当PLT≥1500×10⁹/L)+(0.0584×原始细胞数)+0.2039(当嗜碱性粒细胞3%)+(0.0413×嗜酸性粒细胞)]×1000	低危≤780 中危780~1480 高危>1480	—		

续表

评分系统	计算方法	风险分层	治疗反应预测	生存预测	治疗失败预测
ELTS**	$0.0025\times$(年龄$/10)^3+0.0615\times$脾脏大小$+0.1052\times$外周血原始细胞$+0.4104\times$(血小板计数$/1000)^{-0.5}$	低危≤1.568 中危1.568~2.2185 高危>2.2185	EMR、CCyR、MMR、DMR	FFS、PFS、OS、CML相关生存	
EUTOS	7×嗜碱性粒细胞+4×脾脏大小	低危≤87 高危>87	MMR	PFS、OS	
IMTF	白细胞计数≥120×10⁹/L:1分 血红蛋白<115 g/L:1分 外周血嗜碱性粒细胞≥12%:1分 ELTS分组:中危1分,高危2分	极低危0 低危1 中危2 高危3 极高危			预测一线伊马替尼治疗失败

注:*年龄单位为岁,脾脏大小指肋下厘米数,原始细胞指外周血分类百分数,所有数据应在任何CML相关治疗开始前获得。

**目前常用评分系统为Sokal和ELTS评分,ELTS评分对高危组的长期结局预测更准确;Sokal评分不适于二代TKI作为一线治疗的疾病预后分层;无论哪种评分系统,高危均预示治疗反应差和生存期缩短,应进行更严密的疗效监测和更积极的治疗。

计算Sokal/Hasford: https://www.leukemia net.org/content/leukemias/cml/euro__and_sokal_score/index_eng.html

计算ELTS:https://www.leukemia-net.org/content/leukemias/cml/elts_score/index_eng.html

计算IMTF:https://nv-mpn-tool.kydev.net/h5/#/tool/toolcml

EMR:早期分子学反应;CCyR:完全细胞遗传学反应;MMR:主要分子学反应;FFS:无失败生存,从TKI治疗开始到治疗失败计算FFS,或在最后一次随访时进行审查;IMTF:伊马替尼治疗失败;DMR:深度分子学反应。

(二)CML临床治疗流程

CML临床治疗流程如图27.1所示。

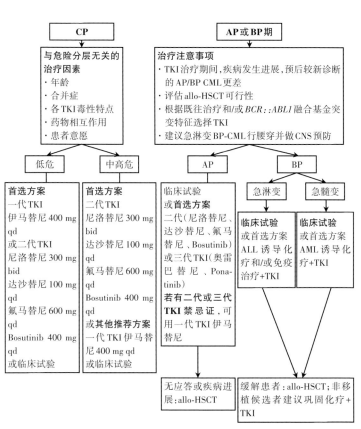

图 27.1　CML 临床治疗流程

TKI：酪氨酸激酶抑制剂。

(三)治疗药物选择

基于年龄和疾病危险分层的药物选择见表27.4,兼顾合并症的药物选择见表27.5,一线治疗药物的推荐见表27.6。

表27.4 基于年龄和疾病危险分层的药物选择

年　　龄	疾病危险度	首选治疗推荐
<65岁	低危	伊马替尼、尼洛替尼、asciminib
	中高危	尼洛替尼、氟马替尼、asciminib
≥65~80岁	低中危	伊马替尼、asciminib
	高危	尼洛替尼、氟马替尼、asciminib
≥80岁	低/中高危	伊马替尼、asciminib

表27.5 兼顾合并症的药物选择

共存疾病	推荐TKI药物	不推荐药物
肺部疾病/肺动脉高压	伊马替尼、尼洛替尼、氟马替尼、asciminib	达沙替尼
胃肠道相关疾病	尼洛替尼、达沙替尼、asciminib	伊马替尼、氟马替尼
心血管疾病	伊马替尼、asciminib	尼洛替尼、达沙替尼
外周动脉相关疾病	伊马替尼、asciminib	尼洛替尼
肝脏	伊马替尼、asciminib	氟马替尼
肾脏	尼洛替尼、达沙替尼、asciminib	伊马替尼
糖尿病	伊马替尼、达沙替尼、氟马替尼、asciminib	尼洛替尼

表 27.6 CML 一线治疗药物的推荐

治疗方案	12个月 MMR	5年 MR4.5	5年疾病进展比例	5年 OS	用药管理建议
伊马替尼 400 mg qd	27%~39.6%	31.4%~33%	7.3%~7.9%	90%	1. 没有绝对禁忌证,也没有危及患者生命的并发症,心脏射血分数和肾小球滤过率减低的患者应该仔细检查相关的器官毒性 2. 最常见的耐受性差的原因是早期液体潴留、胃肠道症状、肌肉痉挛、关节疼痛、皮疹和疲乏。这些不良反应会随着时间的延长或者短暂的药物治疗后缓解 3. 片剂应与食物一起服用,以减少胃肠道不良反应
尼洛替尼 300 mg bid	55%~78%	53.5%	3.7%	93.7%	1. 可能延长 QT 间期,避免与可能延长 QT 间期的药物同用;在基线、开始治疗后 7 d 以及之后的任何剂量调整后,进行心电图监测 QTc 2. 告知患者药物已报道心血管事件,治疗期间应评估心血管状态,监测和管理心血管危险因素 3. 与糖耐量降低和血脂异常有关,因此糖尿病和高脂血症是相对禁忌 4. 伴有低钾血症、低镁血症的患者禁用 5. 必须空腹服用(餐前 2 h 或餐后 1 h),因为高脂肪餐会增加药物吸收 6. 在肾小球滤过减少的患者中,尼洛替尼是首选,肾毒性证据最少
尼洛替尼 400 mg bid	51%	52.3%	2.2%	96.2%	

续表

治疗方案	12个月 MMR	5年 MR4.5	5年疾病进展比例	5年 OS	用药管理建议
达沙替尼 100 mg qd	46%	42%	4.6%	91%	1. 发生胸腔积液风险高，偶发肺动脉高压，禁用于有肺部疾病的患者 2. 可能延长QT间期，避免与可能延长QT间期的药物同用 3. 与2 h内服用的抗酸剂有显著的相互作用。H2拮抗剂和质子泵抑制剂会降低吸收
氟马替尼 600 mg qd	52.6%~80%	—	—	—	1. 无绝对禁忌证 2. ≥3级骨髓抑制常见，主要为血小板减少、白细胞减少、中性粒细胞减少和贫血，可以通过中断给药、降低剂量或终止治疗等方式处理 3. 临床研究中≥3级丙氨酸氨基转移酶升高、天门冬氨酸氨基转移酶升高、γ-谷氨酰转移酶升高、血胆红素升高等常见，90%患者经暂停用药等处理措施后恢复或好转；肝功能损害者慎用 4. 治疗的第1个月，每周检测一次全血细胞计数；开始治疗前应检查肝功能 5. 应空腹给药（服药前2 h和服药后1 h期间不要饮食），建议每天大致同一时间服用药物

注：MR：分子学反应（MR4，$BCR::ABL1 \leq 0.01\%IS$，MR4.5，$BCR::ABL1 \leq 0.0032\%^{IS}$）；asciminib为NCCN2025的指南推荐作为一线药物的选择，中国尚未上市。

四、疗效评价

CML疗效评价见表27.7。

表27.7 CML疗效评价

时间	最佳反应	警告	失败
基线	NA	高危ACAs,ELTS高危	NA
3个月	$BCR::ABL1$≤10%^{IS}	$BCR::ABL1$>10%^{IS}	>10%(若在后续1~3个月内仍未改善)
6个月	$BCR::ABL1$≤1%^{IS}	$BCR::ABL1$>1%~10%^{IS}	$BCR::ABL1$>10%^{IS}
12个月	$BCR::ABL1$	$BCR::ABL1$>0.1%~1%^{IS}	$BCR::ABL1$>1%^{IS}
任何时间	$BCR::ABL1$≤0.1%^{IS}	$BCR::ABL1$>0.1%~1%^{IS} 丧失MMR(≤0.1%)	$BCR::ABL1$>1%^{IS}；出现耐药突变 高危ACAs

注:NA:不适用;ACAs:附加染色体异常。

五、CML治疗全过程管理

(一)CML调整治疗策略

根据患者个体情况、TKI毒性及疗效调整治疗方案,见表27.8。根据ABL突变选择针对性的药物见表27.9。

表 27.8 根据个体情况,评估疗效,选择后续治疗

反应	评估	治疗方案调整
最佳	—	继续原方案治疗
警告	1. 评价患者依从性 2. 评价药物相互作用 3. *BCR::ABL1*激酶突变分析	1. 更换其他TKI 2. 继续原方案 3. 临床试验 4. 一线伊马替尼治疗者可考虑提高伊马替尼剂量
失败	1. 评价患者依从性 2. 评价药物相互作用 3. *BCR::ABL1*激酶突变分析	1. 更换其他TKI 2. 造血干细胞移植评估 3. 临床试验
不耐受	—	1. 更换其他TKI 2. 造血干细胞移植评估 3. 临床试验

表 27.9 TKI耐药患者:根据*BCR::ABL1*突变状态选择后续治疗

突变状态	治疗推荐
T315I	奥雷巴替尼, ponatinib, 临床试验, allo-HSCT, asciminib
F317L/V/I/C、V299L、T315A	尼洛替尼、奥雷巴替尼
Y253H、E255K/V、F359C/V/I	达沙替尼、奥雷巴替尼
Q252H、Y253F、E255K、V299L、F317L/I、M315T、H396P	氟马替尼、奥雷巴替尼
无突变	尼洛替尼或达沙替尼,奥雷巴替尼

(二)无治疗缓解(TFR)的标准

TKI的应用为CML患者的长期生存提供了可能,停药追求无治疗缓解(TFR)成为CML的治疗目标。TFR的标准见表27.10,不同药物达TFR率见表27.11。

表 27.10 TFR 的标准

CSCO 2023版	必要条件	1. 初发CP 2. 患者有停止TKI治疗意愿,充分沟通 3. 可进行国际标准化定量且能快速回报 *BCR∷ABL1* 结果的实验室 4. 患者能接受在停止治疗后进行更频繁的监测:前12个月每月一次,此后每2~3月一次
	最低条件 (允许尝试停药)	1. 一线治疗或仅因不耐受转换的二线治疗 2. *BCR∷ABL1* 转录本类型为e13a2或e14a2 3. TKI治疗持续时间>5年(或二代TKI治疗时间>4年) 4. DMR持续时间>2年 5. 既往无治疗失败
	最佳条件 (可考虑停药)	1. TKI治疗持续时间>5年 2. 如果为MR4(*BCR∷ABL1*≤0.01%^{IS}),DMR持续时间>3年 3. 如果为MR4.5(*BCR∷ABL1*≤0.0032%^{IS}),DMR持续时间>2年
ELN 2020版	必要条件	1. 初发CP 2. 患者有停止TKI治疗意愿,充分沟通 3. 可快速获得国际标准化定量的 *BCR∷ABL1* 结果 4. 患者同意在停止治疗后进行更频繁的监测:前6个月每月一次,6~12个月每2个月一次,此后每3个月一次
	最低条件 (允许尝试停药)	1. 一线治疗或仅因不耐受转换的二线治疗 2. *BCR∷ABL1* 转录本类型为e13a2或e14a2 3. TKI治疗的持续时间>5年(或二代TKI治疗时间>4年) 4. DMR(MR4或更佳)持续时间>2年 5. 既往无治疗失败
	最佳条件 (可考虑停药)	1. TKI治疗持续时间>5年 2. 如果为MR4,DMR持续时间>3年 3. 如果为MR4.5,DMR持续时间>2年

续表

NCCN 2025.V3	1. 年龄≥18岁 2. CML-CP期，无CML加速或急变期既往史，TKI治疗至少3年 3. 之前有可定量 $BCR::ABL1$ 转录本证据 4. 间隔至少3个月、至少4次检查记录稳定分子学反应（MR4，$BCR::ABL1$≤0.01%^{IS}）≥2年 5. 有条件进行可靠的qPCR检查，其检测灵敏度至少为（MR4.5，$BCR::ABL1$≤0.0032%^{IS}），并在2周内提供结果 6. 在停药后的前6个月，每1~2个月进行一次分子学监测，此后在第7~12个月内，每2个月进行一次分子学监测。此后，对于停药后仍维持MMR（MR3，$BCR::ABL1$≤0.01%^{IS}）的患者，每3个月一次分子学监测（无限期） 7. MMR丧失后4周内立即重启TKI，每月进行分子学监测，直至重新达到MMR，然后对于MMR丧失后重新开始TKI治疗的患者，建议无限期检查，每3个月一次。对于重启TKI 3个月后仍未实现MMR的患者，应进行 $BCR::ABL1$ 激酶结构域突变检测，并应每月一次继续进行分子学监测，持续6个月

注：DMR：深层分子学反应，至少MR4。

表27.11 不同药物达TFR率

试 验	TKI治疗时机	患者数	停药标准MR深度和持续时间	TFR率
STIM1（2017）	伊马替尼±干扰素-一线治疗	100	MR5.0≥2年	60个月38%
TWISTER（2013）	伊马替尼±干扰素-一线治疗	40	MR4.5≥2年	8年无复发生存率45%
A-STIM（2014）	伊马替尼±干扰素-一线治疗	80	MR5.0≥2年	36个月61%
KID（2016）	伊马替尼±干扰素-一线治疗	90	MR4.5≥2年	24个月59%

续表

试　　验	TKI治疗时机	患者数	停药标准MR深度和持续时间	TFR率
EURO-SKI（2018）	伊马替尼/尼洛替尼/达沙替尼--一线或二线	758	MR4.0≥1年	24个月51%
STOP2G-TKI（2017）	尼洛替尼/达沙替尼--一线或二线	60	MR4.5≥2年	48个月54%
ENESTfreedom（2017）	尼洛替尼--一线治疗	190	MR4.5≥1年	5年43%
ENESTop（2018）	尼洛替尼-二线治疗	126	MR4.5≥1年	5年43%
DADI（2018）	达沙替尼-二线治疗	63	MR4.0≥1年	36个月44%
DADI（2020）	达沙替尼--一线治疗	68	MR4.5≥2年	6个月55%
DASFREE（2020）	达沙替尼--一线或后线治疗	84	MR4.5≥1年	24个月46%
LAST（2020）	伊马替尼/尼洛替尼等二代TKI--一线或后线治疗	172	MR4.0≥2年	48个月61%

注：MR：分子学反应（MR4，$BCR::ABL1 \leq 0.01\%^{IS}$，MR4.5，$BCR::ABL1 \leq 0.0032\%^{IS}$）；DMR：深层分子学反应；TKI：酪氨酸激酶抑制剂；TFR：无治疗缓解；IS：国际标准。

（三）CML患者TKI治疗中的特殊管理

CML患者TKI治疗期间的妊娠管理见表27.12。

表27.12　CML患者TKI治疗期间的妊娠管理

女性患者计划妊娠	·TKI治疗前可考虑卵子冻存 ·TKI治疗期间避免备孕和妊娠 ·尝试自然怀孕前停用TKI并且在孕期保持停药，但最佳停药时机尚不清楚，告知停药风险，复发再次TKI治疗可能。未获得MMR女性患者避免计划妊娠 ·TKI治疗期间避免哺乳 ·满足停药标准的女性患者可停药妊娠，后续治疗取决于是否丧失MMR和妊娠状态。若丧失MMR时处于妊娠状态，疾病稳定时，无须立即开始TKI再治疗；若丧失MMR时未妊娠，需立即重启TKI治疗
女性患TKI治疗过程中意外妊娠	·确定胎儿孕周及TKI暴露时间，告知患者流产和畸形风险 ·若患者希望继续妊娠，应立即停用TKI ·孕早期：白细胞分离术，直至孕中晚期 ·孕中晚期：白细胞分离术和/或干扰素α
女性患者妊娠合并CML	·BP：尽快终止妊娠，开始TKI为基础的治疗 ·AP：个体化决策 ·CP：避免TKI和化疗药物 ·孕早期：白细胞分离术，直至孕中晚期 ·孕中晚期：白细胞分离术和/或干扰素α
女性患者母乳喂养	·接受TKI的妇女避免母乳喂养 ·未重启治疗者行母乳喂养可能是安全的，但首选用于获得持久DMR者，若丧失DMR，终止母乳喂养并重启TKI治疗
男性患者	·TKI治疗前可考虑精子冻存 ·备孕期间无须停用TKI

（曾庆曙）

参考文献

[1] NCCN. clinical practice guidelines in oncology Chronic Myeloid Leukemia version 3. 2025.[DB/OL].http://www.nccn.org.

[2] Khoury J D, Solary E, Abla O, et al. The 5th edition of the World

Health Organization Classification of Haematolymphoid Tumours: Myeloid and Histiocytic/Dendritic Neoplasms[J]. Leukemia, 2022, 36(7): 1703-1719.

[3] Baccarani M, Deininger M W, Rosti G, et al. European LeukemiaNet recommendations for the management of chronic myeloid leukemia: 2013[J]. Blood, 2013, 122(6):872-884.

[4] Zhang X S, Gale R P, Huang X J, et al. Is the Sokal or EUTOS long-term survival (ELTS) score a better predictor of responses and outcomes in persons with chronic myeloid leukemia receiving tyrosine-kinase inhibitors? [J]. Leukemia, 2022, 36(2):482-491.

[5] Zhang X S, Gale R P, Zhang M J, , et al. A predictive scoring system for therapy-failure in persons with chronic myeloid leukemia receiving initial imatinib therapy [J]. Leukemia, 2022, 36(5):1336-1342.

[6] Hochhaus A, Baccarani M, Silver R T, et al. European LeukemiaNet 2020 recommendations for treating chronic myeloid leukemia[J]. Leukemia, 2020, 34(4):966-984.

[7] Ono T. Which Tyrosine Kinase Inhibitors Should Be Selected as the First-Line Treatment for Chronic Myelogenous Leukemia in Chronic Phase? [J]. Cancers (Basel), 2021, 13(20):5116.

[8] Zhang L, Meng L, Liu B, et al. Flumatinib versus Imatinib for Newly Diagnosed Chronic Phase Chronic Myeloid Leukemia: A Phase Ⅲ, Randomized, Open-label, Multi-center FESTnd Study[J]. Clin. Cancer Res., 2021, 27(1):70-77.

[9] Suning C, Yanli Zhang, Na Xu, et al. Flumatinib Versus Nilotinib for Newly Diagnosed Chronic Phase Chronic Myeloid Leukemia [J]. Blood, 2023, 142 (Supplement 1): 1797.

[10] Li E W, Yeung D, Fuller S. Chronic leukaemias in the community[J]. Australian Prescriber, 2020, 43(4):126-130.

[11] Cortes J. How to manage CML patients with comorbidities[J]. Hematology, 2020, 2020(1):237-242.

[12] Inzoli E, Aroldi A, Piazza R, et al. Tyrosine Kinase Inhibitor discon-

tinuation in Chronic Myeloid Leukemia: eligibility criteria and predictors of success[J]. Am J Hematol. 2022, 97(8):1075-1085.
[13] Arber D A, Orazi A, Hasserjian R, et al. The 2016 revision to the World Health Organization classificationof myeloid neoplasms and acute leukemia. Blood, 2016, 127(20):2391-2405.
[14] 王建祥,李建勇,邱录贵,等.中国肿瘤整合诊治指南(CACA)血液肿瘤2022[M].天津:天津科学技术出版社,2022.

第二十八章 骨髓增殖性肿瘤

骨髓增殖性肿瘤(myeloproliferative neoplasm,MPN)是一类干细胞克隆性疾病,表现为分化相对成熟的一系或多系骨髓细胞克隆性增殖,临床表现为一种或多种血细胞增生,伴肝、脾或淋巴结肿大。旧称骨髓增殖性疾病(myeloproliferative diseases,MPDs),2008年世界卫生组织(WHO)造血与淋巴组织肿瘤分类中命名为MPN,MPN疾病分类的演变见表28.1。MPN患者诊断流程如图28.1所示。

表28.1 MPN疾病分类的演变

MPN疾病分类	2008年WHO	2016年WHO	2022年WHO
CML	√	√	√
PV	√	√	√
ET	√	√	√
PMF	√	√	√
Pre-PMF		√	√
Overt-PMF		√	√
CEL-NOS	√	√	
CEL			√
MC	√		
CNL	√	√	√
JMML			√
MPN-U	√	√	
MPN-NOS			√

注:PV:真性红细胞增多症;ET:原发性血小板增多症;PMF:原发性骨髓纤维

化;Pre-PMF:早期或纤维化前的原发性骨髓纤维化;Overt-PMF:明显纤维化期原发性骨髓纤维化;CEL-NOS:慢性嗜酸粒细胞白血病,不另做分类或非特指;CEL:慢性嗜酸粒细胞白血病;MC:肥大细胞增多症;CNL:慢性中性粒细胞白血病;JMML:幼年型粒单核细胞白血病;MPN-U:骨髓增殖性肿瘤,不能分型;MPN-NOS:骨髓增殖性肿瘤,非特指。

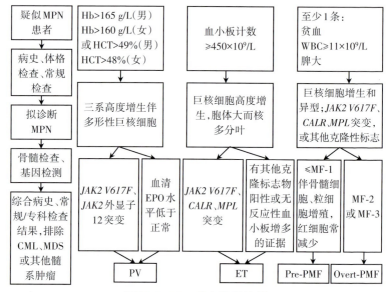

图28.1　MPN患者诊断流程

一、真性红细胞增多症的诊断、预后分层及治疗

真性红细胞增多症(polycythemia vera,PV)诊断标准的演变见表28.2,预后分层见表28.3,治疗流程如图28.2所示。

表28.2 PV诊断标准的演变

PV	2008年WHO	2016年WHO	2022年WHO
主要标准	1. Hb男性>18.5 g/dL,女性>16.5 g/dL;Hb较基线进行性升高>2 g/dL致男性>17 g/dL,女性>15 g/dL,排除铁缺乏纠正的情况;红细胞较正常平均预测值增加>25% 2. 存在 *JAK2 V617F* 或其他类似突变	1. Hb男性>16.5 g/dL,女性>16.0 g/dL;或者HCT男性>49%,女性>48%;或者红细胞总量增加 2. 骨髓活检显示与年龄不符的三系增生(全髓),包括红系粒系、巨核系显著增生并伴有多形性成熟巨核细胞(细胞大小不等) 3. 存在 *JAK2* 突变	1. Hb男性>16.5 g/dL,女性>16.0 g/dL;或者HCT男性>49%,女性>48%;或者红细胞总量增加 2. 骨髓活检显示与年龄不符的三系增生(全髓),包括红系、粒系、巨核系显著增生并伴有多形性成熟巨核细胞(细胞大小不等) 3. 存在 *JAK2 V617F* 或 *JAK2* 外显子12突变
次要标准	1. 骨髓三系增生 2. 血清EPO水平低于正常 3. 内源性红系集落生长	血清EPO水平低于正常	血清EPO水平低于正常
诊断	符合全部2项主要标准及1项次要标准或符合第1项主要标准及2项次要标准	符合全部3项主要标准或前2项主要标准加次要标准	满足全部3项主要标准或前2项主要标准加次要标准

注:HCT:红细胞压积,EPO:促红细胞生成素。

表 28.3 PV 的预后分层

危险因素	ELN 推荐血栓评分	生存预后评分系统		生存预后 IWG-PV	
		IPSS	MIPSS	未行 NGS	行 NGS
年龄≥60 岁	1				
血栓史	1	1	1	1	1
年龄 57~66 岁	1	2	2	2	
年龄>67 岁		5		5	2
WBC≥15×10^9/L		1	1	1	1
SRSF2 突变			3		3
低危(中位生存/年)	0	0 (28)	0~1 (24)	0 (28)	0~1 (24)
中危(中位生存/年)		1~2 (19)	2~3 (13.1)	1~2 (19)	2~3 (13.1)
高危(中位生存/年)	≥1	≥3 (11)	4~7 (3.2)	≥3 (11)	≥4 (3.2)

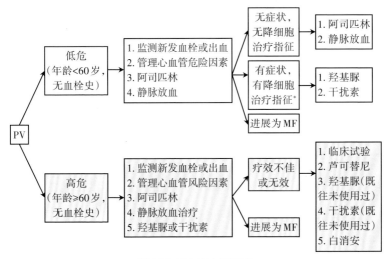

图28.2 PV的治疗流程

*降细胞治疗指征:美国综合癌症网络(NCCN)指南-MPN 2023V2:有症状性或进行性脾大,严重的疾病相关症状,血小板计数>1500×10⁹/L或白细胞计数>15×10⁹/L;CSCO恶性血液病诊疗指南(2023年版):年龄>60岁不能耐受放血治疗(例如有心功能不全等),既往血栓病史血小板计数>1500×10⁹/L,白细胞计数>15×10⁹/L,症状性或者进行性脾大,不能或者拒绝放血治疗者,严重的疾病相关症状;真性红细胞增多症诊断与治疗中国指南(2022年版):血栓预后分组为低危组患者,出现对静脉放血不能耐受(反复出现放血后晕厥、有血液恐惧症或静脉通路非常困难)或需频繁放血、有症状或进行性的脾大(在除外 post-PV MF 前提下,在过去的1年内脾脏增大>5 cm)和持续性(3个月)白细胞计数>20×10⁹/L亦应采用降细胞治疗,在出现白细胞进行性(基数<10×10⁹/L时至少上升100%,或在基数>10×10⁹/L时至少上升50%)以及持续性(3个月)增高、血小板计数>1500×10⁹/L和/或发生与PV相关的出血时亦应考虑降细胞治疗,有严重的疾病相关症状(MPN10总积分≥20分或瘙痒≥5分)应推荐参加降细胞治疗的临床试验。

二、原发性血小板增多症的诊断、预后分层及治疗

原发性血小板增多症(essential thrombocythemia,ET)诊断标准的演变见表28.4,预后分层见表28.5,治疗流程如图28.3所示。

表28.4 ET诊断标准的演变

ET	2008年WHO	2016年WHO	2022年WHO
主要标准	1. 血小板计数≥450×10^9/L 2. 成熟及大体积的巨核细胞增生。红系及粒系不增生或轻度增生 3. 不符合CML、PV、PMF、MDS,或其他髓系肿瘤的WHO诊断标准 4. *JAK2 V617F* 阳性或其他克隆性标记异常或无反应性血小板增多症的证据	1. 血小板计数≥450×10^9/L 2. 骨髓活检发现以大而多分叶的成熟巨核细胞增生为主,未见中性粒细胞/红细胞增生或核左移和网状蛋白轻度增多(1级) 3. 不符合 *BCR::ABL1* 阳性CML、PV、PMF、MDS和其他系肿瘤的WHO诊断标准 4. *JAK2*、*CALR* 或 *MPL* 突变阳性	1. 血小板计数≥450×10^9/L 2. 骨髓活检发现以大而多分叶的成熟巨核细胞增生为主,未见中性粒细胞/红细胞增生或核左移和无网状蛋白相关纤维化 3. 不符合 *BCR::ABL1* 阳性CML、PV、PMF和其他系肿瘤的WHO诊断标准 4. *JAK2*、*CALR* 或 *MPL* 突变阳性
次要标准	—	有克隆性标志物或无反应性血小板增多的证据	有克隆性标志物或无反应性血小板增多的证据
诊断	符合全部4项主要标准	符合全部4项主要标准或前3项主要标准加次要标准	满足全部4项主要标准或前3项主要标准加次要标准

表28.5 ET的预后分层

危险因素	血管并发症传统预测	血栓预测评估系统		生存预后评估系统	
		IPSET	修订版IPSET	IPSET	MIPSS
年龄≥60岁	1		1	2	
血栓或者大出血史	1				
PLT≥1500×10⁹/L	1				
年龄>60岁		5			4
心血管危险		2			
血栓史		1	1	1	
*JAK2 V617F*阳性		1	2		
WBC>11×10⁹/L				1	
男性					1
WBC≥11×10⁹/L					1
SRSF2、*SF3B1*、*U2AF1*、*TP53*突变					2
极低危(中位生存/年)			无任何一个因素		
低危(中位生存/年)	0	0~1	仅*JAK2 V617F*阳性	0(未达到)	0~1(34.3)
中危(中位生存/年)		2	仅年龄>60岁	1~2(24.5)	2~3(14.1)
高危(中位生存/年)	≥1	≥3	有血栓史或者年龄>60岁且*JAK2 V617F*阳性	3~4(13.8)	≥4(7.9)

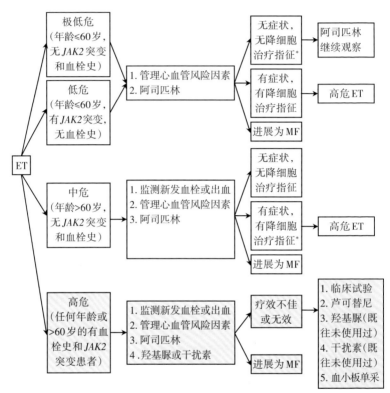

图 28.3 ET 治疗的流程

*降细胞治疗指征：NCCN 指南-MPN 2023V2；达到 60 岁或在发生严重血栓或出血事件转入高危类别后，应立即开始降细胞治疗。血小板计数>1500×10^9/L 是降细胞治疗额外指征；CSCO 恶性血液病诊疗指南（2023 年版）：低/中危组患者有下列指征需降细胞治疗：新发生血栓、活动性 VWD 和/或大出血；脾大；进行性血小板增多和/或白细胞增多；疾病相关症状（如瘙痒、盗汗、乏力）；阿司匹林无效的血管运动障碍症状（如头痛、胸痛、红斑性肢痛症）。高危患者均需降细胞治疗，血小板计数目标值为(400～600)×10^9/L。

三、原发性骨髓纤维化的诊断、预后分层及治疗

原发性骨髓纤维化(primary myelofibrosis，PMF)的诊断标准见表28.6，PV后继发MF的诊断见表28.7，ET后继发MF的诊断见表28.8，MF预后评估见表28.9，MF治疗流程如图28.4所示，MF治疗常用药物见表28.10，MPN患者症状评估量表见表28.11。

表28.6 PMF诊断的演变

PMF	2008年WHO	2016年WHO		2022年WHO	
		Pre-PMF	Overt-PMF	Pre-PMF	Overt-PMF
主要标准	1.巨核细胞增生及非典型性改变伴网硬蛋白、胶原纤维增生；若没有网硬纤维蛋白增生，巨核细胞的改变必须伴随骨髓细胞增生、粒细胞增生及红系增生减低（如纤维化前PMF） 2.不符合CML、PV、MDS或其他髓系肿瘤的WHO诊断标准 3.*JAK2 V617F*阳性或其他克隆性标志物异常或无反应性骨髓纤维化	1.骨髓活检显示巨核细胞增生和异型，无明显网状纤维化≤1级 2.不符合WHO关于CML、PV、MDS或其他骨髓肿瘤的诊断标准 3.*JAK2*、*CALR*或*MPL*突变或其他克隆性标志或无反应性骨髓纤维化	1.骨髓活检显示巨核细胞增生和异型，伴有明显网状纤维化和/或胶原纤维化(2/3级) 2.不符合WHO关于CML、PV、MDS或其他骨髓肿瘤的诊断标准 3.*JAK2*、*CALR*或*MPL*突变或其他克隆标志或无反应性骨髓纤维化	1.骨髓活检显示巨核细胞增生和异型，网状纤维化≤1级，伴骨髓细胞、粒细胞增殖，常见红细胞生成功能障碍 2.不符合WHO关于CML、PV、ET、MDS或其他骨髓肿瘤的诊断标准 3.*JAK2*、*CALR*或*MPL*突变或其他克隆标志物或无反应性骨髓网状纤维化	1.骨髓活检显示巨核细胞增生和异型，伴有网状纤维化增多(2/3级) 2.不符合WHO关于CML、PV、ET、MDS或其他骨髓肿瘤的诊断标准 3.*JAK2 V617F*、*CALR*、*MPL*突变，或其他克隆性标志，如有*JAK2 V617F*、*CALR*、*MPL*基因突变或不满足反应性骨髓网状纤维增生的最低标准

续表

PMF	2008年WHO	2016年WHO Pre-PMF	2016年WHO Overt-PMF	2022年WHO Pre-PMF	2022年WHO Overt-PMF
次要标准	1. 粒红系原始细胞增多症 2. LDH升高 3. 贫血 4. 可触及的脾大	1. 非合并疾病导致的贫血 2. WBC>11×10⁹/L 3. 可触及的脾大 4. LDH升高	1. 非合并疾病导致的贫血 2. WBC>11×10⁹/L 3. 可触及的脾大 4. LDH升高 5. 幼粒幼红血象	表现为下列至少1项,且经2次连续检查证实 1. 非合并疾病导致的贫血 2. WBC>11×10⁹/L 3. 可触及的脾大 4. LDH升高	1. 非合并疾病导致的贫血 2. WBC>11×10⁹/L 3. 可触及的脾大 4. LDH升高 5. 幼粒幼红血象
诊断	符合全部两项主要标准及1项次要标准或符合第1项主要标准及2项次要标准	符合全部3项主要标准和至少1项次要标准		符合全部3项主要标准和至少1项次要标准	

表28.7 PV后继发MF的诊断

Post-PV	2016年WHO	2022年WHO
主要标准	1. 此前按WHO诊断标准确诊为PV 2. 骨髓活检示纤维组织分级为MF2/3级	1. 此前按WHO诊断标准确诊为PV 2. 骨髓活检示纤维组织分级为MF2/3级
次要标准	1. 贫血或不需持续静脉放血(在未进行降细胞治疗情况下)或降细胞治疗来控制红细胞增多 2. 外周血出现幼稚粒细胞、幼稚红细胞 3. 此前有脾大者进行性脾大(超过左肋缘下5 cm或新出现可触及的脾大) 4. 以下3项体质性症状中至少出现1项:过去6个月内体重下降>10%,盗汗,不能解释的发热(>37.5 ℃)	1. 贫血或不需持续静脉放血(在未进行降细胞治疗情况下)或降细胞治疗来控制红细胞增多 2. 外周血出现幼稚粒细胞、幼稚红细胞 3. 此前有脾大者进行性脾大(超过左肋缘下5 cm或新出现可触及的脾大) 4. LDH水平升高
诊断	符合全部2项主要标准和至少2项次要标准	符合全部2项主要标准和至少2项次要标准

表28.8　ET后继发MF的诊断

Post-ET	2016年WHO	2022年WHO
主要标准	1. 此前按WHO诊断标准确诊为ET 2. 骨髓活检示纤维组织分级为2/3级(按0~3级标准)或3/4级(按0~4级标准)	1. 此前按WHO诊断标准确诊为ET 2. 骨髓活检示纤维组织分级为2/3级(MF2/MF3)
次要标准	1. 贫血或Hb含量较基线水平下降20 g/L 2. 外周血出现幼稚粒细胞、幼稚红细胞 3. 进行性脾大(超过左肋缘下5 cm或新出现可触及的脾大) 4. 以下体质性症状中至少出现1项:过去6个月内体重下降>10%,盗汗,不能解释的发热(>37.5 ℃)	1. 贫血或Hb含量较基线水平下降20 g/L 2. 外周血出现幼稚粒细胞、幼稚红细胞 3. 进行性脾大(超过左肋缘下5 cm或新出现可触及的脾大) 4. LDH水平升高 5. 以下体质性症状中出现2项及以上:过去6个月内体重下降>10%,盗汗,不能解释的发热(>37.5 ℃)
诊断	符合全部2项主要标准和至少2项次要标准	符合全部2项主要标准和至少2项次要标准

表28.9　MF预后评估

预后因素	IPSS	DIPSS	DIPSS-Plus	MP-ISS-70	MPISS70+V2.0	GIPSS	MY-SEC-PM
适用人群	初诊PMF	PMF患者病程中任意时间					继发性MF
年龄>65岁	1	1					0.15分/岁
体质性症状	1	1		1	2		1
Hb<100 g/L	1	2		1	1(男性90~109 g/L,女性80~99 g/L) 2(男性<90 g/L,女性<80 g/L)		2(<110 g/L)

续表

项目							
WBC>25×10^9/L	1	1		2			
外周血原始细胞≥1%	1	1	1(≥2%)	1(≥2%)			2(≥3%)
PLT<100×10^9/L			1	2			1(<150×10^9/L)
需要红细胞输注			1				
染色体预后不良,包括复杂核型、+8、-7/7q-、i(17q)、-5/5q-、12p-、inv(3)或11q23重排的单个或2个异常			1		3	1	
染色体非常高危:含单一/多发-7,i(17q),inv(3)/3q21,12p-/12p11.2,11q-/11q23的异常,或不包括+8/+9,+21,+19的常染色体三体					4		2
DIPSS中危-1			1				
DIPSS中危-2			2				
DIPSS高危			3				
骨髓MF≥2级				1			
CALR非1型突变				1	2	1	2
HMR突变:*ASXL1*、*EZH2*、*SRSF2*、*IDH1/2*,MIPSS70+V2.0中增加*U2AF1Q157*				1	2		
≥2个*HMR*突变				2	3		
*ASXL1*突变							1
*SRSF2*突变							1
*U2AF1 Q157*突变							1
极低危(中位生存)					0(未达到)		
低危(中位生存)	0(11.3年)	0(未达到)	0(15.4年)	0~1(未达到)	1~2(16.4年)	0(26.4年)	<11(未达到)

续表

						2(8.0年)	≥11,<14(9.3年)
中危-2(中位生存)	2(4.0年)	3~4(4.0年)	2~3(2.9年)			2(4.2年)	≥14,<16(4.4年)
高危(中位生存)	≥3(2.3年)	5~6(1.5年)	4~6(1.3年)	≥5(3.1年)	5~8(4.1年)	≥3(2.0年)	≥16(2年)
极高危(中位生存)				≥9(1.8年)			

注:IPSS:国际预后评分系统;DIPSS:动态国际预后评分系统;MPISS:基于基因突变改进的国际预后评分系统;GIPSS:基于遗传学的预后评分系统;MYSEC-PM:ET和PV继发骨髓纤维化预后模型。

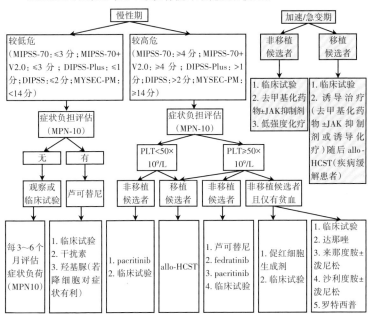

图28.4 MF的治疗流程

慢性期:外周血或骨髓原始细胞<9%;加速期:外周血或骨髓原始细胞10%~19%;急变期:外周血或骨髓原始细胞>20%。

表 28.10 MF 治疗的常用药物

药物名称	药物剂量	脾脏缓解 24 周 SVR-35 率	症状缓解 24 周 TSS-50 率	生存	骨髓纤维化改善或稳定	3~4 级毒性
芦可替尼	PLT>200×10⁹/L 20 mg bid PLT（100~200）×10⁹/L 15 mg bid PLT（75~100）×10⁹/L 10 mg bid PLT（50~75）×10⁹/L 5 mg bid	41.9% 脾脏中位反应持续时间为 168.3 周	45.9%~53%	中位总生存 5.3 年，中危-2/高危患者死亡风险降低 30%	76%（5 年）	贫血、血小板减少症、中性粒细胞减少、出血等
fedratinib	PLT>50×10⁹/L 400 mg/d	36%~40%	34%~36%	—	4/9（30 周期，4 周为 1 个周期）	贫血、血小板减少症、淋巴细胞减少、中性粒细胞减少、胃肠道反应和肝转氨酶、血清肌酐和胰酶升高等，有致严重脑病的风险
pacritinib	PLT<50×10⁹/L 200 mg bid	19%~22%	32%	—	—	胃肠道反应、贫血、血小板减少、外周水肿及出血事件等
momelotinib	200 mg/d，严重肝损伤（Child-Pugh C 级）者起始剂量降至 150 mg/d	22%	25%	6 年生存率 56%	—	血小板减少、出血、细菌感染、疲劳、头晕、腹泻和恶心等
羟基脲	0.5~2.0 g/d	17.4%	43.5%	—	—	血细胞减少等

MPN患者症状评估量表(MPN-SAF TSS,简称MPN-10)(见表28.11)是量化MPN症状负荷的有效工具,NCCN-MPN指南推荐每3~6个月使用MPN-10评估一次症状负荷。在治疗过程中,若患者MPN-10总分下降≥10分,可认为患者症状得到显著改善,建议所有患者在开始治疗之前以及治疗过程中使用MPN-10评估症状负荷。

表28.11 MPN-10

症状	0~10(≥7分为严重,≥4分至≤6分为中度,<4分为轻度)
	无　　　　　　　　　　　　　　　　　　　最严重
请您对过去24 h之内最严重的疲乏(疲倦、乏力)进行评分	0　1　2　3　4　5　6　7　8　9　10
	请您对过去一周出现下述症状进行评分
早饱感	0　1　2　3　4　5　6　7　8　9　10
腹部不适	0　1　2　3　4　5　6　7　8　9　10
活动力不佳	0　1　2　3　4　5　6　7　8　9　10
注意力不集中	0　1　2　3　4　5　6　7　8　9　10
夜间盗汗	0　1　2　3　4　5　6　7　8　9　10
皮肤瘙痒	0　1　2　3　4　5　6　7　8　9　10
骨痛(弥漫性,非关节痛或关节炎)	0　1　2　3　4　5　6　7　8　9　10
发热(37.8 ℃)	0　1　2　3　4　5　6　7　8　9　10
体重下降(过去6个月)	0　1　2　3　4　5　6　7　8　9　10

四、慢性嗜酸粒细胞白血病的诊断及治疗

慢性嗜酸粒细胞白血病(chronic eosinophilic leukaemia, CEL)的诊断见表28.12。

表28.12 CEL的诊断

CEL	2022年WHO
标准	1. 外周血嗜酸粒细胞增多(嗜酸粒细胞绝对计数>1.5×10^9),所需时间为4周 2. 不符合WHO关于CML、PV、ET、PMF、CNL、CMML或其他骨髓肿瘤的诊断标准 3. 无*PDGFRA*、*PDGFRB*和*FGFR1*重排,无*PCM1∷JAK2*、*ETV6∷JAK2*或*BCR∷JAK2*融合基因 4. 外周血原始细胞≥2%或骨髓原始细胞5%~19%、无inv(16)(p13.1;q22)、t(16;16)(p13.1;q22)和其他AML的诊断特征 5. 有克隆性染色体或分子遗传学异常,有骨髓形态学异常(如巨核细胞系或红系发育不良)

鉴于CEL的预后较差以及PDGFRA/B重排患者对伊马替尼的高度敏感性,目前一致认为这些患者在没有器官功能障碍的情况下可接受伊马替尼治疗。主动治疗不仅可能预防组织损伤,而且可能实现完全分子学缓解,可选择羟基脲、PEG-干扰素、伊马替尼、造血干细胞移植或临床试验进行治疗。

五、慢性中性粒细胞白血病的诊断及治疗

慢性中性粒细胞白血病（chronic neutrophilic leukaemia，CNL）的诊断标准见表28.13，治疗流程如图28.5所示。

表28.13 CNL的诊断

CNL	2022年WHO
标准	1. 外周血WBC≥25×10^9/L ① 中性粒细胞+杆状核粒细胞≥80% ② 中性粒细胞前体（早幼粒细胞、中幼粒细胞和晚幼粒细胞）<10% ③ 原始粒细胞罕见 ④ 单核细胞计数<1×10^9/L ⑤ 无病态造血粒细胞 2. 骨髓有核细胞比例增高 ① 中性粒细胞百分比和绝对值增加 ② 中性粒细胞成熟正常 ③ 原始粒细胞<5% 3. 不符合WHO关于 BCR::ABL1 阳性CML、PV、ET或PMF的诊断标准 4. 无 PDGFRA、PDGFRB 或 FGFR1 重排，或 PCM1::JAK2 阴性 5. 存在 CSF3R T618I 或其他 CSF3R 激活突变或缺乏CSFR3R突变的情况下，中性粒细胞持续增多（至少3个月）、脾大且无反应性中性粒细胞增多证据，包括无浆细胞肿瘤，如果存在反应性中性粒细胞增多证据，需通过细胞遗传学或分子学研究证明骨髓细胞的克隆性

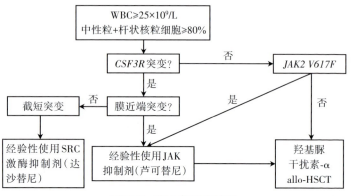

图 28.5 CNL 的治疗流程

六、慢性粒单核细胞白血病的诊断及治疗

慢性粒单核细胞白血病（chronic myelomonocytic leukaemia，CMML）的诊断标准见表28.14，治疗流程如图28.6所示。

表 28.14 CMML 的诊断

CMML	2022 年 WHO
主要标准	1. 持续性外周血单核细胞绝对或相对增多：计数$\geq 0.5\times 10^9$/L 或比例$\geq 10\%$ 2. 外周血和骨髓原始细胞<20% 3. 不符合 CML 或其他 MPN 诊断标准 4. 不符合伴酪氨酸激酶融合基因的其他髓系/淋系肿瘤诊断标准
次要标准	1. 至少1系（髓系）病态造血 2. 存在获得性克隆性细胞遗传学或分子生物学异常 3. 外周血单核细胞亚群流式分类异常

续表

CMML	2022年WHO
诊断	1. 符合所有主要标准 2. 若单核细胞计数≥1×10^9/L，须符合≥1条次要标准 3. 若单核细胞计数≥0.5×10^9/L且<1×10^9/L，必须符合第1条和第2条次要标准
分型标准	1. 骨髓增生异常性CMML（MD-CMML）：WBC<13×10^9/L 2. 骨髓增殖性CMML（MP-CMML）：WBC≥13×10^9/L
分组标准	1. CMML-1：外周血原始细胞<5%，骨髓原始细胞<10% 2. CMML-2：外周血原始细胞5%～19%，骨髓原始细胞10%～19%

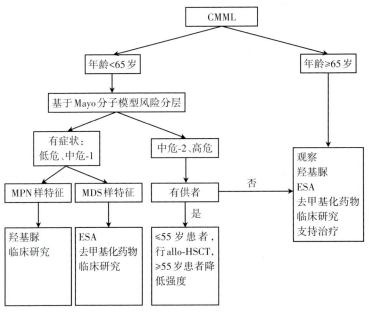

图28.6 CMML的治疗流程图

七、骨髓增殖性肿瘤-非特指型的诊断及治疗

骨髓增殖性肿瘤-非特指型(myeloproliferative neoplasms-not otherwise specified,MPN-NOS)的诊断见表28.15。

表28.15 MPN-NOS的诊断

MPN-NOS	2022年WHO
标准	具有明确的MPN的临床、实验室指标、形态学及分子生物学特点但无法归入MPN各类型的病例,或者同时具有≥2种MPN类型疾病特点的病例诊断为MPN-NOS,通常包括3种情况: 1. 疾病早期阶段,疾病特点尚不明显 2. 疾病晚期,如已进展为明显纤维化期、发生骨硬化或急性白血病等侵袭性疾病转化,原有疾病特点消失 3. 同时合并其他肿瘤或疾病,导致临床和/或形态学的诊断性特点被暂时掩盖,而导致无法明确分型 对于第1种和第3种情况应密切随访,待疾病特点典型时再行明确分型,尽量将MPN-NOS的诊断比例控制在所有MPN病例的5%以下

MPN-NOS是一种相对罕见的疾病,鼓励使用体细胞突变数据对MPN-NOS患者进行进一步的分类,鉴于伴有TP53突变的患者具有高侵袭性,可考虑造血干细胞移植治疗,此外研究者也在探索使用DNA甲基转移酶抑制剂等进行治疗。

(孙自敏)

参考文献

[1] 中国临床肿瘤学会指南工作委员会.中国临床肿瘤学会(CSCO)恶性血液病诊疗指南2023[M].北京:人民卫生出版社,2023.

[2] Tefferi A, Vardiman J W. Classification and diagnosis of myeloprolifer-

ative neoplasms: the 2008 World Health Organization criteria and point-of-care diagnostic algorithms[J]. Leukemia, 2008,22(1):14-22.

[3] Thiele J, Kvasnicka H M, Orazi A, et al. The international consensus classification of myeloid neoplasms and acute Leukemias: myeloproliferative neoplasms[J]. Am. J. Hematol., 2023,98(1):166-179.

[4] Khoury J D, Solary E, Abla O, et al. The 5th edition of the World Health Organization Classification of Haematolymphoid Tumours: Myeloid and Histiocytic/Dendritic Neoplasms[J]. Leukemia,2022,36(7): 1703-1719.

[5] Verstovsek S, Mesa R A, Gotlib J, et al. Long-term treatment with ruxolitinib for patients with myelofibrosis: 5-year update from the randomized, double-blind, placebo-controlled, phase 3 COMFORT-I trial[J]. J. Hematol. Oncol., 2017,10(1):55.

[6] Verstovsek S, Gotlib J, Mesa R A, et al. Long-term survival in patients treated with ruxolitinib for myelofibrosis: COMFORT-Ⅰ and -Ⅱ pooled analyses[J]. J. Hematol. Oncol., 2017,10(1):156.

[7] Kvasnicka H M, Thiele J, Bueso-Ramos C E, et al. Long-term effects of ruxolitinib versus best available therapy on bone marrow fibrosis in patients with myelofibrosis[J]. J. Hematol. Oncol., 2018,11(1):42.

[8] Pardanani A, Harrison C, Cortes J E, et al. Safety and Efficacy of Fedratinib in Patients With Primary or Secondary Myelofibrosis: A Randomized Clinical Trial[J]. JAMA Oncol., 2015,1(5):643-651.

[9] Talpaz M, Kiladjian J J. Fedratinib, a newly approved treatment for patients with myeloproliferative neoplasm-associated myelofibrosis [J]. Leukemia, 2021,35(1):1-17.

[10] Gerds A T, Verstovsek S, Vannucchi A M, et al. Momelotinib versus danazol in symptomatic patients with anaemia and myelofibrosis previously treated with a JAK inhibitor (MOMENTUM): an updated analysis of an international, double-blind, randomised phase 3 study [J]. Lancet Haematol.,2023,10(9):e735-e746.

[11] NCCN clinical practice guidelines in oncology-myeloproliferative neo-

plasms (2023 version 2)[DB/OL].http://www.nccn.org

[12] Shomali W, Gotlib J. World Health Organization-defined eosinophilic disorders: 2022 update on diagnosis, risk stratification, and management[J]. Am. J. Hematol., 2022,97(1):129-148.

[13] Menezes J, Cigudosa J C. Chronic neutrophilic leukemia: a clinical perspective[J]. Onco. Targets. Ther., 2015,8:2383-2390.

[14] Patnaik M M, Tefferi A. Chronic Myelomonocytic Leukemia: Focus on Clinical Practice[J]. Mayo Clin. Proc., 2016, 91(2):259-272.

[15] 中华医学会血液学分会白血病淋巴瘤学组,中华医学会病理学分会,*BCR::ABL1*阴性骨髓增殖性肿瘤病理诊断中国专家共识(2023版)专家编写组. *BCR::ABL1*阴性骨髓增殖性肿瘤病理诊断中国专家共识(2023版)[J].中华病理学杂志, 2023, 52(9): 891-901.

[16] Patnaik M M, Tefferi A. Atypical chronic myeloid leukemia and myelodysplastic/myeloproliferative neoplasm, not otherwise specified: 2023 update on diagnosis, risk stratification, and management [J]. Am. J. Hematol., 2023,98(4):681-689.

第二十九章 骨髓增生异常综合征

一、临床特点

骨髓增生异常综合征(myelodysplastic syndromes,MDS)是一组异质性恶性肿瘤,由造血干细胞功能紊乱、炎症和先天免疫失调、凋亡失调及多种基因组事件引起。这种分子改变的组合导致贫血、感染、出血和转化为急性髓细胞性白血病。

二、MDS风险分层

IPSS 和 IPSS-R 是 MDS 风险分层系统的基础(表29.1,表29.2),WPSS是在IPSS风险分层基础上结合了遗传学特点而制定的(表29.3),纳入基因突变的国际预后评分系统(IPSS-M)进行验证,对MDS的风险分层进一步优化(表29.4)。

表29.1 IPSS风险分层

生存期和AML进化	分		值		
预后变量	0	0.5	1.0	1.5	2.0
骨髓原始细胞(%)	<5	5~10	—	11~20	21~30
核型*	良好	中危	差	—	—
血细胞减少	0/1	2/3	—	—	—

续表

风险类别(%)	总分	未治疗	
		中位生存期(年)	25%进展为AML(年)
低危(<33)	0	5.7	9.4
中危-1型(38)	0.5~1.0	3.5	3.3
中危-2型(22)	1.5~2.0	1.1	1.1
高危(7)	≥2.5	0.4	0.2

注:*核型良好:正常核型,-Y,del(59),del(209);差:复杂核型或者7号染色体异常;中危:其他类型染色体异常。

表29.2 IPSS-R风险分层

	0	0.5	1	1.5	2	3	4
细胞遗传学	极好		好		中等	差	极差
骨髓原始细胞(%)	≤2		>2~<5		5~10	>10	
血红蛋白(g/L)	≥100		80~<100	<80			
中性粒细胞绝对值(×10^9/L)	≥0.8	<0.8					
血小板	≥100	50~<100	<50				

IPSS-R风险分层	IPSS-R评分	中位OS	25%AML转化中位时间
极低危	≤1.5	8.8	NR
低危	>1.5~≤3.0	5.3	10.8
中等	>3~≤4.5	3.0	3.2
高危	>4.5~≤6	1.6	1.4
极高危	>6	0.8	0.7

注:极好:del(11q),-Y;好:正常核型,del(20q),del(12p),del(5q)/del(5q)附加另一种异常;中等:+8,del(7q),i(17q),+19及其他1个或2个独立克隆的染色体异常;差:-7,inv(3)/t(3q)/del(3q),-7/7q⁻附加另一种异常,复杂异常(3个);极差:复杂异常(3个以上)。

表29.3 WPSS风险分层与预后

变量	变量得分			
	0	1	2	3
WHO分类	RCUD、RARS、MDS伴孤立性del(5q)	RCMD	RAEB-1	RAEB-2
核型	良好	中危	差	—
严重贫血(血红蛋白男性<90 g/L或女性<80 g/L)	无	有	—	—

WPSS风险	单个变量得分总和	确诊后中位生存期(y)	确诊至AML进展中位时间(y)
极低危	0	11.6	NR
低危	1	9.3	14.7
中危	2	5.7	7.8
高危	3~4	1.8	1.8
极高危	5~6	1.1	1.0

注:核型良好:正常核型,-Y,del(59),del(209);差:复杂核型或者7号染色体异常;中危:其他类型染色体异常。

表29.4 MDS的IPSS-M

$n=2701(\%)$	风险分值	风险比(95%CI)	中位LFS(年)	中位OS(年)	1,2,4年AML-t(%)
VL 381(14)	≤-1.5	0.51(0.39~0.67)	9.7	10.6	0、1.2、2.8
L 889(33)	>-1.5~-0.5	1.0参考值	5.9	6.0	1.7、3.4、5.1
ML 302(11)	>-0.5~0	1.5(1.2~1.8)	4.5	4.6	4.8、8.8、11.4
MH 281(11)	>0~0.5	2.5(2.1~3.1)	2.3	2.8	9.5、14、18.9
H 379(14)	>0.5~1.5	3.7(3.1~4.4)	1.5	1.7	14.3、21.2、29.2
VH 469(17)	>1.5	7.1(6.0~8.3)	0.76	1.0	28.2、38.6、42.8

续表

主效基因(n=16)	残余基因(Nres)(n=15)
TP53multi	BCOR
MLLPTD	BCORL1
FLT3	CEBPA
SF3B15q	ETNK1
NPM1	GATA2
RUNX1	GNB1
NRAS	IDH1
ETV6	NF1
IDH2	PHF6
CBL	PPM1D
EZH2	PRPF8
U2AF1	PTPN11
SRSF2	SETBP1
DNMT3A	STAG2
ASXL1	WT1
KRAS	
SF3B1α	

注:VL:极低危;L:低危;ML:较低危;MH:较高危;H:高危;VH:极高危。
资料来源https://www.mds-risk-model.com/

三、MDS分类及特征

随着对MDS研究深入,分类也不断演变,由最初的FAB分类进展到目前的WHO分类和国际共识分类(表29.5,表29.6)。

表 29.5 2022 年 WHO 关于 MDS 的分类及特征

具有明确遗传异常的 MDS	原始细胞	遗 传 学	基因突变
低原始细胞和孤立的 5q 缺失	<5%BM 和 <2%PB	仅 5q 缺失或伴有 1 种除单体 7 或 7q 缺失以外的其他异常	
低原始细胞和 *SF3B1* 突变		无 5q 缺失、单体 7 或复杂核型	*SF3B1*
伴双等位基因 *TP53* 失活	<20%BM 和 PB	复杂核型	两个或多个 *TP53* 突变,或 1 个有 *TP53* 拷贝数丢失或杂合性的拷贝中缺失证据的突变
形态学定义的 MDS			
MDS-LB MDS-h	<5%BM 和 <2% PB		
MDS-IB / IB1	5%~9%BM 或者 2%~4%PB		
MDS-IB / IB2	10%~19%BM 或者 5%~19%PB 或者 Auer 小体		
MDS-f	5%~19%BM 或者 2%~19% PB		

注:MDS-LB:MDS 伴低原始细胞;MDS-h:MDS 伴增生减低;MDS-IB:MDS 伴原始细胞增多;MDS-f:MDS 伴骨髓纤维化。

表 29.6 2022年MDS国际共识分类（ICC）

	发育不良累及系	血细胞减少	细胞病①	BM和PB原始细胞	细胞遗传学	基因突变
伴SF3B1突变	通常≥1②	≥1	0	<5% BM，<2% PB	del（5q），-7/del（7q），abn3q26.2以外的任何异常，或者复杂核型	*SF3B1*（≥10%VAF），无*TP53*，或*RUNX1*
伴5q⁻	通常≥1②	≥1	允许血小板增多	<5% BM，<2% PB	del（5q），最多一个附加异常，除外-7/del（7q）	除*TP53*外的任何突变
非特指不伴有发育不良	0	≥1	0	<5% BM，<2% PB	-7/del（7q）或者复杂核型	除外*TP53*或*SF3B1*（≥10% VAF）的任何突变
非特指伴有单系发育不良	1	≥1	0	<5% BM，<2% PB	除不符合del(5q)外的任何异常	除*TP53*；不符合MDS-SF3B1外的任何突变
非特指伴有多系发育不良	≥2	≥1	0	<5% BM，<2% PB	除不符合del(5q)外的任何异常	除*TP53*；不符合MDS-SF3B1外的任何突变
伴原始细胞增多	通常≥1②	≥1	0	5%～9% BM，2%～9% PB	任何异常	除*TP53*外任何突变
MDS/AML	通常≥1②	≥1	0	10%～19% BM或PB③	除AML定义外任何异常	除NPM1，bZIP CEBPA或*TP53*外

注：① 持续白细胞≥13×10⁹/L，单核细胞增多（≥0.5×10⁹/L并且≥10%的白细胞数量）或者血小板≥450×10⁹/L；在MDS-del(5q)或者MDS伴有inv(3)或t(3;3)中允许血小板增多。② 尽管发育不良通常存在，但它不是必需的。尽管MDS-EB要求2%的PB原始细胞，但在两个不同场合确认的1%PB原始细胞也符合MDS-EB的条件。③ 对于儿科患者(<18岁)，骨髓中MDS-EB的阈值为5%～19%，PB中为2%～19%，MDS/AML不适用。

四、MDS治疗

在对MDS患者做出治疗决策时,需要包括患者年龄、合并症的类型和严重程度、血细胞减少的意义和数量、输血需求、特定基因组改变的存在(现在通过IPSS-M计算)、原始细胞百分比、细胞遗传学特征、allo-HSCT的可能性。根据MDS风险分层,低危MDS主要表现为造血衰竭,以促造血治疗为主,高危MDS有向急性白血病进展的高风险,主要以控制恢复正常造血、延缓疾病进展为主。MDS治疗流程和治疗路线图如图29.1、图29.2所示。

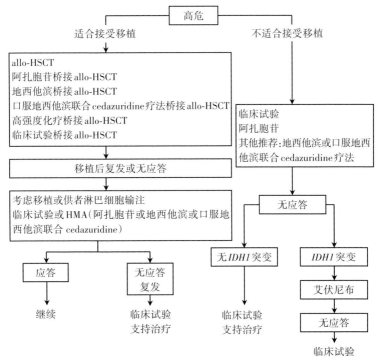

图29.1 MDS治疗流程

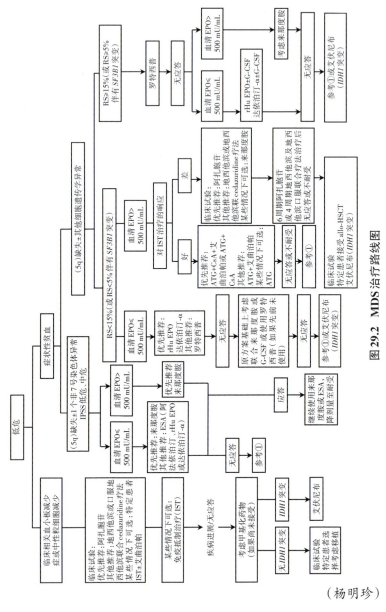

图 29.2 MDS 治疗路线图

(杨明珍)

参考文献

[1] Greenberg P L, Cox C, LeBeau M, et al. International scoring system for evaluating prognosis in myelodysplastic syndromes[J].Blood,1997,89:2079-2088.

[2] Greenberg P L, Tuechler H, Schanz J, et al. Revised international prognostic scoring system for myelodysplastic syndromes [J]. Blood, 2012,120:2454-2465.

[3] Malcovati L, Della Porta M G, Strupp C, et al. Impact of the degree of anemia on the outcome of patients with myelodysplastic syndromes and its integration into the WHO classification-based Prognostic Scoring System (WPSS)[J].Haematologica,2011,96(10):1433-1440.

[4] Bernard E, Tuechler H, Greenberg P L, et al. Molecular international prognosis scoring system for myelodysplastic syndromes [J]. NEJM Evid., 2022,1(7):Evidoa2200008.

[5] Khoury J D, Solary E, Abla O, et al. The 5th edition of the World Health Organization Classification of haematolymphoid tumours: myeloid and histiocytic/dendritic neoplasms[J]. Leukemia,2022,36(7):1703-1719.

[6] Daniel A A, Attilio O, Robert P H, et al. International consensus classification of myeloid neoplasms and acute leukemias: integrating morphologic, clinical, and genomic data [J]. Blood, 2022, 140 (11): 1200-1228.

第三十章 营养不良性贫血

一、贫血的诊断

血常规中血红蛋白(Hb),男性患者Hb<120 g/L,女性患者Hb<110 g/L,孕妇Hb<100 g/L,可被诊断为贫血。

二、贫血严重程度分级

轻度贫血:Hb>90 g/L,中度贫血Hb 60~90 g/L,重度贫血Hb 30~59 g/L,极重度贫血Hb<30 g/L。

常见营养不良性贫血为缺铁性贫血(iron deficiency anemia, IDA)和巨幼细胞性贫血(megaloblastic anemia, MA)。IDA和MA的鉴别诊断和治疗原则见表30.1。

表30.1 IDA和MA的鉴别诊断和治疗原则

	IDA	MA
红细胞形态	小细胞、低色素性,平均血红蛋白浓度小于32%,平均红细胞体积低于80 fl	大细胞,平均血红蛋白浓度32%~35%,平均红细胞体积大于100 fl

续表

		IDA	MA
临床表现	常见	面色苍白、乏力、头昏、心悸、易倦、耳鸣	
	特征	烦躁、易怒、注意力不集中、异食癖；皮肤干燥、指（趾）甲缺乏光泽、脆薄易裂，重者变平，凹下呈匙状甲	舌面呈"牛肉样"并伴有舌痛、味觉及嗅觉降低、视力下降；手足对称性麻木、感觉障碍、下肢步态不稳、失眠、记忆力下降；严重患者可出现白细胞和血小板减少
常见病因		1. 摄入不足：青少年、育龄期、妊娠期和哺乳期女性等铁摄入不足 2. 丢失过多：月经量过多、消化道出血（寄生虫感染、恶性肿瘤、溃疡、痔疮等） 3. 吸收不良：慢性胃炎、胃十二指肠切除术、慢性肠炎等	1. 摄入不足：偏食（肉类、绿叶食物少）、营养不良 2. 吸收不良：胃十二指肠切除术
诊断		1. 符合贫血的诊断 2. 有明确的缺铁病因和临床表现 3. SF<15 μg/L，感染或合并慢性炎症患者（除外慢性肾功能不全、心力衰竭）SF<70 μg/L；TSAT<0.15；血清铁<8.95 μmol/L，TIBC>64.44 μmol/L；sTfR 26.50 nmol/L（2.25 mg/L） 4. 骨髓铁染色中骨髓小粒可染铁消失，铁粒幼细胞<15% 5. FEP>0.90 μmol/L（全血），ZPP>0.96 μmol/L（全血） 6. 补铁治疗有效 符合第1条和第2～6条中的任何两条以上可以诊断	1. 有造成营养缺乏的病因 2. 临床除贫血外，常伴食欲不振、恶心、腹泻、舌痛、舌红、舌面光滑等。维生素 B_{12} 缺乏者可有周围神经病变、脊髓后索、侧索变性或精神忧郁等症状及体征 3. 血象为大细胞性贫血，可伴白细胞和血小板减少，中性粒细胞核分叶过多，5叶者>5%或6叶者>1% 4. 骨髓巨幼红细胞生成，巨幼红细胞>10%，粒系巨幼变，巨核细胞核多分叶改变 5. 血清叶酸、维生素 B_{12} 测定减低。 6. 叶酸、维生素 B_{12} 治疗有效

续表

	IDA	MA
治疗原则	1. 积极寻找病因,原发病治疗 2. 补铁治疗,轻度 IDA 患者以补充含铁高的食物为主,中重度 IDA 患者给予铁剂治疗 3. 对症治疗:急性或重度严重影响到生理机能的 IDA 患者,可以适量输注红细胞	1. 积极寻找病因,原发病治疗 2. 补充缺乏的营养物质 叶酸缺乏:5~10 mg po,tid,直至贫血表现完全消失。如同时有 $VitB_{12}$ 缺乏,同时注射 $VitB_{12}$ $VitB_{12}$ 缺乏:$VitB_{12}$ 0.5 mg 肌注,每周 2 次。无 $VitB_{12}$ 吸收障碍者可口服 $VitB_{12}$ 0.5 mg qd 直至血象恢复正常

临床常用铁剂见表30.2。

表30.2 常用铁剂

剂 型	名 称	用法用量
口服铁剂	琥珀酸亚铁	100~200 mg/次,bid
	右旋糖酐铁	50 mg/次,bid
	硫酸亚铁	0.3 g/次,bid
	健脾生血片(中药补铁剂)	每次 1~3 片,bid
静脉铁剂	蔗糖铁	100~200 mg/每周 2~3 次

小细胞贫血实验室鉴别见表30.3。

表30.3 小细胞贫血实验室鉴别

疾病 实验室指标	缺铁性贫血(IDA)	地中海贫血	慢性病贫血(ACD)	铁粒幼细胞性贫血
Ret	正常或↑	正常或↑	正常	正常或稍↑
SF	↓		↑	↑
SI	↓	正常或↑	正常或↓	
TRF	↑		正常或↓	↑
TIBC	↑	↓		

续表

疾病 实验室指标	缺铁性贫血 （IDA）	地中海贫血	慢性病贫血 （ACD）	铁粒幼细胞 性贫血
TSAT	↓	↑	↓	↑
sTfR/log SF	高(>2)		低(<1)	
FEP	↑	正常	↑	↓

注：Ret：reticulocyte，网织红细胞；SF：serum ferritin，血清铁蛋白；SI：血清铁；TRF：transferrin，转铁蛋白；TIBC：total iron binding capacity，总铁结合力；TSAT：transferrin saturation，转铁蛋白饱和度；sTfR/log SF：血清可溶性转铁蛋白受体（sTfR）与 SF 对数的比值；FEP：free erythrocyte protoporphyrin，红细胞游离原卟。

（杨艳丽　何广胜）

参考文献

[1] 中华医学会血液学分会红细胞疾病（贫血）学组.铁缺乏症和缺铁性贫血诊治和预防的多学科专家共识（2022年版）[J].中华医学杂志，2022，102(41)：3246-3256.
[2] 葛均波，徐永健，王辰，等.内科学[M].北京：人民卫生出版社，2018.

第三十一章 再生障碍性贫血

一、再生障碍性贫血

再生障碍性贫血(aplastic anemia,AA)临床表现、诊断、鉴别诊断见表31.1。

表31.1 AA的临床表现、诊断、鉴别诊断

临床表现	诊断标准	鉴别诊断
1. 贫血 2. 出血 3. 感染 4. 肝、脾、淋巴结一般不增大	1. 血常规:全血细胞(包括网织红细胞)减少,淋巴细胞比例增高。至少符合以下三项中两项:① Hb<100 g/L;② PLT<50×10⁹/L;③ ANC<1.5×10⁹/L 2. 骨髓穿刺:多部位(不同平面)骨髓增生减低或重度减低;小粒空虚,非造血细胞(淋巴细胞、网状细胞、浆细胞、肥大细胞等)比例增高;巨核细胞明显减少或缺如;红系、粒系细胞均明显减少。 3. 骨髓活检(髂骨):全切片增生减低,造血组织减少,非造血细胞增多,网硬蛋白不增加,无异常细胞 4. 必须除外先天性和其他获得性、继发性骨髓衰竭性疾病	**先天性全血细胞减少症** 1. 先天性无巨核细胞性血小板减少症 2. 先天性角化不良症 3. 范可尼贫血 4. RUNX1种系突变 5. GATA-2缺失综合征 6. SAMD9/9L异常 7. 重症先天性中性粒细胞减少症 8. 先天性中性粒细胞减少伴胰腺功能不全综合征 **获得性或继发全血细胞减少症** 1. PNH相关(AA/PNH) 2. 低增生性MDS/AML 3. 自身抗体介导的全血细胞减少 4. 大颗粒淋巴细胞白血病(LGLL) 5. 霍奇金淋巴瘤或非霍奇金淋巴瘤 6. 原发性骨髓纤维化 7. 分枝杆菌感染 8. 神经性厌食或长期饥饿 9. 原发免疫性血小板减少症(ITP) 10. 分枝杆菌易感的单核细胞缺乏综合征(MonoMac综合征)

再生障碍性贫血的分型及诊断标准见表31.2。

表31.2 AA的分型及诊断标准

分　　型		诊　断　标　准
SAA		骨髓增生程度<25%，若骨髓增生程度≥25%但<50%，则残存的造血细胞应<30% 血常规具备下列三项中两项：ANC<0.5×10^9/L；PLT<20×10^9/L；Ret<20×10^9/L 若ANC<0.2×10^9/L，则诊断为极重型AA（VSAA）
NSAA	TD-NSAA	未达到SAA，输血依赖（平均每8周至少1次成分输血且输血依赖持续时间≥4个月者）
	NTD-NSAA	未达到SAA，非输血依赖

注：SAA：重型再生障碍性贫血；NSAA：非重型再生障碍性贫血；TD-NSAA：输血依赖非重型再生障碍性贫血；NTD-NSAA：非输血依赖非重型再生障碍性贫血。

再生障碍性贫血治疗路线图见图31.1。

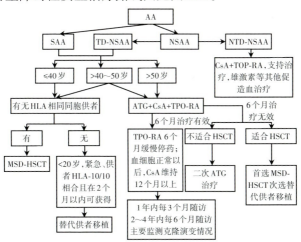

图31.1 再生障碍性贫血治疗路线图

HLA：人类白细胞抗原；ATG：抗人胸腺细胞免疫球蛋白；CsA：环孢素A；TPO-RA：促血小板生成素受体激动剂；HSCT：造血干细胞移植；MSD-HSCT：同胞全相合HSCT。

再生障碍性贫血治疗药物及疗效、副作用见表31.3。

表31.3 AA治疗药物及疗效、副作用

药物		剂量	ORR	副作用及注意事项
rATG		2.5～3.5 mg/(kg·d)，连续使用5 d	一线ATG联合CsA，6个月ORR 52%	超敏反应、发热僵直、皮疹、高血压或低血压及体液潴留。应用糖皮质激素预防
pALG		20～30 mg/(kg·d)，连续使用5 d	一线pALG联合CsA，6个月ORR 66.67%	超敏反应、发热僵直、皮疹、高血压或低血压及体液潴留。应用糖皮质激素预防
CsA		口服3～5 mg/(kg·d)，目标血药浓度(谷浓度)成人150～250 μg/L，儿童酌减，CsA足量应用6个月或疗效达平台期后建议持续用药12～24个月后停药	一线ATG联合CsA，6个月ORR 52%	主要的不良反应为消化道反应、齿龈增生、色素沉着、肌肉震颤、肝功能损害，少数出现头痛和血压变化 定期检测血压、肝肾功能，出现上述不良反应可通过CsA减量或停药予以纠正
TPO-RA	艾曲泊帕	起始剂量为75 mg/d，每两周增加25 mg/d，最大剂量为150 mg/d 血小板正常后缓慢减，不要骤停，尤其对于老年及未达CR的患者	IST联合艾曲泊帕6个月ORR 81%	不良反应为肝脏毒性，在治疗过程中应严密监测肝功能变化 应空腹服用，当有合并用药时根据药品说明书调整药物剂量
	海曲泊帕	起始剂量7.5 mg/d，每2周加量2.5 mg/d，最大剂量15 mg/d	海曲泊帕治疗IST反应不佳、不适合或不愿意接受移植的患者Ⅱ期临床研究，18周时43.6%的受试者获得≥1个谱系血液学应答。12个月RFS达79.5%	不良反应为肝脏毒性，在治疗过程中应严密监测肝功能变化 应空腹服用，有合并用药时根据药品说明书调整药物剂量

注：rATG：兔ATG，法国；pALG：猪ALG，中国。

再生障碍性贫血疗效标准见表31.4。

表31.4 AA疗效标准

疗效标准	CR	PR	NR
SAA	Hb>100 g/L ANC>1.5×10^9/L PLT>100×10^9/L	脱离成分血输注,不再符合SAA诊断标准	仍满足SAA诊断标准
NSAA	同上	脱离成分血输注(若既往输血依赖),或至少一系细胞数目增加两倍或达正常,或任何一系血细胞基线水平上升:Hb>30 g/L(如治疗前<60 g/L)、ANC>0.5×10^9/L(如治疗前<0.5×10^9/L)、PLT>20×10^9/L(如治疗前<20×10^9/L)	疾病进展,或未能达到上述有效指标

二、纯红细胞再生障碍性贫血(PRCA)

PRCA是一种正细胞正色素性贫血、网织红细胞减少(网织红绝对值<10×10^9,网织红百分比>1%)和骨髓中红系前体细胞显著减少或缺如(有核红细胞<5%)为特征的一种综合征。PRCA临床分型及诊断、治疗见表31.5。

表31.5 PRCA临床分型及诊断、治疗

临床分型		诊断	治疗原则
先天性	Diamond-Blackfan anemia, DBA	1. 年龄<1岁,符合PRCA 2. 主要支持标准:一般为常染色体显性遗传。核糖体小亚蛋白19的基因RPS19及其他RPS7, RPS10, RPS17, RPS24, RPS26, RPL5, RPL11, RPL26, RPL35A等10个核糖体基因的点突变或缺失 3. 次要支持指标:红细胞内腺苷脱氨酶升高;有经典DBA的躯体畸形(拇指三指节畸形、先天性心脏病、尿道畸形、斜视);胎儿血红蛋白升高;无其他先天性骨髓衰竭性疾病的证据	1. 糖皮质激素(CS):常用剂量为泼尼松0.5~1 mg/(kg·d) 2. allo-HSCT 3. 支持对症
	Pearson综合征	铁粒幼细胞性贫血和胰腺外分泌功能不全造成的综合征,是一种线粒体疾病	无特效治疗手段 1. 对症支持治疗 2. allo-HSCT 3. 细胞、基因治疗带来希望

续表

临床分型		诊断	治疗原则
获得性	原发性自身免疫性PRCA	临床表现:贫血症状和体征;无出血及发热;无肝脾大 实验室检查:血常规示正细胞正色素性贫血,网织红细胞绝对值减少;骨髓红系各阶段细胞明显减少甚至缺如。粒、巨二系增生正常 Coombs试验阴性,无阵发性睡眠性血红蛋白尿症(PNH)克隆;血清铁、总铁结合力及铁蛋白可增加 排除其他原因引起的PRCA:如骨髓增生异常综合征、慢性病性贫血等	1. 免疫抑制治疗 2. 对症支持治疗 3. 其他治疗:如脾切除、血浆置换、骨髓移植对个例获得性PRCA有效
	继发性PRCA	继发感染、结缔组织病、肾功能衰竭、慢性溶血性贫血、甲状腺疾病、胸腺瘤、血液系统肿瘤及其他实体肿瘤 药物及化学品接触史、妊娠、家族史 实验室检查同原发PRCA	1. 针对原发病治疗 2. 免疫抑制治疗 3. 对症支持治疗

PRCA治疗药物见表31.6。

表31.6 PRCA治疗的常用药物

药物名称	用法	RR(%)	副反应及注意事项
CsA	推荐用量为3～5 mg/(kg·d)，谷浓度为150～250 μg/L，至血象正常后开始缓慢减量	一线治疗：65%～87%	监测CsA血药浓度和肾功能，剂量原则应个体化
CS	泼尼松0.5～1 mg/(kg·d)，至血细胞比容达到35%后逐渐减量至停用	30%～62%，大约40%的患者4周见效，80%的患者停药24个月内复发，但多数复发患者再次应用CS治疗仍然有效	感染、高血糖、骨质疏松、消化道出血、肌病
CTX	在白细胞、血小板允许的情况下，给予CTX 50 mg/d口服，观察无明显不良反应后，逐渐加量（每周加50 mg）至150 mg/d，持续应用至起效或骨髓抑制发生。起效后开始减量，至血细胞比容恢复正常后3～4个月停用	用于CsA禁忌或无效、继发于LGLL的PRCA患者，单药有效率7%～20%，常与CS联用	骨髓抑制、脱发、消化道症状、出血性膀胱炎、性腺毒性、肝功能损害、第二肿瘤
MTX	LGLL相关PRCA可选用MTX治疗，联合CS起效更快，推荐剂量为每周10 mg/m^2	20%～90%，中位有效时间2～3个月	肝损害、口腔溃疡、胃肠道反应
西罗莫司	1～3 mg/d，建议起始剂量为1 mg/d，根据血药浓度调整剂量，维持血药浓度5～10 μg/L，中位起效时间为4个月，早期停药与复发相关	一项单中心、前瞻性研究，西罗莫司治疗难治/复发PRCA的有效率76.2%，CR：42.9%	感染，轻度口腔黏膜炎，窦性心动过速，肌酐、转氨酶、甘油三酯、胆固醇升高及血小板减少

续表

药物名称	用法	RR(%)	副反应及注意事项
阿仑单抗	剂量每周10 mg,连用4~6周(第1周3 mg,试验性用药)	复发LLGL相关PRCA有效率75%,复发原发性PRCA疗效约20%	骨髓抑制,感染风险增加,包括CMV感染和再活化。建议预防感染
静注人免疫球蛋白	静脉滴注400 mg/(kg·d)×5 d,大多需要反复多疗程输注,直至病毒清除	用于HIV、细小病毒B19等病毒感染后的继发PRCA及合并低免疫球蛋白血症的PRCA患者,大剂量静注人免疫球蛋白冲击治疗可取得较好的疗效	

注:CS:糖皮质激素。

PRCA疗效标准见表31.7。

表31.7 PRCA疗效标准

1. 基本治愈:贫血症状消失,血红蛋白上升(男>120 g/L,女>110 g/L),白细胞计数及血小板计数正常,骨髓象正常,停药随访1年以上无复发

2. 缓解:症状消失,血红蛋白上升(男>120 g/L,女>110 g/L),骨髓象正常,停药随访3个月稳定或继续进步

3. 明显进步:症状好转,不输血。血红蛋白较治疗前增加30 g/L以上,维持3个月不下降

4. 无效:治疗后血红蛋白不增加,或增加不到30 g/L

(杨艳丽 何广胜)

参考文献

[1] 中华医学会血液学分会红细胞疾病(贫血)学组.再生障碍性贫血诊断与治疗中国指南(2022年版)[J]中华血液学杂志, 2022, 43(11): 881-888.

[2] Bacigalupo A, Oneto R, Schrezenmeier H, et al. First line treatment of aplastic anemia with thymoglobuline in Europe and Asia: outcome of 955 patients treated 2001-2012[J]. Am. J. Hematol., 2018, 93(5): 643-648.

[3] Liu L, Ding L, Hao L, et al. Efficacy of porcine antihuman lymphocyte immunoglobulin compared to rabbit antithymocyte immunoglobulin as a first-line treatment against acquired severe aplastic anemia[J]. Ann. Hematol., 2015, 94(5): 729-737.

[4] Patel B A, Groarke E M, Lotter J, et al. Long-term outcomes in patients with severe aplastic anemia treated with immunosuppression and eltrombopag: a phase 2 study[J]. Blood, 2022, 139(1): 34-43.

[5] Jin Y, Li R, Lin S, et al. A real-word experience of eltrombopag plus rabbit antithymocyte immunoglobulin-based IST in Chinese patients with severe aplastic anemia[J]. Ann. Hematol., 2022, 101(11): 2413-2419.

[6] Peng G, He G, Chang H, et al. A multicenter phase II study on the efficacy and safety of hetrombopag in patients with severe aplastic anemia refractory to immunosuppressive therapy[J]. Ther. Adv. Hematol., 2022, 13: 20406207221085197.

[7] Means R T Jr. Pure red cell aplasia[J]. Blood, 2016, 128(21): 2504-2509.

[8] Hirokawa M, Sawada K, Fujishima N, et al. Long-term outcome of patients with acquired chronic pure red cell aplasia (PRCA) following immunosuppressive therapy: a final report of the nationwide cohort study in 2004/2006 by the Japan PRCA collaborative study group[J]. Br. J.

Haematol., 2015, 169(6): 879-886.

[9] Sawada K, Hirokawa M, Fujishima N, et al. Long-term outcome of patients with acquired primary idiopathic pure red cell aplasia receiving cyclosporine A. A nationwide cohort study in Japan for the PRCA Collaborative Study Group[J]. Haematologica, 2007, 92(8): 1021-1028.

[10] 中华医学会血液学分会红细胞疾病(贫血)学组.获得性纯红细胞再生障碍诊断与治疗中国专家共识(2020年版)[J].中华血液学杂志, 2020, 41(3): 177-184.

[11] Lamy T, Loughran T P Jr. How I treat LGL leukemia[J]. Blood, 2011, 117(10): 2764-2774.

[12] Fu R, Zhang T, Liu B, et al. The clinical characteristics and therapy response of patients with acquired pure red cell aplasia[J]. Hematology, 2018, 23(9): 639-645.

[13] Peng G, Yang W, Zhang L, et al. Moderate-dose cyclophosphamide in the treatment of relapsed/refractory T-cell large granular lymphocytic leukemia-associated pure red cell aplasia[J]. Hematology, 2016, 21(3): 138-143.

第三十二章 溶血性贫血

一、定义

溶血(hemolysis)是红细胞遭到破坏,红细胞寿命缩短,当溶血超过骨髓的代偿能力,引起的贫血即为溶血性贫血(hemolytic anemia,HA)。

二、诊断及治疗

具有贫血的征象、红细胞破坏增多和骨髓红系代偿性增生的证据。红细胞破坏增多的依据:血清结合珠蛋白降低、游离血红蛋白升高、血红蛋白尿、尿含铁血黄素阳性、间接胆红素升高;外周血涂片见破碎和畸形红细胞,红细胞寿命缩短。骨髓红系代偿性增生:网织红细胞计数升高,外周血见有核红细胞,骨髓检查见红系增生旺盛,粒红比例降低或倒置。常见HA的病因分类、诊断及治疗要点见表32.1,自身免疫性溶血性贫血(AIHA)的治疗见表32.2。

表32.1 常见HA病因分类、诊断及治疗要点

病因分类	常见疾病	病因	诊断要点	治疗策略
红细胞自身异常所致的HA				
红细胞膜异常	遗传性球形红细胞增多症	红细胞膜蛋白缺陷所致，75% AD，其余为隐性或新发突变	外周血涂片小球形红细胞比例>10%，渗透脆性（孵育）试验阳性；EMA结合试验阳性；AGLT阳性；NGS发现红细胞膜蛋白基因异常（突变、缺失等）	对症支持治疗，重症患者脾切除手术
	遗传性椭圆形红细胞增多症	AD	外周血中椭圆形细胞增多>25%	极少需要治疗，重症患者脾切除手术
	遗传性棘形红细胞增多症	分子机制未明	外周血涂片见棘状红细胞，需排除制备中影响	对症支持治疗
	遗传性口形红细胞增多症	罕见，AD	外周血涂片见口型红细胞	脾切除根据不同类型效果不同
	PNH	获得性血细胞膜糖磷脂酰肌醇锚链膜蛋白异常，造血干细胞PIG-A基因突变	血管内溶血，血红蛋白尿，全血细胞减少，黄疸，血栓形成倾向；流式细胞技术检测CD55、CD59及FLAER阴性细胞	对症支持治疗，补体抑制剂，allo-HSCT
红细胞酶异常	遗传性G-6-PD缺乏症等	G-6-PD缺乏，XD	药物或感染诱发的贫血，蚕豆病；G-6-PD活性测定	去除诱因，对症支持治疗
	遗传性丙酮酸激酶缺乏症等	丙酮酸激酶缺乏，AR	丙酮酸激酶活性测定	大部分不需治疗，输注红细胞，脾切除部分有效，重症进行allo-HSCT
	遗传性核苷酸代谢酶系和氧化还原系等缺陷	核苷酸代谢酶系和氧化还原酶系缺乏	红细胞酶活性测定，缺乏可用分子诊断	大部分不需治疗，输注红细胞，脾切除部分有效

第三十二章 | 溶血性贫血

续表

病因分类	常见疾病	病因	诊断要点	治疗策略
珠蛋白生成障碍	遗传性异常血红蛋白病	珠蛋白肽链结构异常，大部分AD	镰状细胞贫血：黄疸、贫血及肝脾大；红细胞镰变实验，高效液相色谱法	对症治疗，羟基脲可缓解病情和疼痛
	α珠蛋白生成障碍性贫血（α地中海贫血）	α珠蛋白基因的缺失所致	静止型、标准型：携带者，无临床症状	通常无需治疗
			HbH病：HbH占5%~40%	输血、祛铁治疗
			Hb Bart胎儿水肿综合征：妊娠30~40周宫内死亡，或产后数小时死亡，Hb Bart占80%~100%	多数死亡
	β珠蛋白生成障碍性贫血（β地中海贫血）	已知有100种以上的β基因突变	轻型：无症状或轻度贫血，偶见轻度脾大；HbA2>3.5%(4%~8%)，HbF正常或轻度增加(小于5%)	通常无需治疗
			中间型：贫血中度，脾大；HbF可达10%	输血、祛铁治疗
			重型：父母均为，患儿出生后贫血进行性加重，有黄疸及肝脾大；HbF高达30%~90%，HbA多低于40%甚至0%	输血、祛铁治疗、allo-HSCT
红细胞外部因素所致的HA				
免疫性	自身免疫性	CAD和PCH	特异性抗体检查：直接和间接抗人球蛋白试验	详见AIHA的治疗方案(表32.2)
	同种免疫性	血型不相容性输血反应；新生儿HA	输注ABO血型不相合血造成发热伴寒战，重症呼吸困难、低血压、血红蛋白尿及休克；胎儿溶血性贫血、黄疸和肝脾大，严重者出现全身水肿及核黄疸；母源红细胞抗原类型及滴度	停止输血，补液等对症治疗；预防胆红素的神经性：紧急血浆置换，预防性光疗，免疫球蛋白应用

续表

病因分类	常见疾病	病因	诊断要点	治疗策略
血管性	微血管病性 TTP	血管性血友病因子裂解酶缺乏或活性降低	特征性五联征：出血、神经精神症状、微血管病性溶血、肾脏表现、发热，血管性血友病因子裂解酶活性低于5%	血浆置换，糖皮质激素、免疫球蛋白
	溶血尿毒综合征	产志贺毒素大肠杆菌引起	腹痛腹泻血便，微血管溶血性贫血、血小板减少和肾损伤，粪便培养或志贺毒素大肠杆菌抗体检测	抗感染，支持性治疗及透析
	DIC	严重感染、恶性肿瘤、病例产科、手术创伤等	中国DIC诊断积分系统≥7分时可诊断为DIC	治疗基础疾病、去除诱因，抗凝和替代治疗等
	瓣膜病 CAS；人工VHD；血管炎	血液中流体剪切力增加	显著溶血、红细胞破裂和血小板减少	对因治疗，对症治疗
	血管壁 行军性血红蛋白尿	血管壁受到反复挤压	一过性血管内溶血和血红蛋白尿，休息后尿色正常	无须特殊治疗
生物因素	蛇毒、疟疾、黑热病等	微生物直接入侵红细胞产生针对红细胞抗原的自身抗体	不同病原微生物临床表现各异，外周血涂片可见疟原虫	对症及病因治疗：如青蒿素等抗疟药物
理化因素	大面积烧伤、血浆渗透压改变和化学因素如苯肼、亚硝酸盐等中毒	直接作用致红细胞破碎，铜抑制数种红细胞酶并损伤红细胞膜	血管内溶血（低渗性溶血）为主，或显著血管外溶血（砷、氧气）	终止和修复创伤，去除化学物质等

注：AD：常染色体显性遗传；AR：常染色体隐性遗传；XD：X连锁显性遗传；EMA：伊红-5-马来酰亚胺（EMA）；AGLT：酸化甘油溶血试验；G-6-PD：葡萄糖-6-磷酸脱氢酶；PNH：阵发性睡眠性血红蛋白尿症；TTP：血栓性血小板减少性紫癜；DIC：弥散性血管内凝血；CAD：冷凝集素病；PCH：阵发性冷性血红蛋白尿症；CAS：钙化性主动脉瓣狭窄；VHD：valvular heart disease，心脏瓣膜病。

表 32.2 AIHA 的治疗

方案	推荐适应证	使用方法及维持治疗	疗效	常见副作用
P	wAIHA 一线治疗	泼尼松口服给药，0.5~1.5 mg/(kg·d)，治疗有效者于4周内逐渐减量至20~30 mg/d，然后每月减少2.5~10 mg/d，剂量减至5 mg/d并持续缓解2~3个月，考虑停用	1年CR率31%~36%	水肿，胃肠道反应，糖、钙磷电解质异常等
P+RTX	wAIHA 一线治疗：重度贫血或不适合大剂量糖皮质激素的患者	泼尼松或泼尼松龙，1.5 mg/(kg·d)，连续2周，减至0.75 mg/(kg·d)，连续1周，再减至0.5 mg/(kg·d)，连续1周，最后4~8周内减至最低有效剂量。RTX，静脉给药，375 mg/m²，qw，连续4周或RTX1 g/d，d1、15	1年CR率75%	泼尼松副作用同上
RTX	wAIHA 二线治疗：糖皮质激素单药治疗无效者；经糖皮质激素治疗后复发者；糖皮质激素不耐受或存在禁忌证或＞10 mg/d剂量维持缓解者	1. 标准剂量：RTX，静脉给药，一次375 mg/m²，一周1次，连续4周(d1、8、15、22) 2. 固定大剂量：RTX，静脉给药，1000 mg/d，d1、15 3. 小剂量：RTX，静脉给药，100 mg/d，d1、8、15、22	RTX治疗复发/难治性wAIHA的总缓解率79%，CR为42%，中位反应时间3~6周，3年持续缓解率60%	不良反应多轻微
脾切除和细胞毒性免疫抑制剂等	wAIHA 三线治疗：无法接受一、二线治疗或治疗失败/复发的wAIHA患者	硫唑嘌呤，2~2.5 mg/(kg·d)	60%	骨髓抑制和肝脏毒性
		环孢素，口服给药，3 mg/(kg·d)，维持血液浓度≥150~200 μg/L	58%(包括其他类型AIHA)	齿龈/毛发增生、高血压、胆红素升高及肾毒性

续表

方案	推荐适应证	使用方法及维持治疗	疗 效	常见副作用
		西罗莫司,口服给药,1~2 mg/d	75%	高脂血症、血小板减少、口腔溃疡等
		吗替麦考酚酯,口服给药,一次500 mg,bid	25%~100%(包括其他类型AIHA)	感染、胃肠道不适、血细胞减少、转氨酶升高、致畸性
RTX单药	CAD首选的一线治疗方案	RTX,静脉给药,375 mg/m²,qw,连续4周	有效率50%左右,但CR率仅3%,疗效持续时间<1年	不良反应多轻微
BR	病情危重的CAD患者的一线治疗	RTX:剂量、用法同上;苯达莫司汀:静脉给药,70~90 mg/m²,d1、2 28 d为1个疗程,共4个疗程	缓解率71%,CR 40%,>90%缓解患者32个月仍处于CR	粒细胞减少和发热等
BR	CAD二线治疗:一线治疗RTX单药的CAD患者	BR方案剂量、用法同上	同上	同上
伊布替尼	CAD二线治疗:一线治疗BR方案的CAD患者,无效和短期复发	伊布替尼,口服给药,420 mg/d	总缓解率可达100%,CR高达92.3%	轻度皮肤瘀斑、腹泻和皮疹等
FR	CAD二线治疗	RTX,剂量、用法同上;氟达拉滨,静脉给药,25 mg/m²,d1~5;28d 1个疗程,共4个疗程	有效率76%,CR率21%,PR率55%	骨髓抑制和感染
硼替佐米	CAD二线治疗	硼替佐米,静脉给药,1.3 mg/m²,qw,连续4周	有效率31%	神经毒性、骨髓抑制、腹泻、便秘等

(何广胜 杨艳丽)

参考文献

[1] 中华医学会血液学分会红细胞疾病(贫血)学组.中国成人自身免疫性溶血性贫血诊疗指南(2023年版)[J].中华血液学杂志,2023,44(1):12-18.

[2] Berentsen S, Barcellini W. Autoimmune hemolytic anemias[J]. N. Engl. J. Med., 2021, 385(15): 1407-1419.

[3] Hill Q A, Stamps R, Massey E, et al. Guidelines on the management of drug-induced immune and secondary autoimmune, haemolytic anaemia [J]. Br. J. Haematol., 2017, 177(2): 208-220.

[4] George J N, Charania R S. Evaluation of patients with microangiopathic hemolytic anemia and thrombocytopenia [J]. Semin. Thromb. Hemost., 2013, 39(2): 153-160.

[5] 中华医学会血液学分会造血干细胞应用学组.造血干细胞移植相关血栓性微血管病诊断和治疗中国专家共识(2021年版)[J].中华血液学杂志,2021,42(3):177-184.

[6] Jäger U, Barcellini W, Broome C M, et al. Diagnosis and treatment of autoimmune hemolytic anemia in adults: recommendations from the first international consensus meeting [J]. Blood Rev., 2020, 41: 100648.

第三十三章 血友病

血友病(hemophilia)是一种 X 染色体连锁的隐性遗传性出血性疾病,可分为血友病 A 和血友病 B 两种。前者为凝血因子Ⅷ(FⅧ)缺乏,后者为凝血因子Ⅸ(FⅨ)缺乏,分别由相应的凝血因子基因突变所致。血友病 A 的替代治疗首选基因重组 FⅧ制剂或病毒灭活的血源性 FⅧ制剂,每 8~12 h 输注一次。血友病 B 的替代治疗首选基因重组 FⅨ制剂或病毒灭活的血源性凝血酶原复合物(PCC),须每天输注一次。凝血因子替代治疗方案见表 33.1。

表 33.1 凝血因子替代治疗方案

出血部位及治疗		血友病 A		血友病 B	
		预期水平(IU/dL)	疗程(d)	预期水平(IU/dL)	疗程(d)
关节		40~60	1~2(若反应不充分可以延长)	40~60	1~2(若反应不充分可以延长)
表层肌/无神经血管损害(除外髂腰肌)		40~60	2~3(若反应不充分可以延长)	40~60	2~3(若反应不充分可以延长)
髂腰肌和深层肌,有神经血管损伤或大量失血	起始	80~100	1~2	60~80	1~2
	维持	30~60	3~5(作为物理治疗期间的预防,可以延长)	30~60	3~5(作为物理治疗期间的预防,可以延长)
中枢神经系统/头部	起始	80~100	1~7	60~80	1~7
	维持	50	8~21	30	8~21

续表

出血部位及治疗		血友病A		血友病B	
		预期水平(IU/dL)	疗程(d)	预期水平(IU/dL)	疗程(d)
咽喉和颈部	起始	80~100	1~7	60~80	1~7
	维持	50	8~14	30	8~14
胃肠	起始	80~100	7~14	60~80	7~14
	维持	50		30	
肾脏		50	3~5	40	3~5
深部裂伤		50	5~7	40	5~7
手术(大)	术前	80~100		60~80	
	术后	60~80	1~3	40~60	1~3
		40~60	4~6	30~50	4~6
		30~50	7~14	20~40	7~14
手术(小)	术前	50~80	1~5(取决于手术类型)	50~80	1~5(取决于手术类型)
	术后	30~80		30~80	

(郑昌成)

参考文献

中华医学会血液学分会血栓与止血学组,中国血友病协作组.血友病治疗中国指南(2020年版)[J].中华血液学杂志,2020,41(4):265-271.

第三十四章 免疫性血小板减少症

原发免疫性血小板减少症(primary immune thrombocytopenia, ITP)是一种获得性自身免疫性出血性疾病,以无明确诱因的孤立性外周血血小板计数减少为主要特点。ITP主要发病机制是血小板自身抗原免疫耐受性丢失,导致体液和细胞免疫异常活化,共同介导血小板破坏加速及巨核细胞产生血小板不足。

ITP的治疗遵循个体化原则,鼓励患者参与治疗决策,兼顾患者意愿,在治疗不良反应最小化基础上提升血小板计数至安全水平,减少出血事件,关注患者健康相关生活质量(HRQoL)。ITP的鉴别诊断见表34.1,成人ITP的诊断和治疗如图34.1所示。

表34.1 ITP的鉴别诊断

病 名	临床特征	实验室检查
假性血小板减少症	无出血等血小板减少的相关临床症状	EDTA依赖性凝集引起血小板聚集
急性或慢性感染乙肝病毒/丙肝病毒/HIV/EBV/巨细胞病毒/B19病毒/新型布尼亚病毒/幽门螺杆菌	有病毒感染相关的临床症状和体征	病毒感染血清学和PCR检测,幽门螺杆菌检测等
药物诱导(肝素、奎宁、抗生、非甾体抗炎药)	药物接触史	药物依赖性抗体测试,药物浓度检测等

续表

病　名	临床特征	实验室检查
疫苗相关(常见疫苗接种、新型冠状病毒疫苗等)	最近的疫苗接种史≤6周	若干时间段后疫苗对应的抗体产生
结缔组织病(SLE、类风湿关节炎、抗磷脂综合征等)	发热、皮疹、关节痛、口腔溃疡、脱发、流产和血栓栓塞	抗核抗体全套、抗磷脂抗体检测、狼疮抗凝物等
CLL	发热,体重减轻,盗汗,淋巴结肿大,脾大	淋巴结活检、骨髓检查、影像学检查
普通变异性免疫缺陷	反复感染、淋巴结肿大	免疫球蛋白水平、淋巴细胞亚群、基因检测等
Evans综合征	溶血性贫血和免疫性血小板减少	Coombs试验阳性/网织红细胞升高
TTP	神经系统症状,发热,肾损害,微血管病性溶血性贫血,血小板减少	外周血破碎红细胞、触珠蛋白、LDH、ADAMTS13水平
DIC	感染,肿瘤,病理产科等诱因;出血与微血栓形成;多脏器功能损害等	外周血涂片可见破碎红细胞;凝血功能明显异常
遗传性或先天性疾病(Wiskott-Aldrich综合征、Bernard-Soulier综合征、MYH9相关疾病、IIb型VWD等)	年轻型血小板减少症,有家族史。先天性发育异常(耳、白内障、发育迟缓)	基因检测

注:EDTA:乙二胺四乙酸;AA:再生障碍性贫血;LDH:乳酸脱氢酶;DIC:弥散性血管内凝血;NSAID:非甾体抗炎药;SLE:系统性红斑狼疮;CLL:慢性淋巴细胞白血病;MDS:骨髓增生异常综合征;TTP:血栓性血小板减少性紫癜。

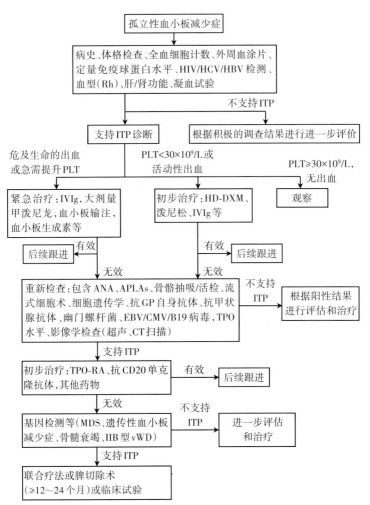

图 34.1 成人 ITP 的诊断和治疗

CBC：全血细胞计数；PLT：血小板计数；IVIg：静脉注射免疫球蛋白；HD-DXM：大剂量地塞米松；ANAs：抗核抗体；APLAs：抗磷脂抗体；TPO：促血小板生成素；CT：计算机体层摄影术；vWD：血管性血友病。

（郑昌成）

参考文献

[1] 中华医学会血液学分会血栓与止血学组.成人原发免疫性血小板减少症诊断与治疗中国指南(2020年版)[J].中华血液学杂志,2020,41(8):617-623.

[2] Liu X G, Hou Y, Hou M. How we treat primary immune thrombocytopenia in adults[J]. J. Hematol. Oncol.,2023,16(1):4.

第三十五章 弥散性血管内凝血

弥散性血管内凝血(disseminated intravascular coagulation, DIC)是在某些严重疾病基础上,由特定诱因引发的复杂的病理过程,包括由致病因素引起人体凝血系统激活、血小板活化、纤维蛋白沉积,导致弥散性血管内微血栓形成;继之消耗性降低多种凝血因子和血小板;在凝血系统激活的同时,纤溶系统亦可激活,导致纤溶亢进。临床上以出血、栓塞、微循环障碍和微血管病性溶血等为突出表现。DIC并不是一个独立的疾病,而是由原发病所引发的临床综合征。中国弥散性血管内凝血诊断积分系统见表35.1,DIC的临床特征与治疗方案见表35.2。

表35.1 中国弥散性血管内凝血诊断积分系统(CDSS)

积 分 项	分数
存在导致DIC的原发病	2
临床表现	
不能用原发病解释的严重或多发出血倾向	1
不能用原发病解释的微循环障碍或休克	1
广泛性皮肤、黏膜栓塞,灶性缺血性坏死、脱落及溃疡形成,不明原因的肺、肾、脑等脏器功能衰竭	1
实验室指标	
血小板计数	
非恶性血液病	
$\geqslant 100 \times 10^9/L$	0
$(80 \sim <100) \times 10^9/L$	1

续表

积 分 项	分数
<80×10⁹/L	2
24 h内下降≥50%	1
恶性血液病	
<50×10⁹/L	1
24 h内下降≥50%	1
D-二聚体	
<5 mg/L	0
5~<9 mg/L	2
≥9 mg/L	3
PT及APTT延长	
PT延长<3 s且APTT延长<10 s	0
PT延长≥3 s或APTT延长≥10 s	1
PT延长≥6 s	2
纤维蛋白原	
≥1.0 g/L	0
<1.0 g/L	1

注:非恶性血液病:每日计分1次,≥7分时可诊断为DIC;恶性血液病:临床表现第一项不参与评分,每日计分1次,≥6分时可诊断为DIC。PT:凝血酶原时间;APTT:部分激活的凝血活酶时间。

表35.2 DIC的临床特征与治疗方案

DIC分期	病理生理改变	临床特点	实验室检查	治疗
DIC早期	微血栓形成期或高凝期：以全身弥漫的微血栓形成为主	广泛性皮肤、黏膜栓塞、灶性缺血性坏死、脱落及溃疡形成；不明原因的呼吸浅快、低氧血症；不明原因的肺、肾、脑等脏器功能衰竭；顽固性休克等	PT/APTT 正常或缩短，PLT计数和Fbg不低	以抗凝为主：对急性DIC患者，首次标准肝素5000 U，随后每6～8 h给予2500 U，根据病情连续使用3～5 d；慢性DIC剂量减少50%。或者低分子量肝素每日50 U/kg，分2次皮下注射，用药间隔时间8～12 h，疗程5～8 d。
DIC中期	消耗性低凝期：微血栓形成仍在进行，但因凝血因子进行性消耗	常出现严重或多发性出血倾向	PT、APTT明显延长，PLT计数和Fbg进行性下降，可伴有FDP、D-二聚体升高	充分抗凝基础上进行血小板和凝血因子的替代治疗（替代治疗方案包括输新鲜冷冻血浆、冷沉淀、凝血酶原复合物、纤维蛋白原和血小板等）
DIC晚期	继发性纤溶亢进期	以出血为主	纤维蛋白降解产物（如FDP、D-二聚体）显著升高，伴有PT、APTT延长，PLT计数和Fbg降低	应用抗纤溶药物，同时积极补充凝血因子和血小板

（郑昌成）

参考文献

[1] 中华医学会血液学分会血栓与止血学组.产科弥散性血管内凝血临床诊断与治疗中国专家共识[J].中华血液学杂志,2023,44(8):624-627.
[2] 中华医学会血液学分会血栓与止血学组.弥散性血管内凝血诊断中国专家共识(2017年版)[J].中华血液学杂志,2017,38(5):361-363.
[3] 胡豫,王雅丹.我如何治疗弥散性血管内凝血[J].中华血液学杂志,2017,38(5):371-374.

第三十六章　常用抗凝药物

抗凝药物是一类用于防止血液凝固的药物,主要用于治疗和预防血栓性疾病,如深静脉血栓、肺栓塞、心脏瓣膜病、心房颤动等。这类药物通过抑制血液中的凝血因子或增强抗凝血机制,从而延长血液凝固时间,减少血栓形成的风险。包括香豆素类(华法林)、肝素、直接口服抗凝药物(DOAC)等。这些药物具有一定的副作用,会增加出血风险,特别是对于有出血倾向、消化道溃疡、严重肝肾功能不全等疾病的患者。在使用抗凝药物时,应定期进行相关血液检查,以监测药物的效果和可能副作用。常用抗凝药物的特点见表36.1。

表36.1　常用抗凝药物的特点

华法林 (香豆素)	香豆素类口服抗凝药,通过抑制维生素K在肝脏细胞内合成凝血因子Ⅱ、Ⅶ、Ⅸ、Ⅹ,从而发挥抗凝作用。对于DVT患者,治疗时间为6个月,对于PE患者,初期需与肝素或LMWH重叠使用3~4天,INR目标为2~3 对于有高危或中危心房颤动的患者,与肝素或LMWH重叠使用(每年卒中风险由4%~5%降至1%~1.25%),INR目标为2~3;对于有CHF的患者,INR目标为2~3;对于植入人工机械瓣膜的患者,INR目标为3.0

续表

肝素	肝素钠注射液,适应证为用于防治血栓形成或栓塞性疾病(如心肌梗死、血栓性静脉炎、肺栓塞等);各种原因引起的DIC;也用于血液透析、体外循环、导管术、微血管手术等操作中及某些血液标本或器械的抗凝处理。作用机制主要通过与抗凝血酶Ⅲ(AT-Ⅲ)结合,而增强后者对活化的Ⅱ、Ⅸ、Ⅹ、Ⅺ和Ⅻ凝血因子的抑制作用。5000 U皮下注射q12h(预防);10000 U静脉注射,滴定APTT为正常值的1.5～3.0倍(治疗)
依诺肝素钠	预防静脉血栓栓塞性疾病,治疗深静脉栓塞,治疗不稳定型心绞痛及非Q波心肌梗死时应采用深部皮下注射给予依诺肝素;血液透析体外循环时为血管内途径给药;对于ST段抬高性急性心肌梗死,初始的治疗为静脉注射,随后改为皮下注射治疗。bid,每次0.5 mg/kg皮下注射(预防);bid,每次1 mg/kg皮下注射或每日1次,每次1.5 mg/kg皮下注射(治疗)
达肝素钠	药理作用远大于普通肝素。在临床应用中显示其抗Ⅹa活性强且持久,而延长APTT的作用微弱。因而,表现出抗栓作用强、出血危险性小的特点。另外,达肝素钠还能促进纤溶作用,通过与血管内皮细胞结合,保护内皮细胞,增强抗栓作用,对血小板功能及脂质代谢影响也较普通肝素小 2500 IU皮下注射q24h(预防);最大200 IU/kg,18000 IU皮下注射q24h(治疗)
来匹芦定	来匹芦定是重组的水蛭素,是高度特异性的,凝血酶的直接抑制剂。重组水蛭素能与凝血酶以1∶1比例形成高亲和力、不可逆的复合物,从而使凝血酶失去凝血活性即导致APTT延长。来匹芦定目前被批准用于肝素诱导血小板减少症(HIT)患者的抗凝治疗,并且可作为该类患者手术中体外循环的抗凝药物 开始以0.4 mg/kg(最大44 mg)静脉推注,然后以0.15 mg/(kg·h)(最大16.5 mg/h)静脉推注 Cr CI<60 mL/min 0.2 mg/kg静脉推注,Cr CI 45～60 mL/min 0.075 mg/(kg·h),Cr CI 30～44 mL/min 0.045 mg/(kg·h),Cr CI 15～29 mL/min 0.0225 mg/(kg·h),Cr CI<15 mL/min 每隔一天(qod)再额外注射0.1 mg/kg;所有滴定的APTT为正常值的1.5～3.0倍。注:40%～70%的患者产生对来匹芦定的非中和抗体,从而延长HIT的APTT

续表

阿加曲班	阿加曲班为小分子物质,具有高选择性,能可逆性直接抑制凝血酶的活性。能迅速和循环中游离的和与血凝块中的凝血酶结合,产生抗凝作用。正常患者 2 μg/(kg·min),肝功能异常患者 0.5 μg/(kg·min);对于 HIT 患者,滴定 PTT 为正常值的 1.5～3.0 倍
达比加群酯	达比加群酯是一种新型的合成的直接凝血酶抑制剂,是 dabigatran 的前体药物,属非肽类的凝血酶抑制剂。口服经胃肠吸收后,在体内转化为具有直接抗凝血活性的 dabigatran。dabigatran 结合于凝血酶的纤维蛋白特异结合位点,阻止纤维蛋白原裂解为纤维蛋白,从而阻断了凝血瀑布网络的最后步骤及血栓形成。成人的推荐剂量为每次口服 150 mg,bid
利伐沙班	利伐沙班是一种口服,具有生物利用度的 Xa 因子抑制剂,其选择性地阻断 Xa 因子的活性位点,且不需要辅因子(例如抗凝血酶Ⅲ)以发挥活性。预防择期髋关节或膝关节置换手术成年患者的静脉血栓形成:推荐剂量为口服 10 mg,qd。如伤口已止血,首次用药时间应在手术后 6～10 h。对于接受髋关节大手术的患者,推荐治疗疗程为 35 d。对于接受膝关节大手术的患者,推荐治疗疗程为 12 d。治疗 DVT,降低急性 DVT 复发和 PE 的风险:急性 DVT 的初始治疗推荐剂量是前 3 周 15 mg bid,之后维持治疗及降低 DVT 复发 PE 风险的剂量是 20 mg qd。非瓣膜性房颤成年患者,降低卒中和全身性栓塞的风险:推荐剂量 20 mg qd,对于低体重和高龄(>75 岁)的患者 15 mg qd

注:CHF:充血性心力衰竭;Cr Cl:肌酐清除率;DVT:深静脉血栓形成;HIT:肝素诱发血小板减少症;INR:国际标准化比率;LMWH:低分子量肝素;PE:肺栓塞;APTT:部分凝血活酶时间。

(郑昌成)

参考文献

[1] Franchina A G, Rocchetti M, Sala E, et al. Relationships, current issues, safety and efficacy of oral anticoagulation in cancer patients with

atrial fibrillation[J]. J. Clin. Med.,2023,12(20):6559.
[2] Lucà F, Oliva F, Abrignani M G, et al. Management of patients treated with direct oral anticoagulants in clinical practice and challenging scenarios[J]. J. Clin. Med.,2023,12(18):5955.
[3] Zaki H A, Hamdi A B, Basharat K, et al.Low-molecular-weight heparin versus warfarin in adult cancer patients as a precision medicine for thrombosis: a systematic review and meta-analysis[J].Cureus,2023,15(7): e41268.
[4] Alhanshani A A. Heparin induced thrombocytopenia-pathophysiology, diagnosis and treatment: a narrative review[J]. Int. J. Gen. Med.,2023, 16:3947-3953.

第三十七章 抗凝剂在妊娠和手术中的使用

在妊娠期,抗凝剂的选择不仅仅需要考虑治疗效果,还要考虑抗凝剂对胎儿的安全性,以及在围分娩期适时停止抗凝剂的使用,以防止不必要的出血。妊娠期不宜使用华法林和直接口服抗凝药物(DOAC)。在手术期:中风险(年龄>40岁;全身麻醉>30 min,腹部或胸部的小手术或显微外科手术),高风险(年龄>40岁,恶性肿瘤手术,膝关节或髋关节矫形手术)。所有患者均应配备间歇加压装置。抗凝剂在妊娠和手术中的使用见表37.1。

表37.1 抗凝剂在妊娠和手术中的使用

时 期	华法林(香豆素)	DOAC	肝 素	LMWH
妊娠期静脉血栓	妊娠期禁用(透过胎盘屏障致畸)	妊娠期禁用(透过胎盘屏障)	需要考虑基线血小板计数并根据指征定期监测;出血、HIT、肝素诱导的骨质疏松风险高于LMWH。控制APTT在2倍以内;有条件建议测肝素浓度以及抗-Xa浓度	首选LMWH可安全有效地治疗妊娠期VTE。在患者妊娠36~37周时将LMWH换成UFH,分娩前6~24 h停用(如果继续使用LMWH则在分娩前24 h停用)。阴道分娩12 h后或者剖宫产24 h后恢复抗凝。在妊娠期间出现的DVT/PE,需要持续抗凝至产后3~6个月

续表

时　期	华法林（香豆素）	DOAC	肝　素	LMWH
妊娠预防先天性血栓性疾病或存在既往事件	妊娠期禁用（透过胎盘屏障致畸）	妊娠期禁用（透过胎盘屏障）	不常规推荐普通作为妊娠期间一线血栓预防治疗药物 皮下注射肝素；使用鱼精蛋白滴定法测定，维持抗Xa浓度0.1～0.3 U/mL，直至分娩	目前指南表明，对于既往有过短暂血栓风险因素但是没有遗传性或者获得性遗栓症者，不需要产前预防 具有流产史的遗传性遗栓症患者或者，符合抗磷脂综合征标准的患者，建议给予低分子肝素预防，必要时联合阿司匹林预防治疗 依诺肝素40 mg皮下注射q12h，直至分娩；分娩前2周改用肝素
中风险手术预防	—	—	普通肝素：术后48 h开始，5000 U q8h或q12h，直至下床活动	从术后48 h开始，直到下床活动
高风险手术预防	—	利伐沙班为例：预防择期髋关节或膝关节置换手术成年患者的静脉血栓形成：推荐剂量为口服10 mg，qd。如伤口已止血，首次用药时间应在手术后6～10 h。对于接受髋关节大手术的患者，推荐治疗疗程为35 d。对于接受膝关节大手术的患者，推荐治疗疗程为12 d	—	全膝关节置换术后12 h内开始使用LMWH，持续给药10 d；考虑延长4～6周

注：DVT，深静脉血栓形成；PE，肺动脉栓塞；HIT，肝素诱导的血小板减少；LMWH，低分子量肝素；APTT，部分凝血活酶时间；DOAC，直接口服抗凝剂。

（郑昌成）

参考文献

[1] Webster L A, Bishay V. Venous thromboembolism management in pregnant patients[J]. Tech. Vasc. Interv. Radiol., 2023, 26(2):100901.

[2] Middeldorp S, Naue C, Köhler C. Thrombophilia, thrombosis and thromboprophylaxis in pregnancy: for what and in whom?[J]. Hamostaseologie, 2022, 42(1):54-64.

第三十八章 血液肿瘤的嵌合抗原受体T细胞治疗

一、概述

嵌合抗原受体T细胞(chimeric antigen receptor T-cell,CAR-T)疗法是近几十年来迅速发展的肿瘤过继免疫治疗方法。自2017年第一款CAR-T细胞治疗产品获批上市以来,其在血液肿瘤领域取得了巨大的临床成功。目前,多款自体CAR-T细胞产品已批准上市,用于治疗复发/难治性急性B淋巴细胞白血病(B-ALL)、B细胞淋巴瘤和多发性骨髓瘤(MM)等,近千项临床研究正在进行之中。为了更好地进行临床管理,包括欧洲血液学协会(EHA)、欧洲骨髓移植协作组(EBMT)、NCCN以及中国在内的不同学术组织和专家制定了多个CAR-T细胞治疗相关指南,并不断地修订。

参考相关指南和研究进展,本节主要阐述血液肿瘤自体CAR-T细胞治疗的适应人群、治疗前评估、外周血单个核细胞采集、桥接治疗、淋巴细胞清除化疗、细胞回输、回输后监测、毒副反应处理、长期随访等。

二、CAR-T细胞治疗的适应人群

CAR-T细胞治疗的患者入选标准见表38.1。

表38.1 CAR-T细胞治疗的患者入选标准

入选标准	EBMT/EHA建议	备注
年龄	无年龄限制	应根据身体状况并非年龄来决定能否接受CAR-T细胞治疗。部分儿童和幼儿患者可能不适用通过单采技术收集外周血单个核细胞,真实世界的CAR-T细胞数据表明,5.9%接受治疗的B-ALL患者<3岁,53.5%的NHL患者>65岁,两组患者的CR率与其他人群相当
体能状态	ECOG<2分,Karnofsky>60%或Lansky>60%	尽管有ECOG>1分的患者接受了临床试验之外的治疗,但其OS和PFS并无明显获益
预期寿命	6~8周以上	需要慎重考虑风险/获益比
高肿瘤负荷	需要评估风险/获益比	高肿瘤负荷是B-ALL和LBCL治疗失败和毒副反应的危险因素,需考虑个体风险/获益比
恶性肿瘤史	不合并需要治疗的活动性恶性肿瘤,但黑色素瘤、皮肤癌或原位癌(如宫颈癌、膀胱癌、乳腺癌)除外	需谨慎考虑风险/获益比
allo-HSCT史	并非禁忌	无免疫抑制并非禁忌证,但在ALL患者中可增加CAR-T细胞相关毒性的风险
既往针对CAR-T细胞抗原靶点治疗,如双特异性抗体/既往CAR-T细胞治疗	并非禁忌。但需要注意的是,部分接受靶向治疗的患者复发时存在靶点抗原阴性逃逸,需排除针对这些抗原靶点的CAR-T细胞治疗	CD19表达减少可能不会降低靶向CD19 CAR-T细胞在B-ALL中的疗效;不过,之前使用贝林妥欧单抗治疗可能会削弱疗效;部分患者二次输注CD19 CAR-T细胞可再次诱导缓解;在MM中,再次使用靶向BCMA CAR-T细胞治疗是可行的

续表

入选标准	EBMT/EHA建议	备注
免疫抑制剂	相对禁忌	任何全身性免疫抑制治疗都可能损害CAR-T细胞疗效,允许间歇性使用外用、吸入或鼻内皮质类固醇
细菌或真菌感染	活动性感染是禁忌	患者应在白细胞分离前控制感染并保持稳定。活动性感染大多暂时推迟CAR-T细胞治疗
病毒感染	病毒血症是禁忌,需排除活性病毒感染,如CMV、EBV、HHV-6、HIV、HBV、HCV、HEV和腺病毒	存在活动性病毒感染时应推迟CAR-T细胞治疗,直到感染得到控制;一些潜在的感染,如HIV是几种(但不是所有);商业化和试验性CAR-T细胞产品的禁忌;当存在潜在的HBV、HCV、HIV感染时,应预防抗病毒治疗
中枢神经系统(CNS)疾病史	相对禁忌	需谨慎考虑风险/获益比 LBCL:Zuma-1和Juliet研究中,CNS受累是一项排除标准,但在Transcend-world研究中纳入了得到控制的继发性CNS淋巴瘤 MCL:Zuma-2研究中,CNS受累是排除标准 B-ALL:ELIANA研究中,活动性CNS受累是排除标准 真实世界的证据表明CNS受累的DLBCL的患者接受CAR-T细胞治疗有良好的耐受性和潜在的疗效 MM:KarMMa研究中CNS受累是排除标准

注:DLBCL:弥漫大B细胞淋巴瘤;EBV:EB病毒;ECOG:东方合作肿瘤组;HBV:乙型肝炎病毒;HCV:丙型肝炎病毒;HEV:戊型肝炎病毒;HHV-6:人疱疹病毒6型;HIV:人类免疫缺陷病毒;LBCL:大B细胞淋巴瘤;OS:总体生存;PFS:无进展生存。

三、CAR-T细胞治疗前评估

CAR-T细胞治疗的患者筛选及基线评估见表38.2。

表38.2 患者筛选及基线评估

治疗前评估	EBMT/EHA建议	备注
疾病诊断	应通过适当的检查明确诊断	例如NHL的组织学,ALL的免疫分型
血液学	骨髓储备功能充足	在高负荷复发/难治ALL患者中,骨髓难以评估
胆红素	试验中<34 mmoL/L;Gilbert综合征患者可接受的上限(<43 mmoL/L)	没有关于这些参数之外的试验数据
AST/ALT	部分临床试验要求<正常值上限的4倍	尽量确定肝功能损害的原因,例如感染、药物毒性(包括抗真菌药物)、VOD、GVHD
肌酐清除率	>30 mL/min	当肌酐清除率<60 mL/min时,应考虑适当降低FC的剂量,并适时延长清淋和CAR-T细胞输注之间的间隔时间,以保证氟达拉滨代谢物清除
乙型肝炎	非活动性,依据指南	血清学/分子检测
丙型肝炎	非活动性,依据指南	血清学/分子检测
HIV	来自HBV、HCV、HIV阳性患者的白细胞不能用于制备Kymriah产品,但Yescarta产品可以	Kymriah使用慢病毒载体进行CAR基因转移,而Yescarta使用逆转录病毒载体,关于慢病毒重组事件还有待研究

续表

治疗前评估	EBMT/EHA建议	备注
CNS影像学	除非有CNS病史或当前有神经系统症状,一般不需要进行MRI检查	
心功能	心脏超声评估心功能并排除明显的心包积液和结构异常患者;LVEF<40%是相对禁忌;心电图排除严重心律失常;基线时心脏标志物(肌钙蛋白和NT-proBNP);CMR评估PMBCL伴心脏病变受累情况	需要进行心脏肿瘤学评估
腰椎穿刺	除非有中枢神经系统病史或当前有神经系统症状,一般不需要行腰椎穿刺	
生育检测	有生育能力的女性血清或尿液妊娠试验结果须为阴性	妊娠试验须在CAR-T细胞输注后8 d内复检并确认为阴性

注:ALT:丙氨酸氨基转移酶;AST:天冬氨酸氨基转移酶;ALL:急性淋巴细胞白血病;CMR:心脏磁共振;GVHD:移植物抗宿主病;LVEF:左心室射血分数;MRI:磁共振成像;NHL:非霍奇金淋巴瘤;NT-proBNP:N末端脑利钠肽原;PMBCL:原发性纵隔大B细胞淋巴瘤;VOD:肝静脉闭塞症。

四、外周血单个核细胞采集

CAR-T细胞治疗的患者通常需进行自体外周血单个核细胞采集,用于制备CAR-T细胞,白细胞采集前的检查见表38.3。

表38.3 白细胞采集前的检查

单 采 前	EBMT/EHA建议	备 注
体能状态	ECOG<2, Karnofsky>60%	由临床医生自行决定
接受化疗后的间隔时间	允许有足够的时间从细胞毒性化疗/免疫抑制/皮质类固醇中恢复(洗脱期见表38.4)	骨髓需要从先前的化疗中充分恢复
暴露于皮质类固醇后的间隔时间	白细胞分离前至少3 d,最好是7 d,以最大限度地减少对白细胞分离的影响	允许使用生理替代剂量的氢化可的松、局部和吸入皮质类固醇
血氧饱和度	室内环境下>92%	
HBV、HCV、HIV、梅毒和HTLV	在白细胞采集后30 d内完成,结果必须在收集和运输CAR-T细胞前得到,这在有些国家是强制的	在有些国家,只需要血清学检测;如果所有的血清学检测都是阴性的,则不需要做核酸检测
电解质与肾功能正常	需要	白细胞分离过程可导致电解质紊乱和液体丢失
血红蛋白(Hb)量	Hb>80 g/L, HCT>0.24	
淋巴细胞(ALC)绝对计数	推荐ALC≥0.2×10^9/L	低计数表明血液学恢复不足,并可能预示失败,值得注意的是儿童需要更高的计数,0.2×10^9/L CD3$^+$细胞计数是推荐的最低阈值
血小板(PLT)计数	推荐PLT>30×10^9/L	根据需要输注,尤其是在白细胞分离前中心静脉置管时
全血细胞计数	在白细胞分离结束时重复检测	单采可以去除循环中30%以上的血小板

五、白细胞采集前洗脱期

CAR-T 细胞治疗患者白细胞采集前洗脱期的要求见表 38.4。

表 38.4 白细胞采集前洗脱期

治疗类型	EBMT/EHA 建议	备 注
allo-HSCT	停止免疫抑制剂治疗且无 GVHD	GVHD 恢复和停免疫抑制至少 1 个月
供者淋巴细胞输注(DLI)	最少 4 周	6~8 周更安全,以排除 GVHD
大剂量化疗	3~4 周	需要从血细胞减少中恢复
鞘内注射治疗	1 周	
短效细胞毒性/抗增殖药物	3 d	需要从血细胞减少中恢复
系统性激素治疗	至少 3 d,最好 7 d	推荐 ALC$\geq 0.2\times 10^9$/L

六、桥接治疗和淋巴细胞清除(LD)化疗之间的洗脱期

CAR-T 细胞治疗患者的桥接治疗和 LD 化疗之间的洗脱期见表 38.5。

表 38.5 桥接治疗和 LD 化疗之间的洗脱期(专家意见)

治疗类型	EBMT/EHA 建议	备 注
大剂量化疗	3~4 周	为避免额外毒性以及长期的血细胞减少
鞘内注射治疗	1 周	为避免额外毒性
短效细胞毒性/抗增殖药物	3 d	为避免额外毒性
放疗	1 周(肺部放疗需 2 周)	为避免额外毒性
酪氨酸激酶抑制剂(TKI)	3 d	为避免额外毒性

七、CAR-T细胞输注后28 d内住院治疗的建议

CAR-T细胞输注后28 d内住院治疗的建议见表38.6。

表38.6 CAR-T细胞输注后28 d内住院治疗的建议

时 期	EBMT/EHA建议	备 注
输注后 d0~14	理想情况下住院14 d；无输注后并发症的患者观察10 d	可以提供24 h/7 d全天候联系并能立即提供专科住院护理的医院可以门诊随访，同时，患者应居住在距离CAR-T细胞治疗中心30~60 min车程内的区域
从出院至输注后d28	患者应居住在距离CAR-T细胞治疗中心60 min车程内的区域，并需要受过CRS和ICANS症状和体征宣传教育的陪护人员照顾	出院后可出现迟发性CRS和ICANS

注：CRS：细胞因子释放综合征；ICANS：免疫效应细胞相关神经毒性综合征。

八、CAR-T细胞治疗淋巴细胞清除（LD）前的检查

CAR-T细胞治疗患者LD前的检查建议见表38.7。

表38.7 LD前的检查

标　准	EBMT/EHA建议	备　注
CAR-T细胞产品	LD应在收到CAR-T细胞产品后进行	特殊情况需要在确认CAR-T细胞制备成功后但在收到之前进行LD
临床状态	LD之前应排除活动性感染	病人的身体状况能够耐受LD
血氧饱和度	室内环境下≥92%	
白细胞状态	所有患者无论WBC或ALC多少，均需LD	Kymriah的研究表明输注CAR-T细胞前1周WBC<1×10⁹/L的患者可不需要LD，在CAR-T细胞输注前出现不明原因的ANC减少时应谨慎进行LD，LD可促进CAR-T细胞活化，不推荐无LD的CAR-T细胞治疗
CRP、SF、LDH、FIB水平	需要排除活动性感染	基线用于CRS和ICAN风险评估
胆红素	试验中<34 mmoL/L；Gilbert综合征可接受的上限(<43 mmoL/L)	没有关于这些参数之外的试验数据
AST/ALT	应满足≤正常值上限的4倍或临床试验设定标准	尽量确定肝功能损害的原因，例如感染、药物毒性(包括抗真菌药物)、VOD、GVHD
肌酐清除率	>30 mL/min	当肌酐清除率<60 mL/min时，应考虑适当降低FC的剂量，并适时延长清淋和CAR-T细胞输注之间的间隔时间，以保证氟达拉滨代谢物清除
心脏功能	仅在有临床指征的情况下才重复进行心脏检查，如心力衰竭的临床症状及体征、桥接化疗所致心脏毒性	经胸超声心动图(TTE)、心电图和心脏标志物(肌钙蛋白和NT-proBNP)，需要进行心脏肿瘤学评估
评估疾病负荷	基线评估	PET-CT/其他影像学，骨髓穿刺，必要时进行腰椎穿刺

注：CRP：C反应蛋白；SF：血清铁蛋白；LDH：乳酸脱氢酶；FIB：纤维蛋白原水平。

九、CAR-T 细胞产品输注前排除潜在的并发症

在输注 CAR-T 细胞产品前,患者需排除潜在的并发症,具体见表 38.8。

表 38.8 CAR-T 细胞输注前需要排除潜在的并发症

并 发 症	EBMT/EHA 建议	备 注
活动性感染	禁忌	CAR-T 细胞输注应推迟,直到感染得到完全控制
液体超负荷或充血性心力衰竭的临床证据	禁忌	需要特定的个体化风险/获益评估;心脏肿瘤学评估
药物无法控制的心律失常	禁忌	需要特定的个体化风险/获益评估;心脏肿瘤学评估
需要升压药治疗的低血压	禁忌;需要进行检查以明确原因	CAR-T 细胞细胞输注应推迟,直到低血压得到完全控制
新发或恶化的非血液学器官功能障碍分级 ≥3 级	需要进行检查以明确原因	需要特定的个体化风险/获益评估
自 LD 开始,临床情况显著恶化	需要进行检查以明确原因	需要特定的个体化风险/获益评估
神经系统评估,包括 ICE 评分(成人)或 CAPD 评分(儿童)	常规评估	作为基线特征

注:ICE:免疫效应细胞脑病。

十、用于评估神经毒性的ICE评分

在CAR-T细胞治疗过程中,部分患者可能出现神经毒性,具体评分见表38.9。

表38.9 用于评估神经毒性的ICE评分

试 验	分数
定向力:定位到年、月、市、医院	4
命名能力:能够命名三个物体(例如:桌子、电视、枕头)	3
服从简单命令的能力:能够听懂简单的命令(例如:微笑或张口)	1
手写能力:能够写出标准的句子(例如:很高兴有我的家人在身边)	1
注意力和计算力:10 s内能够从100倒数到0	1

十一、用于评估神经毒性的ICE评分

评估12岁以下儿童脑病,常采用康奈尔小儿谵妄评估(CAPD)评分,具体见表38.10。

表38.10 评估12岁以下儿童脑病的CAPD评分

试 验	总是	经常	有时	很少	从不
与照顾者进行眼神交流	0	1	2	3	4
目标行动	0	1	2	3	4
意识到周围的环境	0	1	2	3	4
焦躁不安	4	3	2	1	0
伤心	4	3	2	1	0
活动不足	4	3	2	1	0
互动反应迟钝	4	3	2	1	0
沟通需求和欲望	5	4	3	2	40

十二、CAR-T细胞治疗患者中期随访的监测

CAR-T细胞治疗后,患者中期随访的监测见表38.11。

表38.11 中期随访的患者监测

检查	EBMT/EHA建议 目的	EBMT/EHA建议 频次	备注
血常规、生化、LDH、纤维蛋白原、CRP	标准随访	每次随访或出现相应临床症状时	
CMV、EBV、腺病毒、COVID-19	病毒再激活/感染(allo-HSCT后)	根据临床症状	
免疫球蛋白定量或血清蛋白电泳	免疫重建	每月1~3次	静脉注射或皮下注射免疫球蛋白药物
外周血免疫表型CD3/4/8/16+56/19	免疫恢复	前3个月每月1次,之后每3个月1次(1年内)	指导预防性抗感染治疗和疫苗接种时间
CAR-T细胞监测	CAR-T细胞持久性	进行外周血流式细胞术和基因检测	对于B-ALL,B细胞发育不良可视为CAR-T细胞持久性存在

十三、CAR-T细胞输注后感染的预防

CAR-T细胞输注后,患者常需要预防感染,具体见表38.12。

表38.12 CAR-T细胞输注后感染的预防

	EBMT/EHA建议	备 注
中性粒细胞减少	从第14 d开始,或在CRS或ICANS缓解后,可使用G-CSF缩短ANC减少的时间	CRS或ICANS的患者避免使用
抗菌药物预防	不推荐常规使用	在持续ANC减少的情况下可以考虑使用,并且应根据当地指南用药
预防性抗病毒治疗	伐昔洛韦500 mg bid或阿昔洛韦800 mg bid	从LD开始至CAR-T细胞输注后1年或CD4$^+$细胞>0.2×10^9/L
抗肺孢子菌病	SMZ$_{CO}$ 480 mg qd或960 mg tiw;从LD开始至CAR-T细胞输注后1年或到CD4$^+$细胞>0.2×10^9/L;如有骨髓抑制,至ANC>0.5×10^9/L后	SMZ$_{CO}$过敏或细胞减少不允许使用,可根据中心指南,考虑使用喷他脒类药物吸入(300 mg每月1次)、氨苯砜100 mg qd,或阿托伐醌1500 mg qd
系统性预防抗真菌治疗	不推荐常规使用,对于重度(ANC<0.5×10^9/L)或长期(>14 d)ANC减少的患者和/或长期或大剂量(>72 h)皮质类固醇治疗的患者,或allo-HCST患者,可应用泊沙康唑300 mg/d、氟康唑200 mg/d或米卡芬净50 mg/d	对于既往有allo-HCST史、侵袭性曲霉菌病史或接受皮质类固醇治疗的患者,应考虑使用泊沙康唑预防
静脉注射免疫球蛋白	儿童常规使用,严重/反复感染芽孢菌或低球蛋白血症(<4 g/L)可考虑使用	临床证据不支持成人allo-HCST后常规使用

注:SMZ$_{CO}$:复方新诺明;ANC:中性粒细胞计数。

NCCN建议在CD19 CAR-T细胞治疗后,对于低丙种球蛋白血症[血清IgG水平为4~6 g/L和严重或反复感染(特别是细菌)]的患者,考虑每月400~500 mg/kg使用丙种球蛋白,直到血清IgG水平恢复正常,感染得到解决。最佳的IgG阈值可能取决于患者个体以及感染频率或严重程度。

十四、CD19 CAR-T 细胞治疗患者接种疫苗的合格标准

接受 CAR-T 细胞治疗的患者,接种疫苗的合格标准见表 38.13。

表 38.13　CD19 CAR-T 细胞治疗患者接种疫苗的合格标准

疫苗类型	EBMT/EHA 建议		备注
	CAR-T 细胞前	CAR-T 细胞后	
流感疫苗	建议在 LD 前 2 周接种疫苗;B 细胞发育不良患者血清学应答的可能性低	输注后>3 个月可接种疫苗,无论是否免疫重建	当存在免疫重建不全或持续免疫抑制时,疫苗应答可能性较低;普遍的观点是,接种疫苗依然有利于降低感染率和改善临床病程;可促进 B 细胞的恢复
灭活疫苗		输注后>6 个月且免疫球蛋白替代治疗后>2 个月	禁忌证:同时接受免疫抑制或细胞毒性药物治疗
活/非活佐剂疫苗		输注后 1 年和完全免疫重建	禁忌证:allo-HCST 后<2 年,免疫球蛋白替代治疗结束后<8 个月

十五、缓解期患者随访的最低频率及监测项目

接受 CAR-T 细胞治疗后,缓解期的患者需定期随访和监测,具体建议见表 38.14。

表38.14 缓解期患者随访的最低频率及监测项目

时期	EBMT/EHA建议	
	随访频率	监测项目
第100天~1年	每月	疾病-缓解、微小残留病(MRD)状态、复发、死亡
1~2年	每6个月	后续治疗,包括allo-HCST和其他免疫效应细胞疗法
2~15年	每年	·免疫状态:免疫细胞标志物、免疫球蛋白、CAR-T细胞持久性 ·新发肿瘤/继发性髓系疾病 ·自身免疫病和新发自身免疫性疾病 ·内分泌,生殖和骨骼,包括生长和发育 ·神经系统状态(从ICANS中恢复情况) ·心理状态和生活质量 ·心血管疾病,包括代谢综合征等疾病的危险因素 ·呼吸功能 ·胃肠和肝脏健康 ·疫苗接种指导 ·对后续接受allo-HCST、细胞毒性治疗和/或免疫效应细胞治疗的患者应进行随访

CRS分级和管理流程图如图38.1所示,HLH/MAS的管理流程图如图38.2所示,ICANS的分级和管理流程图如图38.3所示。

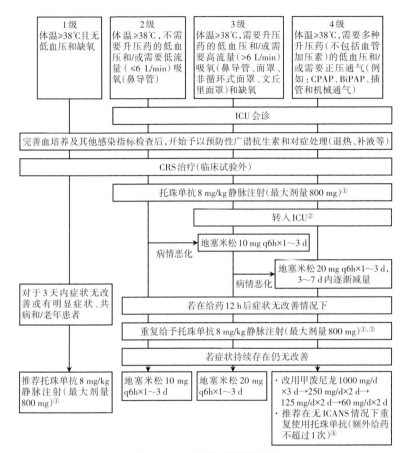

图 38.1　CRS 分级和管理流程图

① 在<30 kg 的儿童中，托珠单抗剂量为 12 mg/kg。不同 CAR-T 细胞产品对于托珠单抗和糖皮质激素的时间和剂量有所不同，具体可参考产品说明书。② 在经验不足的 CAR-T 细胞治疗中心，建议出现≥2 级 CRS 患者转入 ICU。③ 在 2 级 CRS 中，必要时地塞米松可以与第二剂托珠单抗同时给药。④ 其他药物，如阿那白滞素、西妥昔单抗、芦可替尼、环磷酰胺、丙种球蛋白、抗胸腺细胞球蛋白，或体外细胞因子吸附与持续肾脏替代治疗也可被考虑。

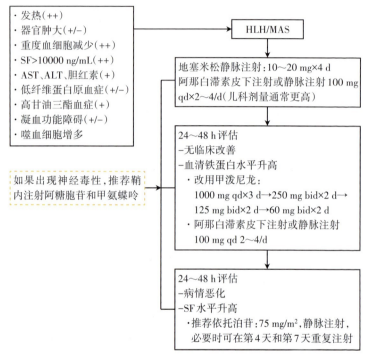

图 38.2 噬血细胞综合征（HLH）/巨噬细胞活化综合征（MAS）的管理流程图

CAR-T 细胞相关的 HLH/MAS 尚缺乏明确的诊断标准，其临床表现和实验室异常与 CRS 多有重叠。NCCN 小组建议临床出现下列情况时需考虑 HLH/MAS：① 发热情况下，血细胞减少的同时伴有 SF 的快速升高（>5000 ng/mL），特别是伴有以下任何一种情况时：血清胆红素、天冬氨酸转氨酶、丙氨酸转氨酶升高≥3级；≥3级少尿或血清肌酐升高；或≥3级肺水肿。② 骨髓或器官中存在噬血细胞（基于细胞形态和/或 CD68 免疫组化的组织病理学评估）。

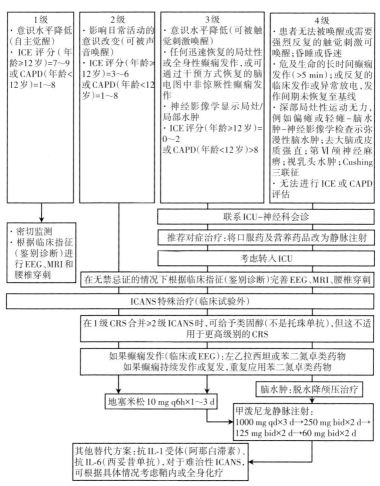

图38.3 免疫效应细胞相关神经毒性综合征（ICANS）的分级和管理流程图

托珠单抗可用于神经毒性同时发生CRS的治疗，但对于1级CRS（单纯发热）并伴有较高级别神经毒性的患者，最好单用糖皮质类固醇，因为托珠单抗可能加剧神经毒性。

（王兴兵）

参考文献

[1] Hayden P J, Roddie C, Bader P, et al. Management of adults and children receiving CAR T-cell therapy: 2021 best practice recommendations of the European Society for Blood and Marrow Transplantation (EBMT) and the Joint Accreditation Committee of ISCT and EBMT (JACIE) and the European Haematology Association (EHA)[J]. Ann. Oncol., 2022, 33(3):259-275.

[2] Ellard R, Kenyon M, Hutt D, et al. The EBMT immune effector cell nursing guidelines on CAR-T therapy: a framework for patient care and managing common toxicities[J]. Clin. Hematol. Int., 2022, 4(3):75-88.

[3] Thompson J A, Schneider B J, Brahmer J, et al. Management of immunotherapy-related toxicities, version 1.2022, NCCN clinical practice guidelines in oncology [J]. J. Natl. Compr. Canc. Netw., 2022, 20(4): 387-405.

第三十九章　静脉输注化疗药物的护理

一、静脉输注化疗药物的特点

静脉输注化疗药物是临床最常用的给药方法,这是因为许多抗肿瘤的化疗药物,尤其是传统的细胞毒类药物,其治疗窗相对狭窄,即治疗量与中毒量比较接近。另外,静脉输注化疗药物,使药物直接进入血液循环,能最大限度减少个体差异对化疗药物吸收的影响,从而确保药物足剂量到达全身。为了确保患者静脉化疗安全,应做好化疗药物输注前的评估、化疗药物配置、化疗药物输注和化疗后的规范管理,尽可能减轻化疗的不良反应、提高疗效和改善患者的生活质量。

二、化疗药物输注前的评估和输注装置的选择

化疗药物输注前的评估见表39.1,化疗药物输注装置的选择见表39.2。

表39.1 化疗药物输注前的评估

项 目	内 容
治疗方案	根据患者肿瘤的病理结果、分期、血液检查结果、患者年龄及体质、既往治疗、化疗药作用的细胞周期等
药物	评估药物的剂型、规格、禁忌证、注意事项、配伍禁忌、酸碱度等
患者	评估患者病情、血管状况及导管留置期间自我护理能力等

表39.2 化疗药物输注装置的选择

类　型	留置时间	输入液参数	置入静脉
外周静脉短导管（PIV），又称留置针	<72～96 h	非发疱剂；无刺激性药物 pH 5.0～9.1 渗透压<600 mOsm/kg	手和前臂的浅静脉
经外周穿刺的中心静脉导管（PICC）	5～7 d或以上，最长不超过1年	药物酸碱范围和渗透压范围没有限制	上臂静脉，新生儿和儿童可以选择头部静脉，血管通道差的患者可选颈静脉
非隧道式中心静脉导管（CVC）	短期治疗<30 d	药物酸碱范围和渗透压范围没有限制	颈内、颈外静脉，锁骨下静脉，避免股静脉
隧道式中心静脉导管（TCVC）	中期到长期治疗超过6周	药物酸碱范围和渗透压范围没有限制	锁骨下静脉，颈内静脉
植入式输液港（PORT）	长期治疗超过1年	药物酸碱范围和渗透压范围没有限制	锁骨下静脉，颈内静脉

三、化疗药物安全配置

化疗药物多为细胞毒性药物，在杀伤肿瘤细胞的同时，对正常组织也有明显的毒性作用。护士在配制过程中，如果不注意防护，极易对自身产生危害，同时还将污染环境。化疗药物配置要求见表39.3。

表39.3 化疗药物配置要求

安全要求	具 体 内 容
环境要求	应为相对独立空间;宜在Ⅱ级或Ⅲ级垂直层流生物安全柜内配制
配备要求	宜配备溢出包,内含防水隔离衣、一次性口罩、橡胶/丁腈手套、面罩、护目镜、鞋套、吸水垫及垃圾袋等
操作要求	应戴双层手套(内层为PE手套,外层为乳胶手套)、一次性口罩;宜穿防水、前部完全封闭的隔离衣;可佩戴护目镜;配药操作台面应垫防渗透吸水垫,污染或操作结束时应及时更换
污染物品处理	所有抗肿瘤药物污染物品应丢弃在有毒性药物标识的密封袋(容器)内
药物外溢处理	1. 操作者应穿戴个人防护用品 2. 应立即标明污染范围,粉剂药物外溢应使用湿纱布垫擦拭,水剂药物外溅应使用吸水纱布垫吸附,污染表面应使用清水清洗 3. 如药液不慎溅在皮肤或眼睛内,应立即用清水反复冲洗 4. 记录外溢药物名称、时间、溢出量、处理过程以及受污染的人员

四、化疗药物安全输注

肿瘤化疗药物具有很强的细胞毒作用,一旦发生外渗,患者容易出现局部红、肿、痛等现象,重者甚至会出现皮肤溃烂、深部组织坏死等损害。长期化疗的患者容易发生静脉炎等并发症,应加强患者化疗期间的自护意识和自护能力,加强护士在护理期间的输注管理,减少化疗药物外渗的风险。化疗药物输注要求见表39.4,化疗药物外渗的预防和处理措施见表39.5。PICC导管固定关键步骤图示如图39.1所示。

表39.4 化疗药物输注要求

安全输注要求	具 体 内 容
落实患者的宣教和知情同意书的签订	1. 加强用药宣教,侧重于饮食、饮水、休息、活动、静脉保护等 2. 向患者说明在化疗药物输注过程中可能出现的不良反应,主要是过敏性休克、心律不齐、体位性低血压、注射部位疼痛、化疗药外渗等,树立风险共担意识 3. 告知患者擅自加快输液速度的严重后果 4. 指导患者自我观察输液情况,一旦出现心悸、胸闷、呼吸困难、头晕、穿刺处疼痛等症状,要立即关闭输液器,通知护士及时处理 5. 重点关注:语言沟通障碍、老年或意识欠清的患者;神经毒性药物如依托泊苷、顺铂等可引起体位性低血压,如同时与镇静药配伍,注意防跌倒等伤害发生 6. 告知患者包括化疗方案、化疗毒副作用、化疗药物外渗的处理等,签署化疗知情同意书,提高患者化疗期间的自护能力
血管的评估及静脉选择	1. 评估血管的弹性、管径、长短,是否发生过静脉炎 2. 对长期化疗患者制定血管使用计划,左右臂交替使用 3. 对强刺激药物宜选用前臂静脉,忌在手背及腕部注药,以免药物渗漏造成肌腱、韧带的损伤 4. 尽量不用足背静脉及下肢静脉建立静脉通路,因为下肢静脉远离心脏,血液回流慢且易于栓塞 5. 避免24 h内在曾穿刺处重新穿刺 6. 如有上肢静脉压迫症者,禁止应用上肢静脉输液,乳腺癌根治术后患者禁止在患侧肢体输液
管道的选择	根据疗程的长短和化疗药物的类型选择管道,具体见表39.2
导管的固定	导管固定不良是发生非计划性拔管的一个重要原因,易造成局部感染、增加液体渗漏等并发症的发生。采取高举平台固定和塑型固定可有效预防非计划性拔管和压伤,如图39.1所示
输注方式和防护	给药时,操作者宜戴双层手套和一次性口罩;静脉输注时宜采用全密闭式输注系统

续表

安全输注要求	具 体 内 容
控制化疗药物输注速度	应根据不同药物的输注时间要求,准确、稳定输注药物,以有效杀灭肿瘤细胞,减少肿瘤耐药细胞的产生
规范化疗药及化疗辅助用药的输注顺序	合理安排用药顺序,当患者同时使用几种非顺序依赖性药物时,先使用对组织刺激性弱的药物,可以减少药物对血管的刺激和损伤
加强巡视与交接	每15~30 min巡视一次,检查其注射部位有无回血及外渗现象。严格执行交班制度,实行床头交接。对输注发疱剂化疗药物要专人床边守护,密切观察至用药完毕。对于化疗药物外渗的患者予以班班交接,同时做好记录

表39.5 化疗药物外渗的预防与处理

化疗药物外渗的预防	1. 经外周静脉导管(PVC)给药的预防措施 (1) 宜选择前臂粗、直、有弹性的上肢静脉,同一静脉在24 h内不应重复穿刺 (2) 化疗给药不应使用一次性静脉输液钢针 (3) 宜使用透明无菌敷料固定,导管留置时间应≤24 h (4) 静脉输注化疗药物应看到静脉回血后方可给药 (5) 输注发疱性药物时: ① 静脉推注2~5 mL药液或每输注5~10 min后,宜评估并确认静脉回血 ② 总输注时间应<60 min ③ 不应使用输液泵 ④ 患儿不应选择头皮静脉 2. 经中心静脉血管通路装置(CVAD)给药的预防措施 (1) 输注发疱性药物时间>60 min或使用便携式输注泵给药时,宜选择CVAD (2) 给药前应通过抽回血及推注生理盐水确认CVAD通畅 (3) PORT给药时,应确保无损伤针固定在港体内 (4) 输注过程中应定时观察穿刺区域有无液体渗出、发红、肿胀等

续表

化疗药物外渗的处理	1. 发生化疗药物外渗时，应立即停止输液，保留血管通路装置 2. 应使用注射器回抽静脉通路中的残余药液后，拔除PVC或PORT无损伤针 3. 深部组织发生中心静脉化疗药物外渗时，应遵医嘱行X线检查确定导管尖端位置 4. 应评估肿胀范围及外渗液体量，确认外渗的边界并标记；观察外渗区域的皮肤颜色、温度、感觉、关节活动和外渗远端组织的血运情况 5. 发疱性药物外渗时，应遵医嘱进行局部封闭，封闭时应避免损伤CVAD 6. 根据外渗药物的种类，遵医嘱可使用相应的解毒剂和治疗药物 7. 化疗药物外渗发生24~48 h内，宜给予干冷敷或冰敷，每次15~20 min，每天≥4次；奥沙利铂、植物碱类化疗药物外渗可给予干热敷，成人温度不宜超过50~60 ℃，患儿温度不宜超过42 ℃ 8. 应抬高患肢，避免局部受压。局部肿胀明显，可给予50%硫酸镁、如意金黄散等湿敷 9. 应记录症状和体征、外渗发生时间、部位、范围、局部皮肤情况，输液工具、外渗药物名称、浓度和剂量、处理措施

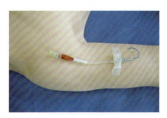

（a）内固定（高举平台法）

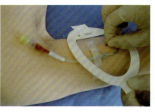

（b）塑型（从穿刺点沿导管方向）

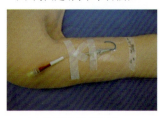

（c）使用中导管固定

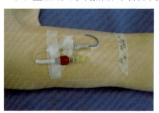

（d）待用导管固定

图39.1 PICC导管固定关键步骤图示

五、化疗后的管理

化疗后的管理见表39.6。

表39.6 化疗后管理

管理要求	具 体 内 容
化疗管道管理	1. 留置针的管理：外周静脉化疗必须重新留置套管针，防止药液外渗 2. PICC的管理：PICC导管一般7 d更换敷料、接头和脉冲式正压封管一次。对于敷料松动、污染或者有渗血、渗液情况要随时更换，并对症处理。带管出院的患者，要评估患者导管自护能力并给予正确指导
延续护理	1. 指导患者出院后的饮食、活动、复查等注意事项 2. 建立出院随访制度，了解患者在家情况，予以相应的指导

（吴云　黄璐　程青）

参考文献

[1] 中华人民共和国国家卫生健康委员会.静脉治疗护理技术操作标准：WS/T 433—2023[S].北京：中国标准出版社，2023.

[2] 中华护理学会.中华护理学会团体标准：化疗药物外渗预防及处理：T/CNAS 05—2019[S]北京：中国标准出版社，2019.

[3] 中国研究型医院学会护理分会项目组.中等长度静脉导管临床应用专家共识[J].中华护理杂志，2020，55(S)：43-50.

[4] 袁美芳.循证护理在化疗药物输注管理中的应用[J].当代护士，2020，27(23)：144-148.

[5] 卫生部，国家中医药管理局.医疗机构药事管理规定[J].中国执业药师，2011，8(3)：41-44.

[6] 项丽君，陈红涛，肖裕林，等.不同强度刺激性化疗药物输注顺序对静

脉损伤的实验研究[J].护理学杂志,2019,34(15):41-44.
[7] 邓本敏,黄培兮.静脉化疗药物配制与输注方法对疗效的影响[J].中国实用护理杂志,2004,20(10):58-59.
[8] 黄连涛,秦巧玲,梁学敏,等.肿瘤化疗患者PICC非计划性拔管原因分析及对策[J].护理学报,2010,17(10):61-62.